W0190555

Leitfaden
Manuelle Therapie
Untersuchung, Befund,
Arbeitstechniken, Behandlung

Autoren: Maike Friedrichsen, Ulla Haeger, Dr. Ulrich
Hinkelmann, Dr. Gerhard Lärm, Jürgen Lawall, Damp
Herausgegeben von Dr. Dieter Heimann, Damp
Lektorat: Dr. Anja Lütke, Marie-Luise Bezzenberger
Fotos von Jürgen Lawall, Damp
Graphiken von Susanne Adler, Lübeck
und Gerda Raichle, Ulm
Mit einem Geleitwort von Dr. H. P. Bischoff

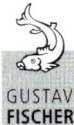

GUSTAV
FISCHER

Gustav Fischer Verlag
Lübeck, Stuttgart, Jena, Ulm

Zuschriften und Kritik an:
Gustav Fischer Verlag, Lektorat Physiotherapie, Fleischhauerstr. 37, 23552 Lübeck

Wichtiger Hinweis

Die Erkenntnisse in der Medizin unterliegen laufendem Wandel durch Forschung und klinische Erfahrungen. Die AutorInnen dieses Werkes haben große Sorgfalt darauf verwendet, daß die gemachten (therapeutischen) Angaben dem derzeitigen Wissenstand entsprechen.

CIP - Titelaufnahme der deutschen Bibliothek

Leitfaden Manuelle Therapie : Untersuchung, Befund, Arbeitstechniken,
Behandlung / Autoren: Maike Friedrichsen ... Hrsg. von Dieter Heimann.
Fotos von Jürgrn Lawall. Graphiken von Susanne Adler und Gerda Raichle.
Mit einem Geleitw. von H. P. Bischoff - 1. Aufl. - Lübeck ; Stuttgart ; Jena ;
Ulm : G. Fischer, 1997
   ISBN 3-437-45260-6

Gedruckt auf elementar chlorfreiem Papier

Satz: Medienkontor Lübeck (medienkontor.com)
Layout & Gestaltung: Sigrun Zühlke für Medienkontor Lübeck
Graphik: Susanne Adler, Lübeck; Martin Polzer, Lübeck
Umschlag: prepress ulm
Druck: Clausen & Bosse, Leck
Fotos: Jürgen Lawall, Damp

Beweglich bleiben!

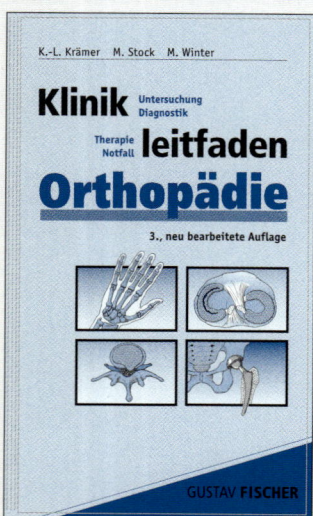
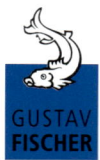

Leitfaden Manuelle Therapie

D. Heimann

Geleitwort

Die Manuelle Medizin mit ihren diagnostischen und therapeutischen Möglichkeiten für Ärzte einschließlich der gezielten Manipulation an der Wirbelsäule ist genauso wie die Manuelle Therapie mit ihrer subtilen Befunderhebung und den delegierbaren Anteilen der therapeutischen Möglichkeiten für Physiotherapeuten ein nicht mehr wegzudenkender wesentlicher Bestandteil der Behandlung bei Funktionsstörungen der Bewegungsorgane und ein interdisziplinär genutzter Teil der orthopädischen Schmerztherapie. Seine Anwendung setzt eine qualifizierte Weiterbildung voraus, wie sie gemeinsam von den drei DGMM-Seminaren durchgeführt wird.

Für eine schnelle Orientierung und Auffrischung der Kenntnisse bei der Anwendung sind wie auch in anderen Bereichen die Klinikleitfäden eine wertvolle und viel genutzte Hilfe. Der von meinen Schülern Heimann, Hinkelmann, Lawall und anderen vorliegende Leitfaden Manuelle Therapie wird mit seiner übersichtlichen und klaren Darstellung der Untersuchungs- und Behandlungstechniken diesem Anspruch voll gerecht. Der Leitfaden Manuelle Therapie ist deshalb nicht nur für die Repetition nach abgeschlossener Weiterbildung, sondern auch für die Absolventen der Kurse der anderen Seminare als schneller Zugang auch zu den Techniken des Dr. Karl-Sell-Ärzteseminars zu empfehlen.

Ich wünsche dem vorliegenden Leitfaden eine weite Verbreitung.

Dr. med. H. P. Bischoff

Vorsitzender des Dr. Karl-Sell-Ärzteseminars
der Deutschen Gesellschaft für Manuelle Medizin e.V.

Vorwort

Die Manuelle Medizin befaßt sich mit den funktionellen Störungen am Bewegungsapparat, die sich ausschließlich durch eine manuelle Diagnostik erkennen, bewerten und behandeln lassen. Der vorliegende „Leitfaden Manuelle Therapie" soll insbesondere dem in der Praxis tätigen Arzt und Physiotherapeuten, aber auch dem in der Ausbildung befindlichen Manualtherapeuten als schnelles Nachschlagewerk dienen. Er ist als praktischer Leitfaden konzipiert, auf literarische Hinweise und Darlegung wissenschaftlicher Grundlagen wurde daher weitgehend verzichtet.

Die Techniken der diagnostischen und therapeutischen Griffe sind an die im Dr. Karl-Sell-Ärzteseminar Neutrauchburg (MWE) gelehrten Techniken eng angelehnt. Die Autoren wenden diese Techniken regelmäßig in der Klinik an und lehren sie in den Kursen für Ärzte und Physiotherapeuten.

Der Leitfaden ist anhand der Erfahrungen und des Fachwissens der Physiotherapeuten und Ärzte der REHA-Klinik Damp zusammengestellt worden. Auf diesem Konzept beruht seit langem die Ausbildung in unserer Physiotherapieschule.
Sicherlich befindet sich die Manuelle Medizin als ein junges Fach noch in einem dynamischen Prozeß. Konsensuskonferenzen der drei wissenschaftlichen Gesellschaften, die in der Gesellschaft für Manuelle Medizin, DGMM, zusammengefaßt sind, weisen darauf hin.

In der Manuellen Medizin ist die persönliche Erfahrung und ein permanentes Üben unerläßlich. Ein Leitfaden kann, wie der Name schon sagt, nur hinleiten zum richtigen Tun.

Durch dieses Buch soll dem praktisch Tätigen eine schnelle, übersichtliche und anschauliche Nachschlagemöglichkeit für seine erfolgreiche manualtherapeutische Tätigkeit am Patienten an die Hand gegeben werden.

Damp, im Oktober 1997   Dr. med. Dieter Heimann

Danksagung

Den Ärzten der REHA-Klinik Damp Herrn Dr. U. Hinkelmann, Herrn Dr. G. Lärm und Herrn J. Lawall sowie den Physiotherapeutinnen Frau M. Friedrichsen und Frau U. Haeger möchte ich für die gute Zusammenarbeit in den zahllosen Zusammenkünften danken.

Alle Autoren waren während der Entstehung des Leitfadens außerordentlich engagiert und haben in gemeinsamer und fruchtbarer Diskussion die Texte und die Fotografien erarbeitet.

Dem Lektoratsteam des Gustav Fischer Verlages in Lübeck Frau Dr. Anja Lütke, Frau Marie-Luise Bezzenberger und Frau Dr. Martina Steinröder danke ich für die kompetente und kritische Bearbeitung des Manuskripts. Frau Valerie Brück gilt mein Dank für das Copy editing.

Die gelungene grafische Umsetzung und Bearbeitung der Abbildungen verdanke ich Frau Susanne Adler, Lübeck, und Herrn Martin Polzer, Lübeck. Frau Sigrun Zühlke und Herrn Andreas Geisteier danke ich für die kompetente Arbeit bei der Herstellung des Buches.

Den Verlegern Herrn Ulrich Renz und Herrn Dr. Arne Schäffler danke ich für die gute Zusammenarbeit.

Dr. med. Dieter Heimann

Bedienungsanleitung

Der **Leitfaden Manuelle Therapie** ist ein Kitteltaschenbuch für den praktischen Gebrauch vor Ort. Er dient als Nachschlagewerk, das dem praktizierenden Manualtherapeuten einen schnellen Zugriff auf Informationen ermöglichen soll.

Ziel dieses Buches ist es, die nach Gelenken gegliederten Therapiegriffe möglichst ausführlich, anschaulich und praxisbezogen darzustellen. Als Ergänzung zur manuellen Therapie werden in Kapitel 13 Dehntechniken für die einzelnen Muskeln aufgeführt. Im Kapitel 1 finden sich Begriffsdefinitionen und das nötige Hintergrundwissen für die manualtherapeutische Untersuchung und Behandlung. Die wichtigsten manualtherapeutischen Begriffe sind zusätzlich auf der vorderen Umschlaginnenseite erklärt.

Zugangswege zur gewünschten Information

- Auf der zweiten Seite des Leitfadens gibt es eine Übersicht über die Kapitel des Buches. Jedes Kapitel ist mit einem Symbol versehen, das sich im Griffregister an der Seite des Buches wiederfindet
- Vor jedem Kapitel befindet sich auf der Titelseite ein detailliertes Inhaltsverzeichnis, in dem auch die jeweiligen Therapiegriffe aufgeführt sind
- Der Index ermöglicht das Auffinden aller wichtigen Stichworte.

Tips, Tricks und vermeidbare Fehler sind mit einer Mausefalle gekennzeichnet.

☞ Verweis auf Abschnitte oder Abbildungen, in denen das Stichwort ausführlich dargestellt wird, oder in denen wichtige Ergänzungen stehen.

○ Die Fixationspunkte bei den Therapiegriffen sind in den Abbildungen mit einem Kreis versehen.

→ Pfeile stellen in den Abbildungen die Mobilisations- bzw. Manipulationsrichtung dar.

Die in diesem Buch angebotenen Arbeitsanweisungen ersetzen keine Ausbildung oder Anleitung durch erfahrene Kollegen: Die praktische Erfahrung kann durch keine noch so sorgfältig verfaßte Publikation ersetzt werden.

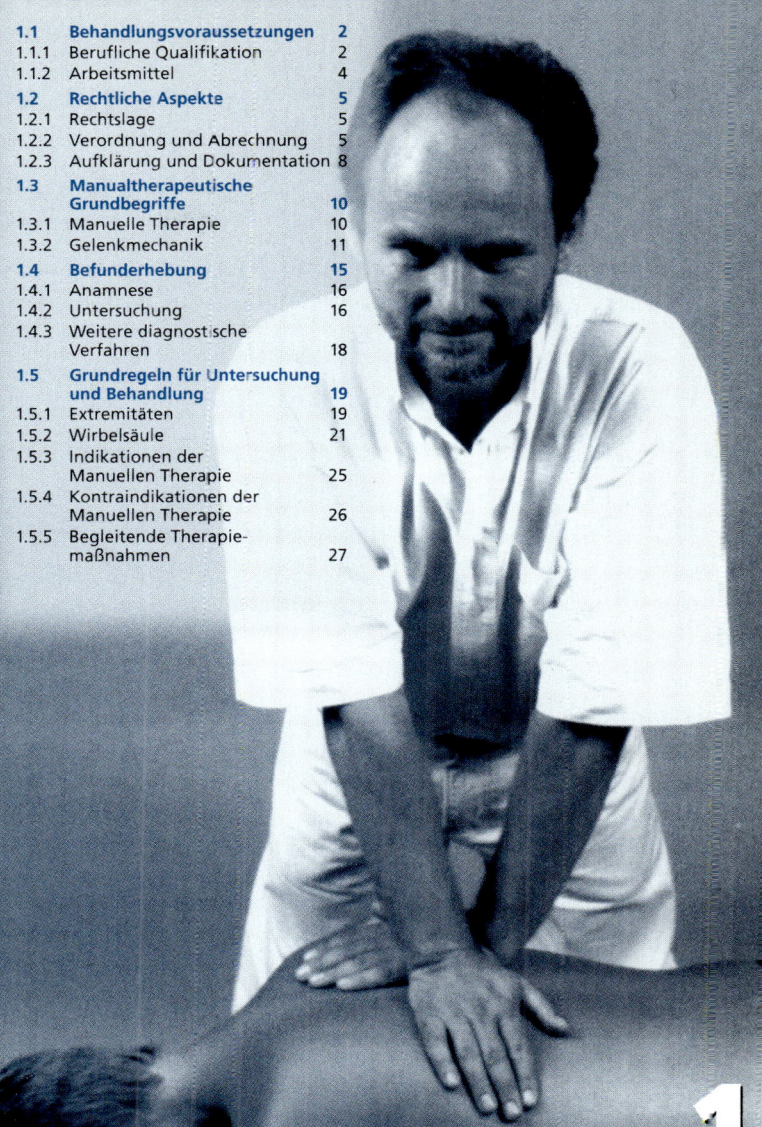

Basiswissen und praktische Tips 1

1.1   Behandlungsvoraussetzungen

1.1.1   Berufliche Qualifikation

Weiterbildungsträger

Die Weiterbildung für Ärzte und Physiotherapeuten auf dem Gebiet der Manuellen Medizin wird durch drei Ärzteseminare organisiert, die sich zur Deutschen Gesellschaft für Manuelle Medizin (DGMM) e.V. zusammengeschlossen haben:

• Dr. Karl-Sell-Ärzteseminar Neutrauchburg (MWE) e.V., Isny-Neutrauchburg
• Ärzteseminar Berlin (ÄMM) e.V., Berlin
• Ärzteseminar Hamm-Boppard (FAC) e.V., Boppard/Rhein.

Die drei Seminare sind anerkannte Weiterbildungsträger.

Ärzte können im Rahmen der Weiterbildung die Zusatzbezeichnung *„Chirotherapie"* erlangen. Zuständig für die Anerkennung sind die jeweiligen Landesärztekammern.

Physiotherapeuten können im Rahmen der Zulassungserweiterungen für besondere Maßnahmen der physikalischen Therapie das *Zertifikat „Manuelle Therapie"* erwerben. Die Anerkennung erfolgt durch die Spitzenverbände der gesetzlichen Krankenversicherungen.

Ablauf der Weiterbildung für Ärzte und Physiotherapeuten

Für den Erwerb der Bereichsbezeichnung „Chirotherapie" bzw. des Zertifikats „Manuelle Therapie" muß eine vorgeschriebene Anzahl an Kursen absolviert werden. Eingangsvoraussetzung für die Teilnahme an den Manuelle-Therapie-Kursen ist für Ärzte ein abgeschlossenes Medizinstudium mit Approbation, für Physiotherapeuten eine abgeschlossene Ausbildung mit Berufsanerkennung als Physiotherapeut.

Erforderlich ist die Teilnahme an folgenden Kursen:

• Einführungskurs über theoretische Grundlagen und Untersuchungsmethoden manueller Befunderhebung an der Wirbelsäule und an den Extremitätengelenken von mindestens 12 h Dauer für Ärzte und Physiotherapeuten

- Kurs über Untersuchungstechniken, Mobilisationen und Manipulationen an den Extremitätengelenken: 60 h oder zwei Kurse von 36 h Dauer für Ärzte. Muskeldehnungskurs sowie drei Kurse von je 60 h Dauer über Untersuchung und Behandlung der Funktionsstörungen an den Extremitätengelenken und von Muskelfunktionsstörungen für Physiotherapeuten
- Drei Kurse über Untersuchungsmethoden einschließlich radiologischer Gesichtspunkte, Weichteiltechniken, Mobilisationen, gezielte Manipulationen und Übungsbehandlungen an allen Wirbelgelenken von je 60 h oder fünf Kurse von je 36 h Dauer für Ärzte. Drei Kurse von je 60 h Dauer über Untersuchung und Behandlung der Funktionsstörungen an der Wirbelsäule und gestörter motorischer Steuerung für Physiotherapeuten
- *Physiotherapeuten* müssen zusätzlich einen Prüfungsvorbereitungskurs absolvieren.

Die Reihenfolge der Kurse ist innerhalb der einzelnen Seminare festgelegt und muß eingehalten werden, da jeder Kurs ein in sich abgeschlossenes Programm beinhaltet. Der Abstand zwischen Einführungskurs und erstem Technikkurs ist beliebig. Zwischen allen weiteren Kursen muß ein Mindestabstand von 3 Monaten eingehalten werden.

Zertifikatserteilung für Ärzte

Ärzte erlangen die Zusatzbezeichnung „Chirotherapie" bei ihrer zuständigen Ärztekammer durch Vorlage der Kursbescheinigungen und des Zertifikats des jeweiligen Chirotherapieseminars. Das Zertifikat wird mit Abschluß der Kurse nach erfolgreichem Testat erteilt. Bei Beantragung der Zusatzbezeichnung ist eine mindestens zweijährige klinische Tätigkeit nachzuweisen. Darüber hinaus muß der Antragsteller an einem einwöchigen klinischen Kurs in einer durch die Landesärztekammer dafür zugelassenen orthopädischen Abteilung teilgenommen haben. Diese Voraussetzung entfällt bei einer mindestens halbjährigen Weiterbildung im Fach Orthopädie.

Zertifikatserteilung für Physiotherapeuten

Die gesamte Weiterbildung muß innerhalb von 4 Jahren abgeschlossen werden. Nach Absolvieren des Abschlußkurses ist eine Prüfung abzulegen, die aus einem schriftlichen und einem praktischen Teil besteht. Die Abschlußprüfung kann frühestens nach 2 Jahren erfolgen. Das Zertifikat „Manuelle Therapie" für Physiotherapeuten wird nach der Prüfung durch das jeweilige Seminar in Zusammenarbeit mit autorisierten Physiotherapie-Lehrern erteilt.

1

 Tips & Fallen

Nach dem Examen hört das Lernen in der Manuellen Medizin nicht auf. Die Ausbildungsseminare bieten deshalb regelmäßig Veranstaltungen zur Wissensauffrischung und -vertiefung an, deren Teilnahme dringend empfohlen wird.

1.1.2 Arbeitsmittel

Die meisten Arbeitstechniken können in der Manuellen Medizin auf normalen Untersuchungsliegen durchgeführt werden. Es gibt jedoch auch spezielle Behandlungsliegen, die eine optimale Patientenlagerung ermöglichen. Eine solche Liege ist folgendermaßen ausgestattet:
• Bewegliches Kopfteil zum Anstellen und Absenken
• Bewegliches Brustteil für die Kyphosierungslagerung
• Beckenteil mit der Möglichkeit der Abfederung
• Höhenverstellbarkeit aller Teile und der Liege insgesamt.

Die Breite der Liege sollte der einer normalen Untersuchungsliege entsprechen. Bei der Positionierung ist zu beachten, daß die Behandlungsliege möglichst frei im Raum steht, damit der Therapeut um sie herumgehen kann.

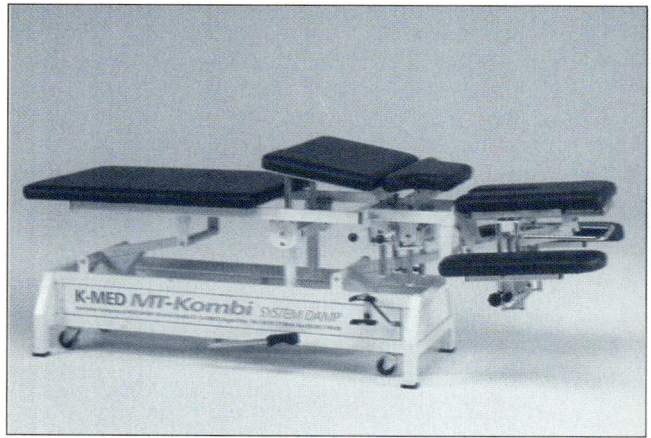

Abb. 1.1: Behandlungsliege

1.2   Rechtliche Aspekte

1.2.1   Rechtslage

Prinzipiell wird zwischen Mobilisations- und Manipulationsbehandlungen unterschieden. **Mobilisationsbehandlungen** (☞ 1.3.1) werden von manualtherapeutisch ausgebildeten Physiotherapeuten und Ärzten gleichermaßen durchgeführt. **Manipulationen** (☞ 1.3.1) gelten in Deutschland tatbestandsmäßig immer als Eingriff in die körperliche Integrität und dürfen deshalb nur von entsprechend qualifizierten Ärzten sowie in gewissem Umfang auch von Heilpraktikern angewandt werden. Für Physiotherapeuten ist die Manipulationsbehandlung im Bereich der Wirbelsäule nach § VIII des Kooperationsvertrages zwischen DGMM-Ärzteseminaren und dem ZVK vom 19.7.94 als unbefugte Ausübung der ärztlichen Heilkunde anzusehen. In anderen europäischen Ländern gilt dies nicht: In der Schweiz z.B. führen entsprechend ausgebildete Physiotherapeuten bereits seit vielen Jahren Manipulationsbehandlungen durch.

1.2.2   Verordnung und Abrechnung

Die ärztliche Verordnung manualtherapeutischer Leistungen sollte präzise Angaben enthalten über

- Diagnose
- Art der Behandlung (Mobilisation, Muskeldehnung etc.)
- Häufigkeit der Behandlung
- Begleitende Maßnahmen
- Therapieziel
- Relevante Begleiterkrankungen (Herzinsuffizienz, Osteoporose etc.) und bekannte strukturelle Veränderungen (Röntgenbefunde, Operationsbefunde etc.).

Bei Verordnungen, die nicht die benötigten Informationen enthalten, Rücksprache mit dem verordnenden Arzt nehmen.

1

Dr. Robert Richtgrad
Facharzt für Orthopädie

33333 Knochen, Bruchgilde 24

Rp.   Knochen, den

6X Manuelle Therapie zur Mobilisierung des rechten SIG
und Korrektur muskulärer Im-
balance

Dgn.: Statisch induzierte muskuläre Dysbalance mit Neigung
zur SIG-Blockierung re. u. dys-
harmonischem Gangbild bei
Beinverlängerung von 1,5 cm
nach kindl. Oberschenkelfraktur

Abb. 1.2: Rezept

Abrechnung Ärzte

Um manualtherapeutische Leistungen abrechnen zu können, muß
die Zusatzbezeichnung „Chirotherapie" (☞ 1.1.1) vorliegen. Die
Behandlungen werden je nach privater oder gesetzlicher Kranken-
versicherung des Patienten unterschiedlich abgerechnet.

Gesetzliche Krankenversicherung (GKV)

Die Abrechnung erfolgt nach EBM (einheitlicher Bewertungs-
maßstab). Abrechnungsziffern sind:
- **3210:** „Gezielter chirotherapeutischer Eingriff an der Wirbelsäule,
  einschließlich Dokumentation der Funktionsanalyse, ggf. einschließlich der Leistungen nach Nr. 3211"
- **3211:** „Gezielter chirotherapeutischer Eingriff an einem oder
  mehreren Extremitätengelenken, einschließlich Dokumentation
  der Funktionsanalyse".

Sind im Ausnahmefall mehr als zwei Behandlungen nach den Ziffern 3210 und 3211 notwendig, so ist dies ausführlich zu begründen. Eine solche Begründung muß präzise Informationen über Segmenthöhe, Blockierungsrichtung sowie muskuläre, vegetative und neurologische Begleiterscheinungen enthalten.

Zusatzleistungen, die im Rahmen manualtherapeutischer Behandlungen erfolgen, können ebenfalls abgerechnet werden. Hierzu gehören Massagen und die Durchführung, Anleitung oder Kontrolle von Übungsbehandlungen. Der abrechnende Arzt muß gegenüber seiner Kassenärztlichen Vereinigung nachweisen, daß die Behandlungen nach den vertraglichen Bestimmungen von einer qualifizierten Fachkraft durchgeführt worden sind. Abrechnungsziffern sind

- **524:** „Massage lokaler Gewebeveränderungen eines oder mehrerer Körperteile und/oder Bindegewebsmassage, Periostmassage, Kolonmassage, manuelle Lymphdrainage"
- **505:** „Gezielte und kontrollierte Übungsbehandlung bei gestörter Gelenk- und/oder Muskelfunktion, ggf. mit Anwendung von Geräten".

Private Krankenversicherung

Manualtherapeutische Behandlungen werden nach dem Regelwerk der GOÄ (Gebührenordnung für Ärzte) abgerechnet. Abrechnungsziffern sind

- **3305:** „Chiropraktische Wirbelsäulenmobilisierung"
- **3306:** „Chirotherapeutischer Eingriff an der Wirbelsäule".

Manipulationen im Bereich der Iliosakralgelenke sind als Wirbelsäulenbehandlungen anzusehen. Manualtherapeutische Eingriffe im Bereich der Extremitäten werden analog zur Wirbelsäulenbehandlung abgerechnet.

Auch krankengymnastische Behandlungen können im Regelwerk der GOÄ abgerechnet werden. Abrechnungsziffern sind

- **510:** „Übungsbehandlungen, auch mit Anwendung medico-mechanischer Apparate"
- **507:** „Krankengymnastische Teilbehandlung als Einzelbehandlung, einschließlich der erforderlichen Massagen".

Wird im Rahmen der manualtherapeutischen Behandlung eine Massage durchgeführt, erfolgt die Abrechnung nach den Ziffern

- **520:** „Teilmassage" bzw.
- **521:** „Großmassage".

1

Beratungsleistungen sind in den Behandlungsziffern für die Chirotherapie nicht enthalten.

Abrechnung Physiotherapeuten

Das Zertifikat „Manuelle Therapie" für Physiotherapeuten wird
nach der Prüfung durch das jeweilige Ärzteseminar erteilt (☞ 1.1.1)
und berechtigt zur Abrechnung mit einem höheren Gebührensatz.
Den Krankenkassen muß hierzu ein formloser Antrag und eine
Fotokopie des Zertifikats vorgelegt werden. Der Gebührensatz ist
für die einzelnen Bundesländer unterschiedlich.

1.2.3   Aufklärung und Dokumentation

Der Patient muß über den manualtherapeutischen Eingriff und
dessen Risiken in einem individuellen Gespräch aufgeklärt werden.
Hierbei ist die geistige Aufnahmefähigkeit und das individuelle
Risikoprofil des Patienten zu berücksichtigen. Neben der regelmäßig
vorzunehmenden Verlaufs-, Prognose- und Sicherheitsaufklärung
sollte insbesondere auf die Behandlungsrisiken eingegangen werden. Die Aufklärung und die Einwilligung des Patienten müssen
dokumentiert werden, nur dann ist der Eingriff rechtlich zulässig.

• Das Ziel einer gut geführten Aufklärung ist die Information des
  Patienten, ohne diesen zu verunsichern
• Eine Aufklärung, die den Patienten ängstigt, führt zu einer
  Erhöhung des Muskeltonus, die eine manualmedizinische Behandlung erschweren kann
• Die Kriterien der Rechtsprechung zur Rechtzeitigkeit der ärztlichen Aufklärung müssen berücksichtigt werden: Zwischen der
  Aufklärung und dem Eingriff soll ein angemessener Zeitraum
  liegen, damit der Patient seine Entscheidung abwägen kann. Bei
  der ambulanten Behandlung ist die Aufklärung am Behandlungs-
  tag ausreichend, wenn der Patient hinreichend überlegen und frei
  entscheiden kann
• Die Aufklärung muß dokumentiert werden, der Zeugenbeweis ist
  zu unsicher. Die Beweispflicht liegt beim Arzt!
• Die Dokumentation muß zeitnah, ausreichend und nachvollziehbar
  sein

- Verzichtet der Patient auf Aufklärung, so sollte der Arzt sich dies schriftlich von ihm bestätigen lassen
- Die Aufklärung des Patienten darf nicht auf den formaljuristischen Vorgang reduziert werden, sondern sollte eine Synthese aus Sachkenntnis und ärztlichem Einfühlungsvermögen sein.

Bei der manualmedizinischen Behandlung der Wirbelsäule gibt es einige wenige methodenspezifische Risiken, die auch mit größter ärztlicher Sorgfalt nicht restlos zu beherrschen sind und welche unter Umständen die Lebensführung des Patienten schwerwiegend beeinträchtigen können. Über diese Risiken muß der Patient unabhängig von deren Häufigkeit entsprechend den Anforderungen der Rechtsprechung aufgeklärt werden.

- An der Wirbelsäule können bei vorgeschädigten Bandscheiben und klinisch stummen Bandscheibenvorfällen nach dem manual-medizinischen Eingriff radikuläre Symptome auftreten (Gelegenheitsursache)
- Zu den extrem seltenen Risiken zählen bei Eingriffen an der Halswirbelsäule Schädigungen im vertebro-basilären arteriellen System. Die Folgen derartiger Gefäßkomplikationen reichen von einer leichten, vorübergehenden Schwindelsymptomatik bis hin zu bleibenden Hirnschäden und zum Tod. Komplikationen im vertebro-basilären arteriellen System treten nach dem derzeitigen Stand der medizinischen Wissenschaften in einer Häufigkeit von 1 : 400.000–2.000.000 auf
- Bei der manualmedizinischen Behandlung an den Extremitäten sind derzeit keine eingriffspezifischen Risiken bekannt, die einer Aufklärung bedürfen.

 Tips & Fallen

Chirotherapeutische „Überraschungsbehandlungen" ohne vorherige Aufklärung bergen ein erhebliches medizinisches und rechtliches Risiko in sich.

1

1.3   Manualtherapeutische Grundbegriffe

1.3.1   Manuelle Therapie

Die Manuelle Therapie (Synonym: Chirotherapie) ist nach H. P. Bischoff die auf einer gezielten Diagnostik aufbauende funktionelle Therapie, welche durch Mobilisations- und Manipulationstechniken (s.u.) auf ein in seiner Funktion reversibel gestörtes Gelenk der Extremitäten oder auf ein Bewegungssegment der Wirbelsäule einwirkt. Das Behandlungssubstrat ist die Blockierung (☞ 1.3.2). Die Manuelle Therapie wird unterstützt durch vorbereitende, begleitende oder nachfolgende physikalisch-therapeutische, krankengymnastische und auch medikamentöse Maßnahmen.

Mobilisation ☞ 1.5.1

Die Mobilisation wird im Rahmen von Gelenkfunktionsstörungen zur Verbesserung der Beweglichkeit eingesetzt. Sie besteht aus passiven wiederholten Bewegungen in die eingeschränkte Bewegungsrichtung. Zu den Mobilisationstechniken der Manuellen Medizin gehören die Traktion und das Gleiten (s.u.).

Traktion

Unter Traktion versteht man einen senkrecht zur Gleitfläche erfolgenden Längszug, der zur Separation der Gelenkpartner führt. Es werden insgesamt 3 Stufen unterschieden:
• *I Lösen:* Aufhebung der Kohäsions- und der muskulären Kompressionskräfte
• *II Straffen:* Straffung des Kapsel-Band-Apparates
• *III Dehnen:* Dehnung der Weichteile im kollagenen Belastungsbereich.

Die Traktion bewirkt eine Dehnung bei Schrumpfungen des Kapsel-Band-Apparates und Muskelverkürzungen. Darüber hinaus führt sie zu einer Entlastung der Gelenkflächen. Die durch Traktion erzeugte Vorspannung ist in der Regel Ausgangsstellung für Gleitbewegungen und Manipulationen (s.u.).

Gleitmobilisation

Das parallele Verschieben der Gelenkflächen gegeneinander wird als Gleitmobilisation bezeichnet. Bei Blockierungen (☞ 1.3.2) bewirkt die Gleitmobilisation eine Wiederherstellung des Gelenkspiels. Schrumpfungen des Kapsel-Band-Apparates und Muskelverkürzungen werden gedehnt. Gleitrichtung und Traktionsrichtung stehen immer senkrecht aufeinander.

Manipulation ☞ 1.5.2

Manipulationen sind Behandlungstechniken, bei denen versucht wird, Blockierungen (☞ 1.3.2) eines Gelenks durch einen kurzen gezielten Bewegungsimpuls zu beheben. Die Manipulation wird insbesondere bei Gelenkblockierungen im Bereich der Wirbelsäule eingesetzt, während bei den Extremitätengelenken Mobilisationsbehandlungen im Vordergrund stehen.

1.3.2 Gelenkmechanik

Gelenkspiel

Das Gelenkspiel („joint play") ist definiert als die Summe der möglichen passiven Bewegungen mit Ausnahme der Funktionsbewegungen. Es wird geprüft über eine Distraktion der Gelenkflächen und durch translatorisches paralleles Gleiten (☞ 1.3.1) in allen Ebenen. Das Gelenkspiel ist für die reibungslose Gelenkfunktion notwendig, wie das minimale Spiel, das eine Schublade in allen Richtungen benötigt, um frei zu gleiten.

Normobilität

Unter Normobilität versteht man die altersentsprechende, physiologische Beweglichkeit eines Gelenks.

Hypomobilität

Die Einschränkung der Gelenkbeweglichkeit wird als Hypomobilität bezeichnet. Diese kann durch funktionelle oder strukturelle Veränderungen an den Gelenkflächen oder im Weichteilmantel bedingt sein. Die Blockierung (s.u.) ist eine Form der Hypomobilität.

Blockierung

Die Blockierung ist definiert als ein Zustand reversibel gestörter Gelenkfunktion im Sinne einer Bewegungseinschränkung.

1

Sie kann bei jeder strukturellen Gelenk- oder Wirbelsäulenerkrankung in den betroffenen oder den benachbarten Bewegungseinheiten auftreten. Auch an morphologisch intakten Gelenken entstehen Blockierungen, wenn diese akut oder chronisch in unphysiologischer Stellung belastet werden. Mit zunehmendem Alter nimmt die Kompensationsfähigkeit für unphysiologische Belastungen aufgrund der fortschreitenden Degenerationsprozesse ab. Die Blockierung ist häufig die erste Störung in einem arthrotischen Gelenk.

Bei einer Blockierung ist das Gelenkspiel in einer oder mehreren Richtungen beeinträchtigt, aber nie ganz aufgehoben. Die zum Gelenk gehörende Muskulatur ist aufgrund neurophysiologischer Verbindungen entsprechend der Richtung der Bewegungseinschränkung verspannt. Ebenso kann die Funktion der dem Gelenk segmental zugeordneten Gewebe und inneren Organe beeinträchtigt sein.

Als mögliche Ursachen für eine Blockierung werden angenommen:
• Pathologische Veränderungen der Gelenkflächen, z.B. durch Überlastung, Traumen, Entzündung, Bewegungsmangel oder Stoffwechselstörungen
• Verspannungen oder Verkürzungen der zum Gelenk gehörigen Muskulatur
• Nozizeptive Afferenzen bei akuten Fehlbelastungen
• Nozizeptive Afferenzen aus inneren Organen, die zu einem muskulären Hartspann führen.

Im Rahmen eines viszerovertebralen Reflexgeschehens sind Blockierungen unter Umständen das erste und einzige klinische Korrelat einer viszeralen Erkrankung. Eine koronare Herzkrankheit kann sich z.B. erstmalig als Blockierung an der BWS zeigen.

Psychische Belastungen führen gelegentlich zu rezidivierenden Blockierungen im Zervikalbereich.

 Tips & Fallen
• Die Blockierung ist die einzige Indikation für die manuelle Therapie
• Die Diagnose einer Blockierung ist zunächst eine Arbeitshypothese. Erst die erfolgreiche Probebehandlung sichert die Diagnose
• Eine Blockierung, die sich nicht lösen läßt, ist keine Blockierung

- Eine schmerzhafte Blockierung, die nach erfolgreicher Behandlung kurzfristig rezidiviert, muß hinsichtlich ihrer Ätiologie abgeklärt werden.

Hypermobilität

Eine über das physiologische Maß hinausgehende Gelenkbeweglichkeit wird als Hypermobilität bezeichnet. Ursachen für eine vermehrte Gelenkbeweglichkeit können angeborene Abweichungen bzw. erworbene strukturelle oder funktionelle Veränderungen an den Gelenkflächen oder im Weichteilmantel sein.

Instabilität

Unter Instabilität versteht man eine pathologisch vermehrte Beweglichkeit der Gelenkkörper gegeneinander mit Insuffizienz des zugehörigen Kapsel-Band-Apparates.

Anschlag

Physiologischer Anschlag

Der physiologische Anschlag ist die Grenze, bis zu der ein Gelenk normalerweise *aktiv* bewegt werden kann.

Anatomischer Anschlag

Nach Überschreiten des physiologischen Anschlags (s.o.) kann das Gelenk *passiv* weiter bewegt werden. Dies erfolgt meist gegen zunehmenden Widerstand durch Muskeln und Kapsel-Band-Apparat. Die Grenze der passiven Bewegung wird als anatomischer Anschlag bezeichnet.

Pathologischer Anschlag

Ist ein Gelenk in seiner Funktion gestört, kommt es zu einer Verminderung des Bewegungsausschlages. Die Grenze der frühzeitig gehemmten Bewegung ist der pathologische Anschlag. Charakteristischerweise ist der pathologische Anschlag *nicht* elastisch.

Endgefühl

Jedes Gelenk besitzt bei aktiver Bewegung einen physiologischen Anschlag (s.o.), der normalerweise passiv bis zum anatomischen Anschlag (s.o.) überschritten werden kann. Der Widerstand zwischen physiologischem und anatomischem Anschlag wird auch als Endgefühl (Cyriax, 1969) bezeichnet. Das Endgefühl, welches beim

1

Gesunden immer elastisch ist, kann in unterschiedliche Qualitäten eingeteilt werden.
- *Weich elastisch*, z.B bei der Ellenbogenbeugung: Begrenzung der Bewegung durch muskuläre Strukturen
- *Fest elastisch*, z.B. bei Pro- und Supination des Unterarms: Begrenzung der Bewegung durch ligamentäre Strukturen im Radioulnargelenk
- *Hart elastisch*, z.B. bei der Ellenbogenstreckung: Begrenzung der Bewegung durch Knorpel- und Knochenstrukturen.

Unter normalen Bedingungen ist das Endgefühl im Seitenvergleich identisch. Eine pathologisch eingeschränkte Gelenkbeweglichkeit führt zu einer veränderten Qualität des Endgefühls:
- *Hart* bei knöchernen Veränderungen
- *Hart-elastisch* bei Narben
- *Fest-elastisch* bei Blockierungen oder muskulären Verspannungen.

Konvex-Konkav-Regel

Die „Konvex-Konkav-Regel" nach Kaltenborn leitet die Behandlungsrichtung bei eingeschränkter Gelenkbeweglichkeit aus der Form der Gelenkflächen her.

Ist der distale Gelenkpartner konkav und der proximale konvex (z.B. Fingergelenke), so liegt der Drehpunkt des Gelenks hinter dem Gelenkspalt (proximal). Hieraus folgt, daß die Gleitbewegung des distalen Gelenkpartners in der gleichen Richtung wie die Funktionsbewegung verläuft. Bei einer Störung des Gelenkspiels wird in die Richtung der eingeschränkten Gleitbewegung mobilisiert.

Gelenke mit einem distal konvexen und proximal konkaven Gelenkpartner (z.B. Schultergelenk) haben ihren Drehpunkt vor dem Gelenkspalt (distal). Daher sind die Gleitrichtung des distalen Gelenkpartners und die Funktionsrichtung gegenläufig.

Verriegelung

Unter Verriegelung versteht man die Gelenkstellung, in welcher Kapsel und Weichteile maximal gestrafft sind und die Gelenkpartner den größtmöglichen Kontakt haben. Die Verriegelung dient in der Manuellen Therapie dazu, unerwünschte Mitbewegungen in den nicht zu behandelnden benachbarten Gelenken und Segmenten zu vermeiden.

1.4 Befunderhebung

Die Diagnostik in der manuellen Medizin birgt methodenspezifische Besonderheiten, die man kennen sollte.

Da manualmedizinische *Befunde subjektiv und variabel* sind, werden hohe Ansprüche an die Feinfühligkeit und die sensorische Fähigkeit des Untersuchers gestellt. Es gibt z.B. kein absolutes Maß für weich, fest und hart, gut beweglich oder schlecht beweglich. Die vielfältigen subjektiven Abstufungen sind abhängig vom jeweiligen Zustand des Untersuchers und der Beziehung zwischen Patient und Untersucher. In der Bewertung des Befundes durch den Untersucher spielen dabei die Erwartung und assoziative Erinnerungen eine wesentliche Rolle.

Es ist zu beachten, daß Befunde in der manuellen Medizin *flüchtige Befunde* sind, die sich während der Untersuchung verändern können. Ein Beispiel hierfür ist das Aufweichen einer festen Konsistenz unter dem palpierenden Finger, so daß mehrere Untersucher oft unterschiedliche Befunde erheben.

Die manualmedizinische Untersuchung sollte grundsätzlich im Seitenvergleich erfolgen. Hierbei muß jedoch berücksichtigt werden, daß bei paarig angelegten Gelenken nicht immer symmetrische Bewegungsausschläge die Regel sind.

Die Ursache einer einseitigen Einschränkung der segmentalen Beweglichkeit kann funktionell, physiologisch oder strukturell bedingt sein. Mit Hilfe der manuellen Diagnostik ist eine präzise *Zustandsbeschreibung der Funktion* möglich, während Hinweise auf die Struktur nur bedingt geliefert werden und die Ursache offen bleibt.

Wenn diese Grenzen bekannt sind, ist die manualmedizinische Diagnostik eine sinnvolle und wichtige Methode, die jedoch immer im Kontext mit der klassischen medizinischen Diagnostik stehen sollte.

1

1.4.1 Anamnese

Eine gute Anamnese kann wesentlich zur Aufklärung des Krankheitsbildes beitragen. Wichtige Informationen für den Manualtherapeuten sind:
- Zeitpunkt des Schmerzbeginns
- Gelegenheit, bei der die Schmerzen erstmalig wahrgenommen wurden
- Schmerzverlauf (akut, chronisch, kontinuierlich, intermittierend)
- Schmerzcharakter (brennend, stechend, „elektrisierend", dumpf)
- Begleitumstände der Schmerzen (Belastungsschmerz, Spontanschmerz, Körperhaltung, Tageszeit)
- Bewegungseinschränkungen
- Sensibilitätsstörungen
- Vegetative Störungen (Veränderung der Hautfarbe, Berührungsempfindlichkeit, Temperaturveränderungen, Schwellungen, Hautveränderungen)
- Infektionen
- Medikamenteneinnahme (z.B. Kortison)
- Berufsanamnese
- Sport- und Freizeitverhalten
- Unfallanamnese
- Frühere Erkrankungen und Operationen
- Familienanamnese (Stoffwechselerkrankungen, Tumorleiden, Erbkrankheiten).

1.4.2 Untersuchung

Inspektion
Den Sichtbefund des Gelenks und der das Gelenk umgebenden Strukturen möglichst im Seitenvergleich durchführen. Hierbei insbesondere auf folgende Punkte achten:
- Schwellung
- Rötung
- Hautveränderungen über dem Gelenk wie Vernarbungen, Verdickungen oder Verfärbungen
- Fehlstellungen und Deformierungen
- Muskelatrophie, -hypertrophie
- Narben
- Kontrakturen.

Palpation

Durch das Ertasten der Gelenkstrukturen können Informationen gewonnen werden über
- Schmerzpunkte
- Weichteilschwellung
- Kapselschwellung
- Erguß
- Temperatur
- Muskeltonus
- Tumor
- Veränderungen der Hautstruktur.

Bewegungsprüfung
- An den Gelenken im Seitenvergleich eine aktive und passive Bewegungsprüfung durchführen
- Während der passiven Bewegungsprüfung insbesondere auf die Qualität des Endgefühls (☞ 1.3.2) achten
- Die Bewegungsumfänge nach der Neutral-Null-Methode registrieren
- Bei der Bewertung altersgemäße Bewegungsunterschiede berücksichtigen.

Muskelfunktion und Bandführung

Um eine Aussage über die aktive und passive Sicherung sowie über die Führung der Gelenke zu erhalten, müssen Kraft, Tonus, Verkürzung und Stabilität der zum Gelenk gehörigen Muskeln und Bänder im Seitenvergleich geprüft werden.

Kapselmuster

Liegt die Ursache für eine Bewegungseinschränkung im Gelenk selbst, so ist die Gelenkbeweglichkeit in charakteristischer Weise verändert: Die Bewegungen des betroffenen Gelenks sind in einer ganz bestimmten Reihenfolge unterschiedlich stark eingeschränkt. Das Verhältnis der Bewegungseinschränkungen zueinander wird auch als Kapselmuster (Cyriax, 1969) bezeichnet. So ist z.B. beim Kapselmuster der Schulter die Außenrotation am stärksten eingeschränkt, gefolgt von Abduktion und Innenrotation. Die für das jeweilige Kapselmuster typischen Bewegungseinschränkungen werden bei der passiven Bewegungsprüfung des Gelenks erfaßt.

1

Gelenkspiel

Die Prüfung des Gelenkspiels (☞ 1.3.2) im Seitenvergleich ist eine spezifische manualtherapeutische Untersuchung, um Gelenk-blockierungen festzustellen:

- Zunächst aus der Ruhestellung eine Traktion durchführen, um die Nachgiebigkeit des Kapsel-Band-Apparates zu prüfen. Bei Blockierungen ist die Elastizität vermindert oder aufgehoben
- Anschließend das translatorische Gleiten durch Schub in die möglichen Gelenkspielrichtungen untersuchen. Liegt eine Blok-kierungen vor, so zeigt sich vorzeitig ein fest-elastischer Anschlag, über den hinaus nicht weiter gefedert werden kann
- Wenn das translatorische Gleiten weich und rhythmisch federnd in die gestörte Richtung durchgeführt wird, kann der Widerstand unter Umständen allmählich nachlassen, so daß sich die Blockie-rung löst. Diagnostische und therapeutische Technik gehen in diesem Fall ineinander über.

1.4.3   Weitere diagnostische Verfahren

Es gibt kein technisches Untersuchungsverfahren, mit dem Störun-gen des Gelenkspiels bzw. Blockierungen dargestellt werden kön-nen. Alle Verfahren dienen primär dazu, Kontraindikationen aus-zuschließen oder auf mögliche Gefahrenmomente bei der Durch-führung der Behandlung aufmerksam zu machen.

Bildgebende Verfahren

Nativ-Röntgen

Ausschluß frischer Traumen, Tumoren und Metastasen, knöcherner Entwicklungsstörungen und Mißbildungen, entzündlicher Prozesse, schwerer Formen der Osteoporose und eines Morbus Sudeck im frühen Stadium.

Hinweise auf Funktionsstörungen im Sinne von Blockierungen sind nicht zu erwarten. Allerdings kann die Röntgenfunktionsdiagnostik der Hals- und der Lendenwirbelsäule zur Diagnostik segmentaler hyper- und hypomobiler Störungen und zum Nachweis von Insta-bilitäten beitragen.

Weitere technische Untersuchungsverfahren

Sonographie, Computertomographie, MRT, Densitometrie, Tomo-graphie, Szintigraphie, Arthrographie.

Laboruntersuchungen

Das Labor bietet insbesondere bei Verdacht auf entzündliche Prozesse oder Tumoren wichtige Zusatzinformationen.

Hilfreiche Untersuchungen sind:
- BSG, kleines Blutbild, Urinstatus
- Ggf. CRP, Gesamteiweiß, Eisen, Serumphosphatase, alkalische Phosphatase, Elektrophorese, Rheumafaktoren, Tumormarker, Hämoccult.

1.5 Grundregeln für Untersuchung und Behandlung

1.5.1 Extremitäten

Ausgangsstellung des Patienten
- Den Patienten so setzen, stellen oder legen, daß das Gelenk bzw. die Extremität ohne muskuläre Gegenspannung des Patienten untersucht und behandelt werden kann
- Gelenke in der aktuellen Ruhestellung untersuchen und behandeln
- Die Ängste, die Schmerzen und insbesondere auch das Schamgefühl des Patienten beachten.

Ausgangsstellung des Therapeuten
- Eine bequeme, rückenschonende Haltung einnehmen
- Untersuchungs- und Behandlungstechniken müssen aus der Ausgangsstellung heraus ohne große Mühe durchführbar sein
- Bei Einnehmen der Ausgangsstellung daran denken, daß sich Untersuchungs- und Behandlungstechniken unter Umständen über einen längeren Zeitraum erstrecken
- Um Sicherheit bei der Griffanlage bemühen. Hierdurch wird dem Patienten Vertrauen vermittelt und er kann sich besser entspannen.

1

Handanlage

- Definitionsgemäß ist die *proximale* Hand *Haltehand* und die *distale* Hand *Mobilisationshand*
- Beide Hände immer möglichst nahe am Gelenkspalt anlegen, um eine Hebelwirkung zu vermeiden.

Mobilisationstechnik ☞ 1.3.1

- Bei der Mobilisation in einem Gelenk immer auf die Fixation des zugehörigen Gelenkpartners achten
- Prinzip ist die schmerzfreie Mobilisation
- Mobilisationen erfolgen grundsätzlich in die gestörte Gelenkspiel-richtung. Treten hierbei Schmerzen auf, zunächst so lange in die freie Richtung mobilisieren, bis kleine Bewegungen auch in die blockierte Gelenkspielrichtung schmerzfrei möglich sind
- Traktionen in den Stufen Lösen→Straffen→Dehnen ausführen
- Translationen erfolgen immer nach einer lösenden Traktion aus gehaltener Vorspannung. Die Gleitbewegungen mit sehr kleinen Schüben weich und rhythmisch-federnd durchführen
- Mit geringer Geschwindigkeit und zunehmender Amplitude mo-bilisieren.

Manipulationstechnik ☞ Mobilisationstechnik

- Manipulationen immer in die freie Richtung durchführen
- Aus gehaltener Vorspannung einen Impuls mit kleiner Kraft, kurzer Zeit und kurzem Weg geben.

Behandlungsreihenfolge in der manuellen Extremitätenbehandlung: Traktion → Mobilisation der Gelenkspielstörung → Behandlung der gestörten Funktionsbewegung.

Erleichterungstechniken ☞ 1.5.2

Überprüfen des Therapieerfolges ☞ 1.5.2

1.5.2   Wirbelsäule

Dreischritt-Diagnostik

Die Dreischrittdiagnostik ist eine zuverlässige Methode, um eine Blockierung im Bereich der Wirbelsäule zu diagnostizieren. Man versteht darunter

- Erfassen von Irritationspunkten und Insertionszonen
- Segmentale Überprüfung der Mobilität (Hypomobilität, Normomobilität, Hypermobilität)
- Untersuchung des funktionellen Verhaltens einer segmentalen Irritation.

 Tips & Fallen

Die Manipulation eines Wirbelsegments ist nur erlaubt, wenn alle Untersuchungen der Dreischritt-Diagnostik einen positiven Befund ergeben.

Diagnostik der Irritationspunkte

Zusammen mit Anamnese und Klinik lassen Irritationspunkte Rückschlüsse auf eine funktionelle segmentale Störung am Wirbelgelenk zu. Es handelt sich hierbei um Strukturverdickungen, die bei Blockierungen im Bereich der Wirbelsäule regelmäßig auftreten und als bohnen- bis pflaumengroße Verhärtungen getastet werden.

Die Palpation der Irritationspunkte erfolgt

- in Höhe der Wirbelsegmente
- einen Querfinger lateral der Dornfortsatzreihe
- in der Tiefe der autochthonen Muskulatur.

Für C1 und das SIG gelten hiervon abweichende Palpationspunkte (☞ 8.1 bzw. 12.1). Eine weitere Besonderheit im Bereich der HWS sind die Insertionszonen nach SELL entlang der Linea nuchae am Hinterhaupt (☞ 8.1).

Segmentale Hypomobilität

Nach dem Erfassen der Irritationspunkte wird geprüft, ob das Gelenkspiel der Wirbel (nicht der Teilgelenke) in einzelnen Richtungen Bewegungsstörungen aufweist. Bei Patienten mit einem kurzen dicken Hals oder bei Verspannungen der lumbalen paravertebralen Muskulatur sind segmentale Hypomobilitäten häufig schwer zu erfassen.

1

In einigen Fällen, wie z.B. bei C1 (☞ 8.1), wird die Gelenkfunktion direkt überprüft. Das Ergebnis kann in der Regel auf die gestörte Bewegungsrichtung übertragen werden.

Funktionelles Verhalten der segmentalen Irritation

Irritationspunkte verändern sich funktionell und sind nach Wegfall der Störung nicht mehr vorhanden:

- Verstärkung = Vergrößerung des Umfanges, Zunahme der Konsistenz und der Schmerzhaftigkeit des Irritationspunktes bei Bewegung in die gestörte Richtung
- Abschwächung = Abnahme des Umfanges, der Konsistenz und der Schmerzhaftigkeit des Irritationspunktes bei Bewegung in die freie Richtung.

Die Prüfung des funktionellen Verhaltens eines Irritationspunktes ist der wichtigste Schritt zur Sicherung der Diagnose „Blockierung".

- Unter konstanter Palpation des Irritationspunktes Funktionsbewegungen des Wirbels durchführen
- Bei der Prüfung sämtliche segmentalen Bewegungsrichtungen berücksichtigen. Am wichtigsten ist meist die Rotation.

Diagnose und Therapie lassen sich nach einer einfachen Formel dokumentieren.

Beispiel: C_{4+} re lo $\xrightarrow{P} C_4$ li ky bedeutet, daß es rechtsseitig von C_4 einen Irritationspunkt gibt, der bei Rechtsrotation von C_4 und Lordosierung der HWS verstärkt wird. Nach einem Probezug (s.u.) folgt bei eingestellter Kyphosierung der HWS eine linksrotatorische Manipulation.

C_{4+} re lo $\xrightarrow{P} C_4$ li ky

+	= Irritationspunkt
lo	= lordosierungsempfindlich
re	= rotationsempfindlich
P	= nach durchgeführtem Probezug
li	= linksrotatorisch
ky	= bei eingestellter Kyphosierung.

Ausgangsstellung des Patienten

- Der Patient soll bequem und entspannt sitzen oder liegen. Abwehrspannungen können die Untersuchung und Behandlung behindern oder sogar unmöglich machen
- Untersuchungs- und Behandlungstechniken an der Wirbelsäule können in der Manuellen Medizin in der Regel auf normalen Untersuchungsliegen durchgeführt werden, besser ist jedoch eine spezielle Behandlungsliege (☞ 1.1.2)
- Den Patienten so setzen oder legen, daß der zu behandelnde Wirbelsäulenabschnitt gut zugänglich ist.

Ausgangsstellung des Therapeuten ☞ 1.5.1

Handanlage

Aufnahme des Tiefenkontaktes

Bevor ein Gelenk mobilisiert oder manipuliert wird, muß der Therapeut einen unverrückbaren Kontakt am Gelenkpartner herstellen.

- Die Hand mit dem jeweiligen Ansatzpunkt am Gelenkpartner anlegen. Hierbei auf möglichst große Nähe zum Gelenkspalt achten
- Die Weichteile so verschieben, daß sich der Ansatzpunkt der Hand maximal nah am Knochen befindet. Bei späterem Druck oder Schub in die Manipulationsrichtung sollte ein Verschieben von Weichteilen nicht mehr möglich sein
- Den aufgenommenen Tiefenkontakt während der Mobilisation bzw. Manipulation nicht mehr verändern.

Aufnahme der Vorspannung

Um Traumatisierungen durch einen weiten Manipulationsweg zu vermeiden, muß eine Vorspannung in die vorgesehene Manipulations- bzw. Mobilisationsrichtung aufgenommen werden.

- Den bereits beim Tiefenkontakt aufgenommenen Druck, Schub oder Zug so weit verstärken, wie es der Muskel-, Band- und Kapselapparat ohne Schwierigkeiten zuläßt
- Die Aufnahme der Vorspannung erfolgt bei Manipulationen in die freie Bewegungsrichtung, bei Mobilisationen auch in die gestörte Bewegungsrichtung des Wirbels.

1

Durchführung eines Probezuges

Der Probezug ist eine letzte Absicherung vor der Manipulation, um das Auftreten weiterer Komplikationen oder eine Verstärkung der bestehenden Symptomatik auszuschließen.

- Nach Aufnahme des Tiefenkontaktes mit der Manipulationshand aus der gehaltenen Vorspannung den Weg in die freie Manipulationsrichtung weit über das Bewegungsausmaß der späteren Manipulation hinaus testen
- Die Reaktion des Patienten beobachten und diesen fragen, ob Beschwerden verstärkt werden oder ob zusätzliche Symptome auftreten
- Eine Schmerzverstärkung am Irritationspunkt bedeutet keine Einschränkung für die Manipulationsbehandlung. Bei Verstärkung einer bestehenden Syptomatik oder bei neu auftretenden Symptomen die Manipulation abbrechen und die Diagnose überprüfen
- Treten keine zusätzlichen Symptome auf, zur Ausgangsstellung (Vorspannung) zurückkehren.

Manipulationstechnik

Bevor eine Manipulation durchgeführt wird, müssen Kontraindikationen (☞ 1.5.4) ausgeschlossen und ein Probezug (s.o.) durchgeführt werden. Beim Manipulationsimpuls kann ein Knackphänomen auftreten.

- Tiefenkontakt und Vorspannung in die vorgesehene Behandlungsrichtung aufnehmen (s.o.)
- Grundsätzlich in die freie Richtung manipulieren
- Den Manipulationsschub gezielt als dosierten Stoß über die Vorspannung hinaus durchführen mit
  - schnellem Impuls
  - kurzem Weg
  - geringer Kraft.

Mobilisationstechnik ☞ 1.5.1

Erleichterungstechniken

Für die Diagnostik und Behandlung in der manuellen Therapie ist es wichtig, daß der Patient eine entspannte Haltung einnimmt. Diese kann durch folgende Erleichterungstechniken unterstützt werden:

Atemtechnik

Der Tonus der Muskulatur ändert sich atemsynchron.

- Manipulationen bzw. Mobilisationen während der Ausatmung des Patienten durchführen, da sich in dieser Phase die Muskulatur entspannt
- Die Muskelanspannung während der Einatmung kann unter Umständen bei einem entsprechend vorgespannten Gelenk zu einer Lösung der Blockierung führen.

Postisometrische Relaxation (PIR) und Muskelenergietechnik nach Mitchell (MET)

Bei der postisometrischen Relaxation wird die Mobilisationskraft vom Patienten erzeugt. Prinzip ist der Bewegungsgewinn des Gelenks in der postisometrischen Entspannung des Muskels (10–30 Sekunden nach der Anspannung). Die PIR kann über Agonisten und Antagonisten durchgeführt werden (☞ 13.1).

Überprüfen des Therapieerfolges

- Nach jeder Behandlung die Gelenkbeweglichkeit erneut prüfen
- Behandlungserfolg dokumentieren
- Patienten darüber informieren, daß nach Abschwächung der Beschwerden eine erneute vorübergehende Verschlimmerung eintreten kann, bevor sich die Beschwerdesymptomatik endgültig bessert.

1.5.3   Indikationen der Manuellen Therapie

Die einzige Indikation zur manuellen Therapie ist die Blockierung eines Gelenks. Behandlungsbedürftige Blockierungen können im Rahmen von Funktionsstörungen der Wirbelsäule oder der peripheren Gelenke auftreten.

Funktionsstörungen der Wirbelsäule

- Zervikookzipitales Syndrom (Kopfschmerz, Schwindel, Tinnitus, Sehstörungen, Migräne u.a.)
- Mittleres Zervikal-Syndrom (Torticollis, Kopfschmerz, lokaler zervikaler Schmerz u.a.)
- Unteres Zervikal-Syndrom (Schulterschmerz, Armschmerz, muskuläre Dysbalance im Schultergürtel u.a.)

1

- Thorakovertebrales Syndrom (funktioneller Herzschmerz, lokaler thorakaler Schmerz u.a.)
- Hypomobilität der Kostotransversalgelenke (Atemfunktionsstörung, lokaler kostaler Schmerz u.a.)
- Lumbovertebrales Syndrom (lokaler lumbaler Schmerz, muskuläre Dysbalance, pseudoradikuläres Syndrom, pseudoviszerales Syndrom u.a.)
- Sakroiliakalgelenk-Syndrom (lumbaler Schmerz, Leistenschmerz, pseudoradikuläres Syndrom, muskuläre Dysbalance des Beckengürtels u.a.).

Funktionsstörungen peripherer Gelenke
- Vermindertes Gelenkspiel der peripheren Gelenke (einschließlich Akromioklavikulargelenk und Sternoklavikulargelenk) im Rahmen degenerativer Veränderungen
- Hypomobilität nach Ruhigstellung, z.B. bei Verletzungen und Operationen
- *Nach* akut entzündlichen Schüben, z.B. bei primär chronisch-entzündlichen Erkrankungen.

1.5.4 Kontraindikationen der Manuellen Therapie

Absolute Kontraindikationen:
- Akuter lumbaler Bandscheibenvorfall mit radikulärer Symptomatik
- Akuter zervikaler Bandscheibenvorfall mit und ohne radikulärer Symptomatik
- Frische Weichteilverletzung der HWS (4–8 Wochen nach Unfall)
- Posttraumatische segmentale Hypermobilität
- Fortgeschrittene Osteoporose oder metabolische Osteopathie mit Neigung zu pathologischen Frakturen.

Relative Kontraindikationen:
- Vaskulärer Schwindel bei Vertebralis-Basilaris-Insuffizienz
- Entzündliche Reaktion der Wirbelsäule bei rheumatoider Arthritis und Spondylitis ankylosans
- Tumoren oder Metastasen
- Knöcherne Entwicklungsstörungen und Mißbildungen der Wirbelsäule und der Gelenke

- Mißbildungen des Rückenmarks
- Akut entzündliche Reaktionen an den Gelenken, akut entzündliche Schübe bei chronischen Entzündungen.

 Tips & Fallen

Für die sanfte Mobilisationsbehandlung in die freie Richtung (insbesondere Traktionsmobilisation) bestehen keine Kontraindikationen.

1.5.5   Begleitende Therapiemaßnahmen

Die manuelle Therapie kommt nur in Ausnahmefällen als symptomorientierte Monotherapie zur Anwendung. In der Regel stellt sie einen therapeutischen Baustein innerhalb eines auf das Grundleiden des Patienten abgestimmten Behandlungskonzeptes dar. Die Kenntnis der Pathogenese einer Blockierung und der neurophysiologischen Zusammenhänge ist daher für den Manualtherapeuten von erheblicher Bedeutung.

Beispiel: Eine Blockierung der Brustwirbelsäule kann aufgrund einer viszerovertebralen Störung entstehen, andererseits aber auch die Folge einer statischen Fehlbelastung oder einer Funktionsstörung im Verlauf eines M. Bechterew sein. Dies muß neben der Manuellen Therapie im Rahmen der begleitenden Therapiemaßnahmen berücksichtigt werden.

Die bei einer Blockierung und der damit verbundenen Störung des Gelenkspiels betroffenen Strukturen sind im allgemeinen:
- Kapsel-Band-Apparat
- Muskulatur
- Gelenkknorpel.

Diese Strukturen müssen daher über **physiotherapeutische Maßnahmen** in die Behandlung mit einbezogen werden.

Beispiel: Die manuelle Mobilisierung einer Schultersteife sollte ergänzt werden durch:
- Lokale Wärmebehandlung der oberen Schulterblattfixatoren, ggf. auch lokale Kälteanwendung
- Ultraschall, Diadynamik

1

- Querfriktionen
- Krankengymnastische Dekontraktion
- Manuelle Mobilisierung der HWS
- Schulung von Funktionsbewegungen
- Schulung physiologischer Bewegungsabläufe.

Darüber hinaus muß insbesondere bei Blockierungen der Wirbelsäule versucht werden, die Bedingungen, unter denen das Gelenk arbeitet, zu verbessern. Hierzu gehören:

- Korrektur der *Statik*
- Wiederherstellung des *muskulären Gleichgewichtes*
- Rückenschule bzw. ein entsprechendes Verhaltenstraining zur Verbesserung der *Körperwahrnehmung*
- Beachtung der *psychosozialen Situation* des Patienten (spielt v.a. bei Blockierungen der HWS eine große Rolle).

Handgelenke **2**

2.1   Manualtherapeutischer Befund

2

Anamnese ☞ 1.4.1

- Schmerzen
  - Funktionell: beim Halten und Greifen (Wringen) von Gegen-
    ständen, z.B. bei Rhizarthrose
  - Lokalisation
- Schwellung: z.B. bei Entzündungen, Frakturen, Tumoren, Arthro-
  se, Lunatummalazie oder Skaphoidpseudarthrose. Schwellung der
  gesamten Hand mit diffuser Druckempfindlichkeit bei M. Sudeck
- Verfärbung: verursacht durch funktionelle Rückflußstörungen, z.B
  bei M. Sudeck
- Dysästhesien: nächtliche schmerzhafte Mißempfindungen in der
  Hand (Brachialgia parästhetica nocturna), z.B. bei Karpaltunnel-
  syndrom.

Orthopädische Untersuchung ☞ 1.4.2

Inspektion
- Gelenkstellung
- Schwellung
- Daumenballen- und Kleinfingerballenmuskulatur im Seitenver-
  gleich.

Palpation
- Karpaltunnel: knöcherne Begrenzung radial durch das Os trape-
  zium, ulnar durch das Os pisiforme und das Os hamatum
- Daumensattelgelenk
- Tabatière: Druckschmerz und Schwellung z.B. bei Skaphoidfrak-
  tur oder -pseudarthrose
- Processus styloideus radii: Druckschmerz z.B. bei Tendovaginitis
  de Quervain
- Os lunatum: Druckschmerz und Schwellung z.B. bei Lunatum-
  malazie
- Ansatzpunkte der Sehnen bzw. Sehnenscheiden.

Bewegungsprüfung: Aktive und passive Beweglichkeit der einzelnen Hand- und Fingergelenke.

Untersuchung der Muskelfunktion und Bandführung.

Manualmedizinische Untersuchung

Prüfung des Gelenkspiels

- **Interphalangealgelenke**
  - – Traktion in den Stufen Lösen→ Straffen→ Dehnen
  - – Dorsovolares Gleiten (Extension/Flexion)
  - – Radioulnares Gleiten
  - – Rotationsgleiten
- **Metakarpophalangealgelenke:** Dorsovolares Gleiten
- **Intermetakarpale Verbindungen:** Dorsovolares Gleiten
- **Daumensattelgelenk**
  - – Traktion
  - – Dorsovolares Gleiten (Extension/Flexion)
  - – Radioulnares Gleiten (Abduktion/Adduktion)
- Distales Handgelenk
  - – Traktion
  - – Dorsovolares Gleiten
- **Proximales Handgelenk**
  - – Traktion
  - – Dorsovolares Gleiten
  - – Radioulnares Gleiten
- **Distales Radio-Ulnargelenk:** Dorsoventrales Gleiten.

Differentialdiagnostik

Erkrankungen, die sich hinter rezidivierenden Blockierungen im Bereich der Handgelenke verbergen können:

- Tendovaginitis de Quervain, Karpaltunnelsyndrom, Styloiditis radii, Arthrose (z.B. Rhizarthrose), aseptische Knochennekrosen (Frühsymptom bei Lunatummalazie), M. Sudeck
- Überlastung, Immobilisierung nach Verletzung oder Operation
- Beschwerden der Hand bestehen häufig auch bei funktionellen und anatomischen Störungen an proximaler gelegenen Gelenken, Nerven und Gefäßen. Bei unklaren Befunden grundsätzlich auch die zentraler gelegenen Gelenke, die HWS, den neurologischen Status und den Gefäßstatus untersuchen. Zervikothorakaler Übergang, 1. Rippe, Schulter und Ellenbogengelenkserkrankungen stehen oft in funktionellem Zusammenhang.

2.2   Manuelle Therapie ☞ 1.5

2

2.2.1   Fingergelenke (DIP, PIP, MCP) ▬▬▬▬▬▬

Anatomie

DIP (distales Interphalangealgelenk), PIP (proximales Interpha-langealgelenk)
- **Gelenktyp:** Scharniergelenk
- **Gelenkpartner:** Köpfchen des proximalen Fingergliedes, konvex → Basis des distalen Fingergliedes, konkav
- **Gelenkspaltverlauf:** senkrecht zur Längsachse der Fingerglieder
- **Bewegungsfreiheitsgrade:** 1 Freiheitsgrad. Extension/Flexion 0/0/90°
- **Besonderheiten:** Stabilisierung durch Ligamenta collateralia. Die Bänder sind in leichter Beugestellung entspannt
- **Mobilisationsrichtungen:** Traktion, dorsovolare und radioulnare Gleitmobilisation sowie Rotation in leichter Beugestellung (Kollateralbänder entspannt)
- **Verriegelte Stellung:** maximale Extension.

MCP (Metakarpophalangealgelenk)
- **Gelenktyp:** Kugelgelenk
- **Gelenkpartner:** Köpfchen des Metakarpalknochens, konvex → Basis der Grundphalanx, konkav
- **Gelenkspaltverlauf:** Senkrecht zur Längsachse der Mittelhand-knochen
- **Bewegungsfreiheitsgrade:** 3 Freiheitsgrade
  – Extension/Flexion 10/0/90°
  – Radiale/ulnare Abduktion 5/0/10°
  – Rotation (nur passiv)
- **Besonderheiten:** Stabilisierung der Gelenke durch Ligamenta collateralia und transversal verlaufende Ligamenta metacarpea interossea. Der besondere Verlauf der Kollateralbänder bewirkt, daß diese in Beugung gespannt und in Streckung entspannt sind. In Beugung sind Abduktions- und Rotationsbewegungen daher kaum möglich. In *leichter* Flexionsstellung hingegen sind Kapsel und Kollateralbänder entspannt

- **Mobilisationsrichtungen:** Traktion, dorsovolare und radioulnare Gleitmobilisation, Rotation
- **Verriegelte Stellung**
  – MCP I: maximale Extension
  – MCP II–V: maximale Flexion.

Traktion

Indikation

Die Traktion steht bei Hypomobilität im Sinne einer Blockierung als Therapiegriff in der Regel an erster Stelle. Sie dient der allgemeinen Mobilisation, Kapseldehnung und Schmerzlinderung.

Lagerung

Der Patient sitzt oder steht. Der entsprechende Arm sollte in Schulter- und Ellenbogengelenk entspannt sein. Die Patientenhand wird am Körper des Therapeuten abgestützt, das zu behandelnde Fingergelenk ist in 15° Flexion eingestellt.

Tiefenkontakt

Daumen und Zeigefinger der proximalen Fixationshand und der distalen Mobilisationshand flächig von dorsal und volar an das entsprechende Fingergelenk anlegen. Darauf achten, daß die Anlage möglichst gelenknah erfolgt.

Mobilisation

Aus der leichten Flexionsstellung eine Traktion in Verlängerung des distalen Gelenkpartners durchführen.

 Tips & Fallen

- Nur die distale Hand ist Mobilisationshand
- Im Bereich der Fingergrundgelenke auf eine gute Fixation der Metakarpalia achten
- Die Traktion in der Regel bis zur Dehnung der Gelenkstrukturen durchführen. Ausnahme: Fingerpolyarthrose. Hier ist ausschließlich eine lösende oder straffende Traktion (☞ 1.3.1) inciziert.

2

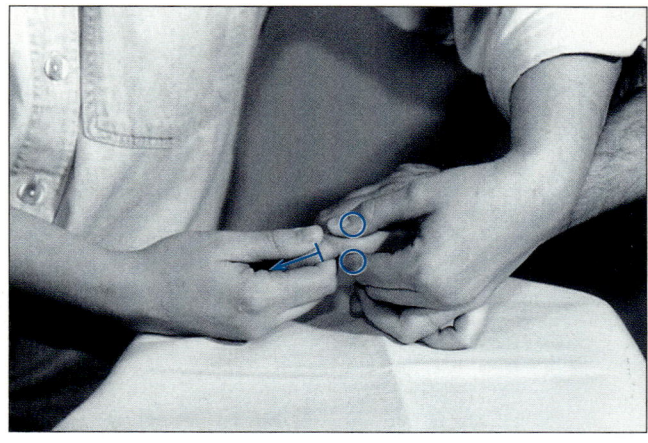

Abb. 2.1: Traktionsmobilisation der Phalanx nach distal

Dorsalgleiten

Indikation Einschränkung der Fingerextension.

Lagerung ☞ Traktion.

Tiefenkontakt ☞ Traktion.

Mobilisation

Zunächst eine Schutztraktion (Lösen, ☞ 1.3.1) durchführen. Dann über den distalen Daumen des Therapeuten senkrecht zum distalen Gelenkpartner nach dorsal mobilisieren. Zulässig ist nur eine parallele translatorische Gleitbewegung. Funktionsbewegungen im entsprechenden Gelenk und ständiges Wechseln zwischen dorsaler und volarer Richtung vermeiden.

Volargleiten

Indikation

Einschränkung der Fingerflexion.

Lagerung ☞ Traktion.

Tiefenkontakt ☞ Traktion.

Mobilisation

Zunächst eine Schutztraktion (Lösen, ☞ 1.3.1) durchführen. Dann über den distalen Zeigefinger des Therapeuten senkrecht zum distalen Gelenkpartner nach volar mobilisieren. Dabei Funktionsbewegungen im Gelenk vermeiden.

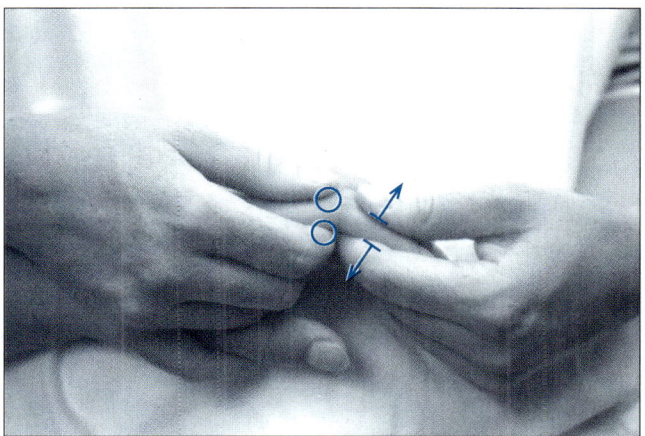

Abb. 2.2: Mobilisation der Fingerphalanx nach dorsal bzw. volar

Radioulnares Gleiten

2

Indikation

Einschränkung der Abduktion bzw. Adduktion im Fingergrundgelenk. Hypomobilität im Sinne einer Blockierung der Mittel- und Endgelenke.

Lagerung ☞ Traktion.

Tiefenkontakt

Die proximale Fixationshand und die distale Mobilisationshand jeweils mit Daumen und Zeigefinger möglichst gelenknah radial und ulnar anlegen.

Ausnahme: Bei Mobilisation im MCP-Gelenk III und IV den Zeigefinger der Fixationshand volar am entsprechenden Metakarpale anlegen und mit dem Daumen auf der Dorsalseite die Fixation der entsprechenden Richtung übernehmen.

Mobilisation

Zunächst vorsichtig eine Schutztraktion durchführen. Dann über den distalen Daumen oder Zeigefinger senkrecht zum distalen Gelenkpartner in die entsprechende Richtung mobilisieren.

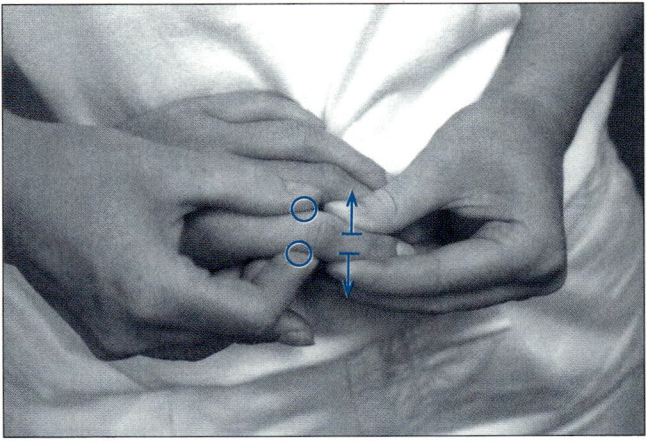

Abb. 2.3: Mobilisation der Phalanx nach radial bzw. ulnar

Rotationsgleiten

Indikation

Blockierungen der Fingergelenke.

Lagerung ☞ Traktion.

Tiefenkontakt

Daumen und Zeigefinger der Fixationshand von dorsal und volar an den proximalen Gelenkpartner legen.

Ausnahme: Im Bereich der Fingergrundgelenke übernimmt der proximale Daumen die Fixation. Mit Daumen und Zeigefinger der Mobilisationshand den distalen Gelenkpartner von radial und ulnar umfassen.

Mobilisation

Das zu behandelnde Fingergelenk in 15° Flexion einstellen. Nach einer leichten Traktion eine Rotation um die Längsachse durchführen.

 Tips & Fallen

- Darauf achten, daß keine Biegebelastung entsteht
- Ein ständiges Wechseln zwischen den Rotationsrichtungen vermeiden.

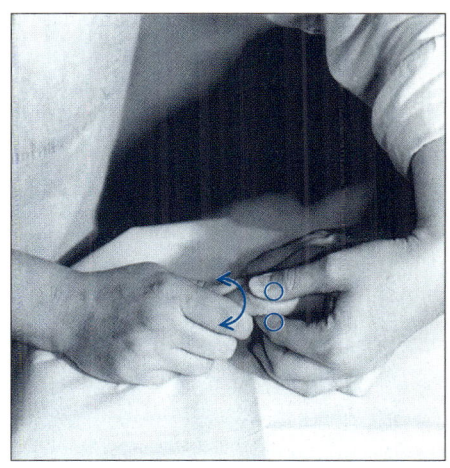

Abb. 2.4: Rotationsgleiten der Phalanx

2.2.2   Intermetakarpale Verbindungen ▬▬▬

2

Anatomie

- **Proximal:** Verbindung der Ossa metacarpalia durch Membranae synoviales. Diese werden durch interosseale, dorsale und palmare Bänder verstärkt
- **Distal:** Verbindung der Ossa metacarpalia II–V durch das Ligamentum metacarpeum transversum profundum.

▬▬▬ Mobilisation der Verbindungsreihe am Metakarpalköpfchen ▬▬▬

Indikation

Blockierungen der intermetakarpalen Verbindungen mit Einschränkung der Greiffunktion, z.B. nach längerer Ruhigstellung.

Lagerung

Die Patientenhand liegt locker auf dem Tisch. Der Therapeut sitzt oder steht vor der Hand.

Tiefenkontakt

Mit Daumen und Zeigefinger beider Hände jeweils zwei benachbarte Metakarpalia von dorsal und volar proximal der Köpfchen fassen.

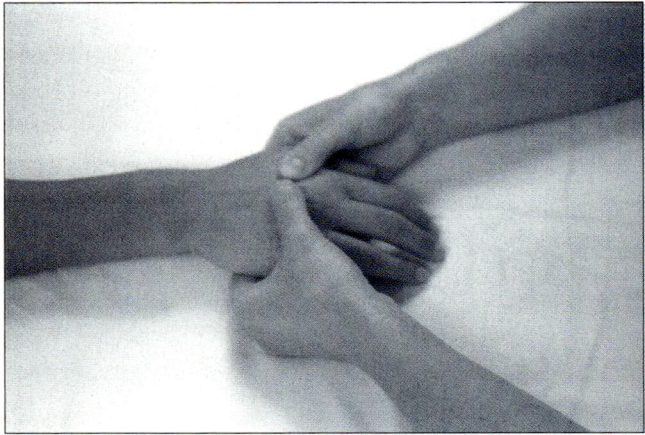

Abb. 2.5: Mobilisation der einzelnen Metakarpalköpchen gegeneinander

Mobilisation

Ossa metacarpalia gegenläufig dorsovolar verschieben.

Zeltstocktechnik (Funktionsmobilisation)

Indikation

Blockierung der intermetakarpalen Verbindungen, z.B. nach Ruhigstellung oder Verletzung.

Lagerung

Die Patientenhand liegt auf dem Tisch. Der Therapeut steht vor der Hand.

Tiefenkontakt

Die Kuppen der Finger III und IV beider Hände volar zwischen den Metakarpalia III und IV der Patientenhand anmodellieren und die Daumenballen dorsal auf dem Handrücken des Patienten ablegen.

Mobilisation

Daumenballen nach lateral ausstreichen. Die Fingerkuppen bleiben auf der Volarseite stehen und halten gegen (Zeltdach über Zeltstock).

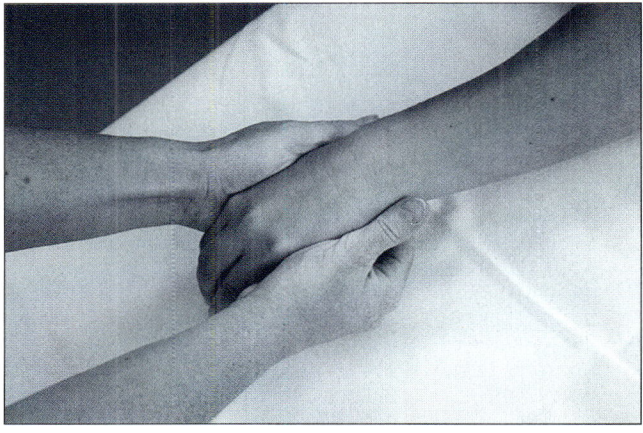

Abb. 2.6: Funktionsmobilisation der Metakarpalköpfchenreihe (Zeltstocktechnik)

Tips & Fallen

- Die Hand wird durch die Mobilisation in die Konkavität gedehnt
- Aufdehnen der Hand über die Fingergrundgelenke vermeiden
- Daumensattelgelenk bei der Dehnung aussparen.

2.2.3   Handwurzel-Mittelhandgelenke (Articulationes carpometacarpeae)

Anatomie

Daumensattelgelenk (Articulatio carpometacarpea pollicis)

- **Gelenktyp:** Sattelgelenk
- **Gelenkpartner:** Os trapezium → Basis des Os metacarpale I (konkav in dorsovolarer, konvex in radioulnarer Richtung)
- **Gelenkspaltverlauf:** annähernd senkrecht zum Verlauf des Os metacarpale I
- **Bewegungsfreiheitsgrade:** 2 Freiheitsgrade
  - Abduktion/Adduktion 60/0/0°
  - Flexion/Extension 20/0/40°
- **Besonderheiten:** Mechanisch sehr stark beanspruchtes Gelenk mit häufigen Funktionsstörungen im Sinne einer Blockierung und Neigung zu arthrotischen Veränderungen (Rhizarthrose)
- **Mobilisationsrichtungen:** Traktion, dorsovolare und radioulnare Gleitmobilisation
- **Verriegelte Stellung:** maximale Opposition.

Handwurzel-Mittelhandgelenke II–V

- **Gelenktyp:** Amphiarthrose
- **Gelenkpartner:** distale Handwurzelknochen → Basen der Ossa metacarpalia II–V
- **Besonderheiten:** Die Gelenke zwischen Handwurzelknochen und Mittelhandknochen sind mit Ausnahme des Daumensattelgelenkes plane Gelenke mit straffer Bandführung (Amphiarthrosen). Die Amphiarthrosen lassen nur eine minimale Beweglichkeit zu und werden nicht weiter mobilisiert
- **Bewegungsfreiheitsgrade:** 1 Freiheitsgrad. Flexion/Extension 0–10/0/0–10°.

Traktion im Daumensattelgelenk

Indikation

Blockierung des Daumensattelgelenks, z.B. nach Ruhigstellung, Verletzung oder Überlastung.

Lagerung

Der Patient steht. Der Arm hängt locker im Schulter- und Ellenbogengelenk, die Hand befindet sich in Neutral-Null-Stellung. Der Therapeut steht seitlich vor dem Patienten.

Tiefenkontakt

Mit der Volarseite des Zeigefingers der patientennahen Hand das Os trapezium von dorsal, radial und volar fixieren. Den Daumen der Fixationshand dabei locker auf der Dorsalseite der Patientenhand ablegen und diese am Körper abstützen. Mit dem Daumen der patientenfernen Hand von dorsal und der Zeigefingerradialkante von volar das Metakarpale I umfassen.

Mobilisation

Eine rhythmische Traktion in Richtung der Daumenlängsachse durchführen.

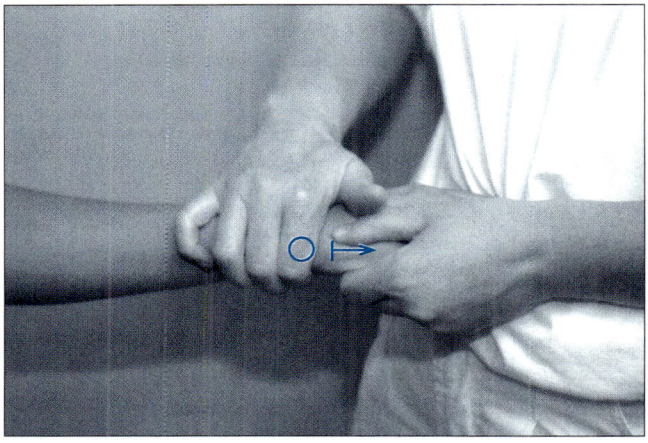

Abb. 2.7: Traktion im Daumensattelgelenk

Tips & Fallen

- Auf eine gelenkspaltnahe Anlage der Mobilisationshand wegen der damit verbundenen Schmerzhaftigkeit verzichten
- Die vorgegebene leichte Flexions- und Abduktionsstellung des Daumens während des Tiefenkontaktes und der Mobilisation nicht verändern.

Mobilisation im Daumensattelgelenk nach volar und dorsal ☞ Abb. 2.8

Indikation
Einschränkungen der Daumenflexion und -extension.

Lagerung ☞ Traktion.

Tiefenkontakt ☞ Traktion.

Mobilisation
Zunächst eine leichte Traktion durchführen. Dann über den distalen Daumen nach volar bzw. über die Zeigefingerradialkante nach dorsal senkrecht zum distalen Gelenkpartner mobilisieren. Die Mobilisation nach *volar* erfolgt bei eingeschränkter *Flexion*, die Mobilisation nach *dorsal* bei eingeschränkter *Extension*.

Tips & Fallen

- Funktionsbewegungen während der Mobilisation vermeiden
- Bei Rhizarthrose auf eine gelenknahe Anlage wegen der damit verbundenen Schmerzhaftigkeit verzichten.

Mobilisation im Daumensattelgelenk nach ulnar und radial

Indikation
Einschränkungen der Daumenabduktion und -adduktion.

Lagerung ☞ Traktion.

Tiefenkontakt ☞ Traktion.
Die Mobilisationshand mit dem Daumen von ulnar und der Zeigefingerradialkante von radial an das Metakarpale I legen.

Mobilisation
Zunächst eine leichte Traktion durchführen. Dann über den Daumen nach radial bzw. über die Zeigefingerradialkante nach ulnar senkrecht zum distalen Gelenkpartner mobilisieren. Die Mobilisation nach *ulnar* erfolgt bei eingeschränkter *Abduktion,* die Mobilisation nach *radial* bei eingeschränkter *Adduktion.*

Tips & Fallen
- Auf gelenknahe Anlage verzichten (schmerzhaft)
- Funktionsbewegungen im Gelenk vermeiden.

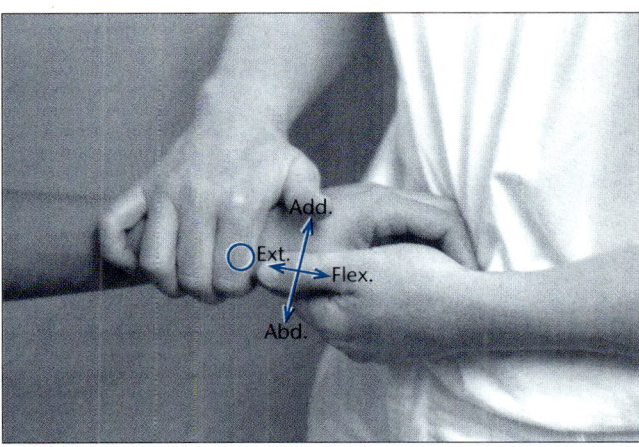

Abb. 2.8: Mobilisation im Daumensattelgelenk nach volar und dorsal (Flexion und Extension) bzw. radial und ulnar (Abduktion und Adduktion)

Manipulation im Daumensattelgelenk

2

Indikation

Blockierung im Daumensattelgelenk.

Lagerung

Der Patient steht. Die betroffene Hand stützt sich mit der Dorsalseite am Körper des Therapeuten ab.

Tiefenkontakt

Den Daumen der distalen Therapeutenhand dorsolateral an die Basis des Metakarpale I anlegen und mit den Langfingern den Daumen des Patienten umfassen. Mit dem Daumen der proximalen Therapeutenhand doppeln und die Langfinger um das Handgelenk legen. Den Patientendaumen in Extension und Abduktion einstellen.

Mobilisation

Mit der distalen Hand eine maximale Traktion am Daumen ausführen. Gleichzeitig über die gedoppelten Daumenkuppen an der Metakarpalbasis nach medial, distal und ventral maximal vorspannen. Aus gehaltener Traktion und Vorspannung einen manipulativen Impuls über die Daumenkuppen nach medial, distal und ventral geben.

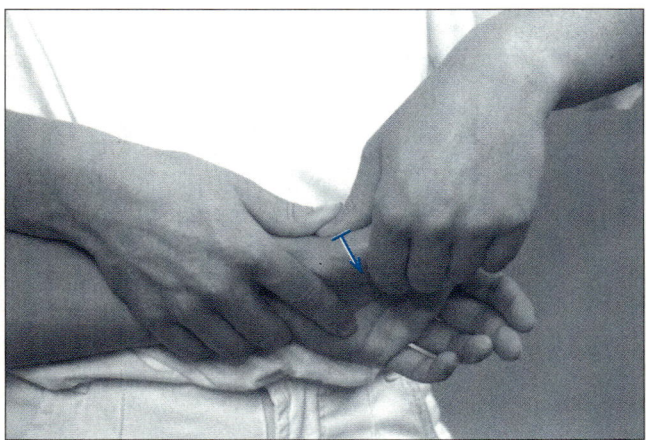

Abb. 2.9: Manipulation im Daumensattelgelenk

Die Manipulation nur nach entsprechender Traktion und Vorspannung durchführen (Schmerz!): 90 % Vorspannnung und 10 % Impuls.

⌂ Tips & Fallen

- Bei Rhizarthrose ist eine Manipulation im Daumensattelgelenk absolut kontraindiziert!
- Auf ausreichende Daumenextension achten.

2.2.4   Distales Handgelenk (Articulatio mediocarpea)

Anatomie

- **Gelenktyp:** Scharniergelenk
- **Gelenkpartner:** proximale Handwurzelreihe (Os scaphoideum, Os lunatum, Os triquetrum) → distale Handwurzelreihe (Os trapezium, Os trapeozoideum, Os capitatum, Os hamatum)
- **Gelenkspaltverlauf:** S-förmig
- **Bewegungsfreiheitsgrade:** 2 Freiheitsgrade. Distales und proximales Handgelenk bilden eine funktionelle Einheit, deren Gesamtbeweglichkeit bei
  - Extension/Flexion 70/0/80° und
  - Abduktion/Adduktion 20/0/40° beträgt
- **Besonderheiten:** Die Extension erfolgt zu 2/3 im distalen und zu 1/3 im proximalen Handgelenk, bei der Flexion ist das Verhältnis umgekehrt. Abduktions- und Adduktionsbewegungen werden zu 1/3 im distalen und zu 2/3 im proximalen Handgelenk ausgeführt
- **Mobilisationsrichtungen:** Gleitmobilisationen nach dorsal und volar, Traktion
- **Verriegelte Stellung:** Hand in maximaler Extension.

2

Translatorischer Gelenktest („Reise um das Capitatum")

Um die Beweglichkeit der einzelnen Handwurzelknochen zu prüfen, werden diese translatorisch gegeneinander bewegt.

Hierzu bietet sich folgendes Schema an:

Os capitatum	↔	Os trapezium/Os trapezoideum
Os capitatum	↔	Os scaphoideum
Os capitatum	↔	Os lunatum
Os capitatum	↔	Os hamatum
Os trapezium	↔	Os scaphoideum
Os scaphoideum	←	Radius
Os scaphoideum	↔	Os lunatum
Os lunatum	←	Radius
Os lunatum	↔	Os triquetrum
Os triquetrum	←	Ulna
Os triquetrum	↔	Os hamatum

↔ gegeneinander bewegen
← „Pfeilbasis" fixieren, „Pfeilspitze" bewegen

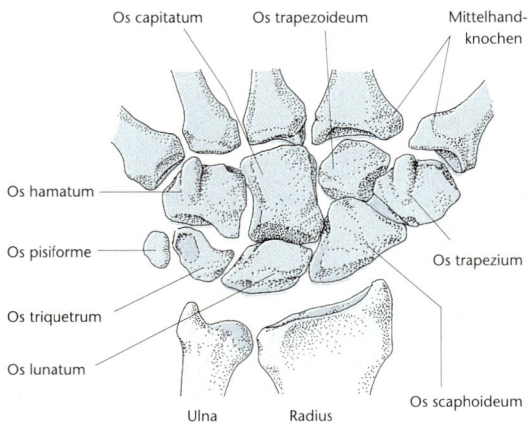

Abb. 2.10: Handwurzelskelett [L 190]

Mobilisation der einzelnen Handwurzelknochen

Indikation

Blockierung im Bereich der Handwurzelknochen, z.B. nach Ruhigstellung, Verletzung oder Überlastung.

Lagerung

Die Patientenhand liegt in Neutral-Null-Stellung auf dem Tisch. Je nach Handwurzelknochen sitzt oder steht der Therapeut vor der Hand oder seitlich dazu.

Tiefenkontakt

Daumen und Zeigefinger beider Hände jeweils dorsal und volar an zwei benachbarte Handwurzelknochen legen.

Mobilisation

Jeweils zwei benachbarte Handwurzelknochen gegenläufig dorso-volar verschieben, dabei die gestörte Gleitrichtung betonen. Der Mobilisationsschwerpunkt liegt im Bereich des Os lunatum und des Os scaphoideum.

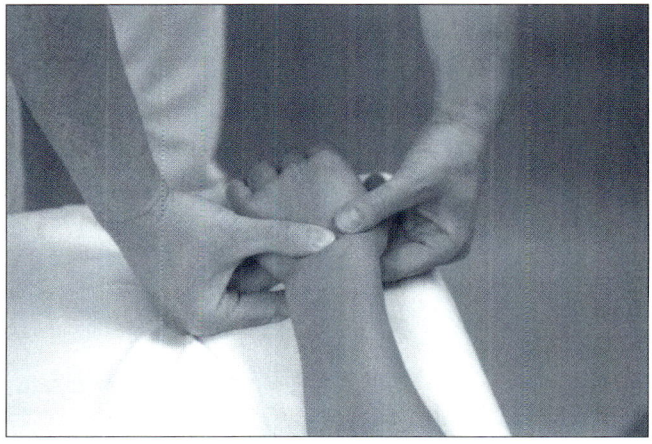

Abb. 2.11: Mobilisation der einzelnen Handwurzelknochen

2

Tips & Fallen

- Neutral-Null-Stellung der Hand beim Gleiten nicht verändern
- Auf eine flächige Anlage von Daumen und Zeigefinger achten
- Ständiges Wechseln zwischen dorsaler und volarer Richtung vermeiden
- Keine Traktion während des Gleitens durchführen.

Mobilisation des Gelenkspaltes zwischen Trapezium und Skaphoid

Indikation

Blockierung im Daumensattelgelenk, z.B. bei Rhizarthrose.

Lagerung

Der Therapeut sitzt oder steht seitlich zum Patientenarm. Die Ulnarkante der Patientenhand liegt am Körper des Therapeuten. Die Hand ist in Ulnarduktion eingestellt.

Tiefenkontakt

Mit dem Daumen und Zeigefinger der Fixationshand das Skaphoid fassen. Daumen und Zeigefinger der Mobilisationshand an das Trapezium legen.

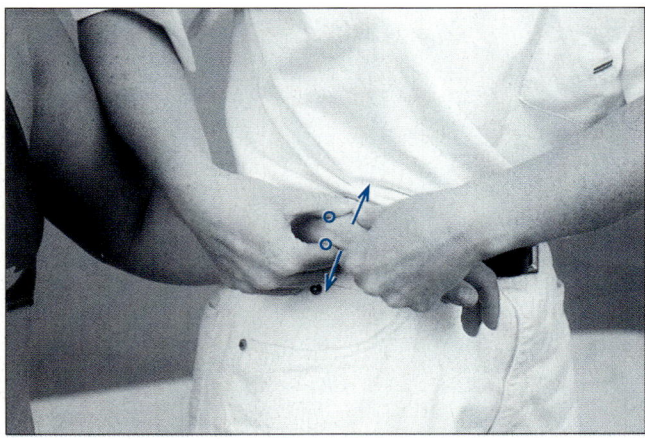

Abb. 2.12:
Dorsovolare Mobilisation zwischen Os trapezium und Os scaphoideum

Mobilisation

Aus gehaltener Ulnarduktion das Trapezium nach dorsal und volar bewegen. Die gehaltene Ulnarduktion der Hand ersetzt hierbei die Traktion.

 Tips & Fallen

- Finger flächig auflegen
- Auf eine anatomisch korrekte Anlage beim Tiefenkontakt achten
- Bei der Gleitbewegung nicht von der dorsovolaren Richtung abweichen.

Dorsalmobilisation des Skaphoids

Indikation

Blockierungen des Skaphoids.

Lagerung

Patient und Therapeut stehen sich gegenüber. Der Therapeut umfaßt mit beiden Händen die Patientenhand. Der Patientenoberarm hängt locker unter dem Schultergelenk, der Ellenbogen ist leicht flektiert.

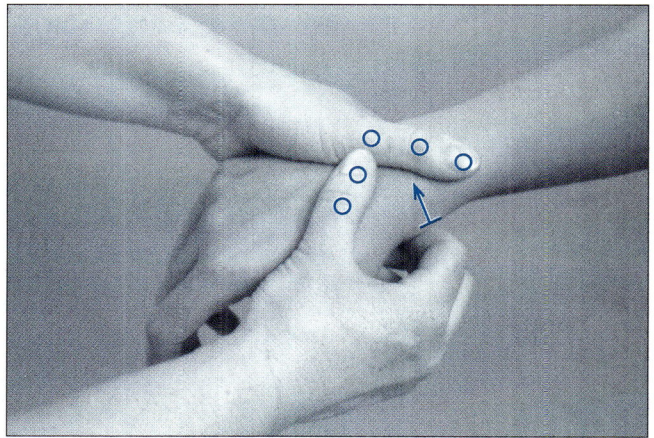

Abb. 2.13: Dorsalmobilisation des Os scaphoideum

2

Tiefenkontakt

Die von radial fassende Hand mit der Radialkante des Zeigefingers an der Volarseite des Skaphoids anmodellieren. Auf der Dorsalseite der Hand mit beiden Daumen die benachbarten Knochen fixieren: radialseitig Fixation von Trapezium, Trapezoideum und Capitatum, ulnarseitig Fixation von Radius, Capitatum und Lunatum.

Mobilisation

Zunächst Kreisbewegungen durchführen. Dabei die Patientenhand auf der Radialseite kopfwärts und auf der Ulnarseite fußwärts führen. Im Moment der stärksten Ulnarduktion bei Mittelstellung zwischen Dorsalflexion und Volarflexion die Mobilisation durch einen impulsartigen Dorsalschub über die Zeigefingerradialkante vornehmen. Hierbei den Mobilisationsimpuls immer dann setzen, wenn die Patientenhand auf der radialen Seite nach oben geführt wird.

 Tips & Fallen

Die Fixation des Radius ist besonders wichtig, um bei der Durchführung des Dorsalimpulses eine Volarflexion in der Hand zu vermeiden.

Lunatumschaukel (Funktionsmobilisation)

Indikation: Blockierungen des Os lunatum.

Lagerung

Patient und Therapeut stehen sich gegenüber, der Therapeut nimmt die zu mobilisierende Hand des Patienten.

Tiefenkontakt

Die Zeigefingerkuppen beider Therapeutenhände volar und die Daumen dorsal an das Os lunatum legen.

Mobilisation

Die Patientenhand mit dem Patientenarm abwechselnd nach kranial und kaudal bewegen. Während der Kranialbewegung mit Volarflexion der Patientenhand die Daumen zur Seite auf das Os triquetrum und Os scaphoideum gleiten lassen, um diese zu fixieren. Dann mit den angelegten Zeigefingerkuppen das Os lunatum nach dorsal mobilisieren. Bei der Kaudalbewegung mit Dorsalflexion der Patientenhand umgekehrt vorgehen: Hier erfolgt die Lunatummobilisation über die Therapeutendaumen nach volar, während die

Zeigefingerkuppen auf dem Os triquetrum und Os scaphoideum liegen. Die Handbewegungen und die Mobilisation weich und rhythmisch ausführen.

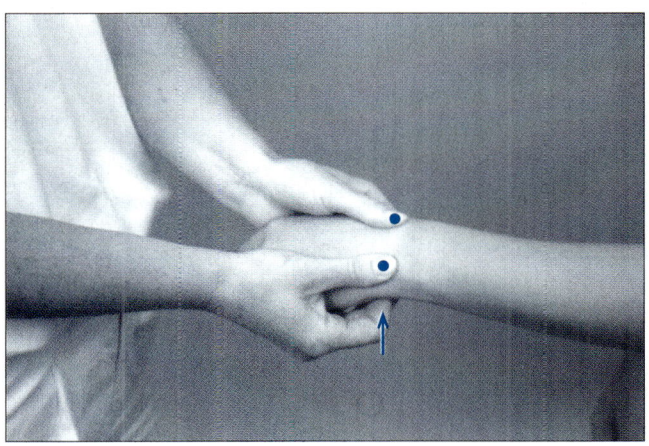

Abb. 2.14: Mobilisation des Os lunatum nach dorsal

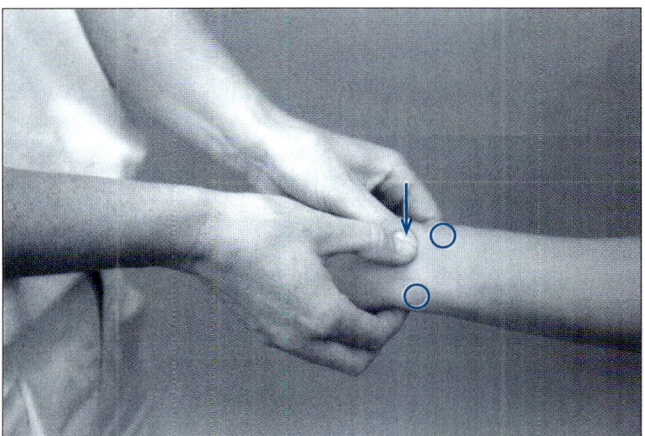

Abb. 2.15: Mobilisation des Os lunatum nach volar

Traktion im gesamten Handwurzelbereich

2

Indikation

Blockierung im Bereich der Handgelenke, z.B. nach Ruhigstellung, Verletzung oder Überlastung.

Lagerung

Der Patientenarm liegt mit der Volarseite auf dem Tisch. Die Hand ragt über die Kante hinaus und befindet sich in Neutral-Null-Stellung. Der Therapeut steht auf der Ulnarseite der Patientenhand.

Tiefenkontakt

Den Radius durch Umfassen des distalen Unterarmes fixieren. Mit der Mobilisationshand die Mittelhand im Bereich der Metakarpalbasen umgreifen.

Mobilisation

Eine rhythmische Traktion in Verlängerung der Unterarmlängsachse durchführen.

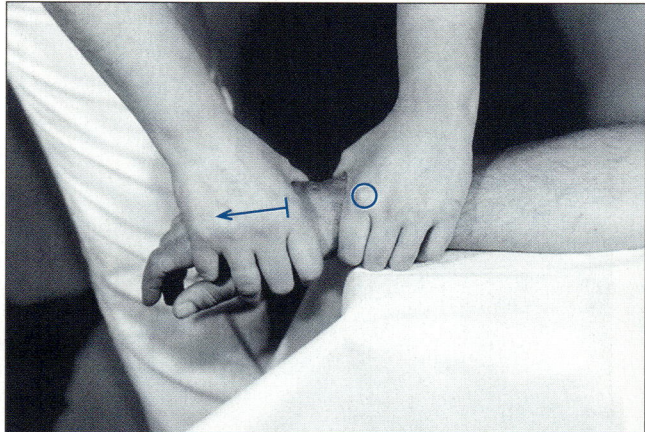

Abb. 2.16: Traktion über alle Handwurzelreihen

Gleitmobilisation der distalen Handwurzelreihe nach volar

Indikation

Einschränkung der Extension im Mediokarpalgelenk.

Lagerung

Der Patient sitzt. Die Volarseite des Patientenunterarms liegt auf dem Tisch. Die Hand ragt über die Tischkante hinaus und steht in Neutral-Null-Stellung. Der Therapeut befindet sich an der Ulnarseite der Hand.

Tiefenkontakt

Den gestreckten Zeigefinger der proximalen Therapeutenhand von volar längs auf die proximale Handwurzelreihe legen und diese *aktiv* fixieren. Mit der Schwimmhaut der distalen Hand von dorsal senkrecht die distale Handwurzelreihe umfassen.

Mobilisation

Zunächst eine leichte Schutztraktion durchführen. Dann aus der Neutral-Null-Stellung der Hand senkrecht zur distalen Handwurzelreihe nach volar mobilisieren. Der Mobilisationsschub erfolgt aus dem gesamten Therapeutenarm: Schwimmhaut, Ellenbogen und Schulter stehen in einer Achse.

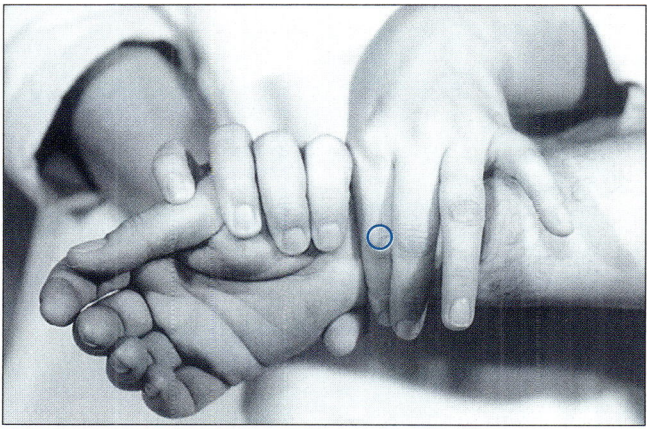

Abb. 2.17: Gleitmobilisation der distalen Handwurzelreihe nach volar

Gleitmobilisation der distalen Handwurzelreihe nach dorsal

2

Indikation

Einschränkung der Volarflexion im Mediokarpalgelenk.

Lagerung

Der Patient sitzt. Die Dorsalseite des in maximaler Supination und Außenrotation eingestellten Patientenarms liegt auf dem Tisch. Die Hand ragt in Neutral-Null-Stellung über die Tischkante hinaus. Der Therapeut steht auf der Ulnarseite der Hand.

Lagerungsmöglichkeit für Patienten mit eingeschränkter Supination: Der Patientenarm liegt mit der Ulnarkante auf dem Tisch, die Hand ragt über die Tischkante hinaus. Der Therapeut sitzt oder steht vor dem Patienten.

Tiefenkontakt

Den Zeigefinger der proximalen Therapeutenhand gestreckt von dorsal längs unter die proximale Handwurzelreihe legen und diese *aktiv* fixieren. Mit der Schwimmhaut der distalen Hand von volar senkrecht die distale Handwurzelreihe umfassen.

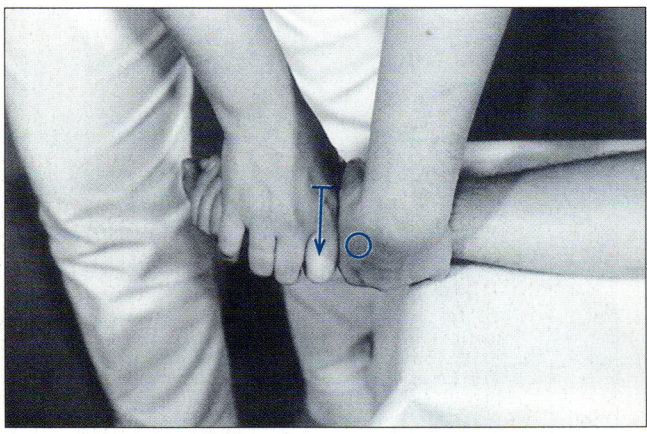

Abb. 2.18: Gleitmobilisation der distalen Handwurzelreihe nach dorsal

Mobilisation

Zunächst eine leichte Schutztraktion durchführen. Dann aus der Neutral-Null-Stellung der Hand senkrecht zur distalen Handwurzelreihe nach dorsal mobilisieren. Der Mobilisationsschub erfolgt aus dem gesamten Therapeutenarm: Schwimmhaut, Ellenbogen und Schulter stehen in einer Achse.

Manipulation im Mediokarpalgelenk

Indikation

Blockierungen im Bereich der distalen Handwurzelreihe.

Lagerung

Patient und Therapeut stehen sich gegenüber. Der Therapeut umfaßt mit beiden Händen die Patientenhand. Der Patientenoberarm hängt locker unter dem Schultergelenk, der Ellenbogen ist leicht flektiert.

Tiefenkontakt

Die Zeigefinger von volar unter die proximale Handwurzelreihe legen. Beide Daumenkuppen dorsal am Os capitatum und Os hamatum anmodellieren.

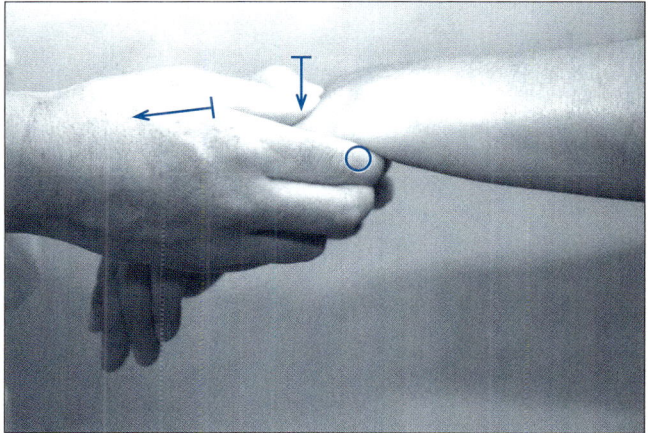

Abb. 2.19: Manipulation im Mediokarpalgelenk

2

Mobilisation

Zunächst Kreisbewegungen durchführen. Hierbei jeweils beim Überkreisen der Mittelstellung vormobilisieren, d.h. die Daumen arbeiten gegen die Zeigefinger nach volar. Dann durch eine sehr schnelle Traktionsbewegung mit gleichzeitiger impulsartiger Verstärkung des Volarschubes über die Daumenkuppen die Manipulation ausführen. Die Traktionsbewegung erfolgt dabei aus der Neutral-Null-Stellung der Hand durch Verlängerung des Patientenunterarmes in Richtung des Therapeuten.

 Tips & Fallen

- Während der Vormobilisation auf einen guten Tiefenkontakt mit entsprechender Vorspannung achten
- Der Zug darf nicht das Schultergelenk des Patienten belasten
- Bei der Manipulation aus der Neutral-Null-Stellung Funktionsbewegungen der Patientenhand unbedingt vermeiden
- Der Griff kann zur Mobilisation wiederholt durchgeführt werden.

2.2.5 Proximales Handgelenk (Articulatio radiocarpea)

Anatomie

- **Gelenktyp:** Eigelenk
- **Gelenkpartner:** distale Gelenkfläche des Radius, ulnarer Gelenkdiskus, konkav → proximale Handwurzelreihe (Os scaphoideum, Os lunatum, Os triquetrum), konvex
- **Gelenkspaltverlauf:** bikonkav
- **Bewegungsfreiheitsgrade:** 2 Freiheitsgrade (☞ 2.2.4)
- **Besonderheiten:** ☞ distales Handgelenk. Die Gelenkflächenebene ist zur Längsachse des Radius um ca. 10° nach palmar geneigt
- **Mobilisationsrichtungen:** dorsovolare und radioulnare Gleitmobilisation
- **Verriegelte Stellung:** Hand in maximaler Extension.

Traktion im Radiokarpalgelenk

Indikation

Blockierung im Radiokarpalgelenk, z.B. nach Ruhigstellung, Verletzung oder Überlastung.

Lagerung

Der Patientenarm liegt mit der Volarseite auf dem Tisch. Die Hand ragt über die Kante hinaus und befindet sich in Neutral-Null-Stellung. Der Therapeut steht auf der Ulnarseite der Patientenhand.

Tiefenkontakt

Mit der patientennahen Hand den distalen Unterarm umfassen und den Radius fixieren. Die Mobilisationshand flächig um die proximale Handwurzelreihe legen.

Mobilisation

Rhythmische Traktion in Verlängerung der Unterarmlängsachse.

 Tips & Fallen

- Darauf achten, daß die Fixationshand keinen Druck auf den Processus styloideus des Radius oder der Ulna ausübt
- Radial- bzw. ulnarseitigen Druck auf die Handwurzelknochen vermeiden.

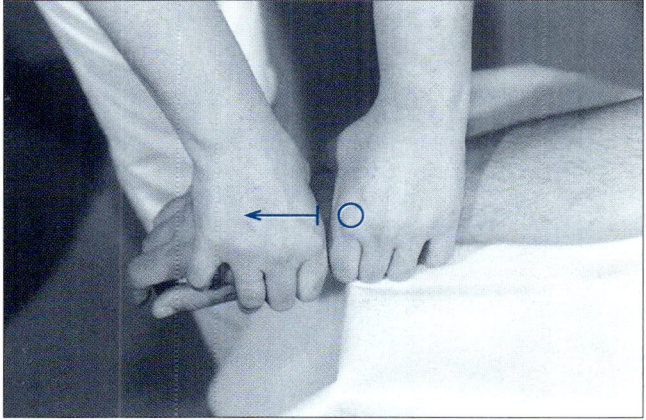

Abb. 2.20: Traktion im Radiokarpalgelenk

Mobilisation des Gelenkspaltes zwischen Skaphoid und Radius

Indikation
Rhizarthrose, Blockierung des Skaphoids.

Lagerung
Die Patientenhand stützt sich in Neutral-Null-Stellung mit der Ulnarkante am Körper des Therapeuten ab.

Tiefenkontakt
Mit Daumen und Zeigefingerradialkante einer Hand den Radius fixieren. Daumen und Zeigefinger der Mobilisationshand dorsal bzw. volar an das Skaphoid legen.

Mobilisation
Das Skaphoid in dorsovolarer Richtung verschieben.

Tips & Fallen
- Finger flächig auflegen
- Ständiges Wechseln zwischen dorsaler und volarer Richtung vermeiden.

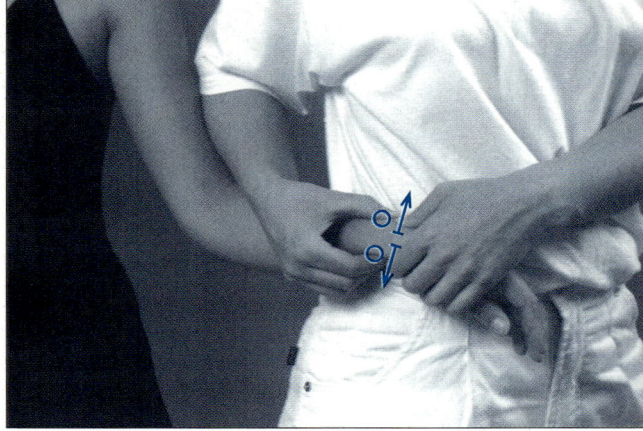

Abb. 2.21:
Dorsovolare Mobilisation zwischen Os scaphoideum und Radius

Gleitmobilisation der proximalen Handwurzelreihe nach volar

Indikation

Einschränkung der Extension im Radiokarpalgelenk.

Lagerung

Der Patient sitzt. Der Unterarm des Patienten liegt mit der Volarseite auf dem Tisch. Die Hand ragt über die Tischkante hinaus. Der Therapeut steht auf der Ulnarseite der Hand.

Tiefenkontakt

Mit der proximalen Hand von volar den distalen Patientenunterarm fixieren. Die Mobilisationshand von dorsal mit der Schwimmhaut senkrecht an die proximale Handwurzelreihe legen.

Mobilisation

Aus der Neutral-Null-Stellung nach einer leichten Schutztraktion senkrecht zur proximalen Handwurzelreihe nach volar mobilisieren. Der Mobilisationsschub erfolgt aus dem Arm des Therapeuten, d.h. Schwimmhaut, Ellenbogen und Schulter stehen in einer Achse. Den Mobilisationsschub keinesfalls übermäßig forcieren. Funktionsbewegungen während der Mobilisation vermeiden.

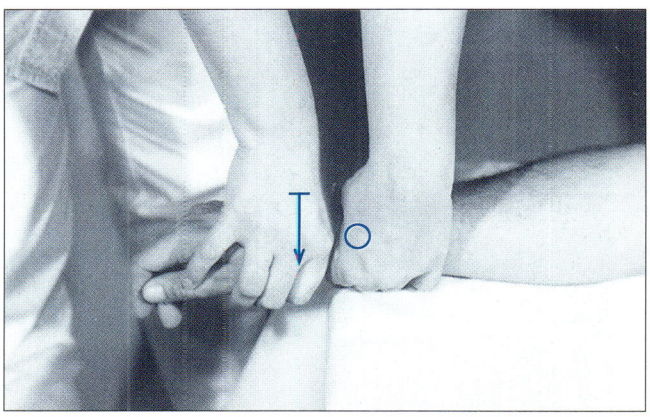

Abb. 2.22: Gleitmobilisation der proximalen Handwurzelreihe nach volar

Gleitmobilisation der proximalen Handwurzelreihe nach dorsal

2

Indikation

Einschränkung der Volarflexion im Radiokarpalgelenk.

Lagerung

Der Patient sitzt. Der Patientenarm liegt in voller Supination und Außenrotation mit der Dorsalseite auf dem Tisch. Die Hand ragt über die Tischkante hinaus.

Lagerungsmöglichkeit für Patienten mit eingeschränkter Supination: Den Patientenarm mit der Ulnarkante auf dem Tisch lagern, die Hand ragt über die Tischkante hinaus. Der Therapeut sitzt oder steht an der Volarseite der Patientenhand.

Tiefenkontakt

Mit der proximalen Hand den distalen Patientenunterarm von dorsal fixieren. Die Mobilisationshand von volar mit der Schwimmhaut senkrecht an die proximale Handwurzelreihe legen. Anschließend die Patientenhand in leichter Volarflexion einstellen, entsprechend der Stellung der Radiuspfanne.

Mobilisation

Aus leichter Volarflexion nach einer Schutztraktion senkrecht zur proximalen Handwurzelreihe nach dorsal mobilisieren.

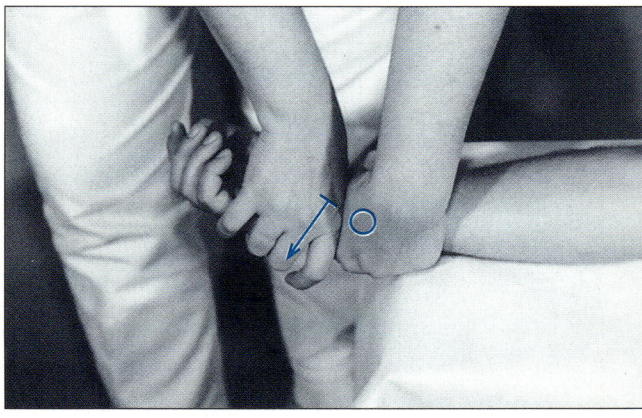

Abb. 2.23: Gleitmobilisation der proximalen Handwurzelreihe nach dorsal

Der Mobilisationsschub erfolgt aus dem Arm des Therapeuten, d.h. Schwimmhaut, Ellenbogen und Schulter stehen in einer Achse. Den Mobilisationsschub keinesfalls übermäßig forcieren, Funktionsbewegungen unter der Mobilisation vermeiden.

Gleitmobilisation der proximalen Handwurzelreihe nach ulnar

Indikation

Einschränkung der Radialduktion im Radiokarpalgelenk.

Lagerung

Die Patientenhand liegt mit der Ulnarkante auf dem Tisch. Die Hand ragt über die Tischkante hinaus.

Tiefenkontakt

Mit der proximalen Therapeutenhand von ulnar den distalen Patientenunterarm fixieren. Die Mobilisationshand mit der Schwimmhaut von radial an das Skaphoid legen und die Patientenhand in leichter Radialduktion einstellen.

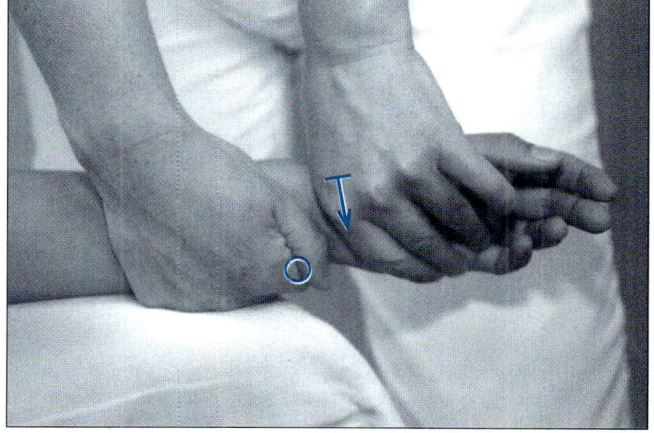

Abb. 2.24: Gleitmobilisation der proximalen Handwurzelreihe nach ulnar

2

Mobilisation

Aus der Nullstellung oder aus leichter Radialduktion (variabel) nach einer Schutztraktion senkrecht zur proximalen Handwurzelreihe nach ulnar mobilisieren. Funktionsbewegungen während der Mobilisation vermeiden.

Gleitmobilisation der proximalen Handwurzelreihe nach radial

Indikation: Einschränkung der Ulnarduktion im Radiokarpalgelenk.

Lagerung ☞ Gleitmobilisation nach ulnar.

Tiefenkontakt

Mit der proximalen Therapeutenhand den distalen Patientenunterarm von radial fixieren. Den Zeigefinger der Mobilisationshand von ulnar um das Os triquetrum legen. Anschließend die Patientenhand in leichter Ulnarduktion einstellen, um die Prominenz des Processus styloideus radii zu vermindern.

Mobilisation

Zunächst eine Schutztraktion durchführen. Dann aus leichter Ulnarduktionsstellung senkrecht zur proximalen Handwurzelreihe nach radial und distal mobilisieren.

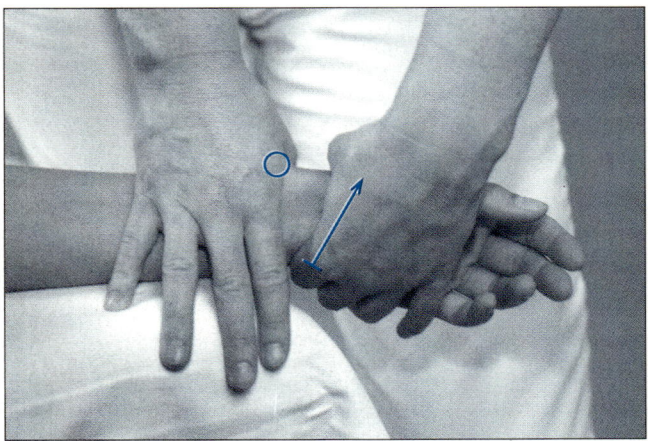

Abb. 2.25: Gleitmobilisation der proximalen Handwurzelreihe nach radial

Manipulation im Radiokarpalgelenk

Indikation
Blockierungen im Bereich der proximalen Handwurzelreihe.

Lagerung
Patient und Therapeut stehen sich gegenüber. Der Therapeut umfaßt mit beiden Händen die Patientenhand. Der Oberarm des Patienten hängt locker unter dem Schultergelenk, der Ellenbogen ist leicht flektiert.

Tiefenkontakt
Die Zeigefinger von volar unter die proximale Handwurzelreihe legen. Beide Daumenkuppen nebeneinander von dorsal auf dem distalen Unterarm anmodellieren.

Mobilisation
Zunächst Kreisbewegungen durchführen. Hierbei jeweils beim Überkreisen der Mittelstellung vormobilisieren, d.h. die Zeigefinger arbeiten nach dorsal. Dann durch eine schnelle Traktionsbewegung mit gleichzeitiger impulsartiger Verstärkung des Dorsalschubes über die Zeigefinger die Manipulation ausführen. Die Traktionsbewegung erfolgt aus der Neutral-Null-Stellung der Hand durch Verlängerung des Patientenunterarmes in Richtung des Therapeuten.

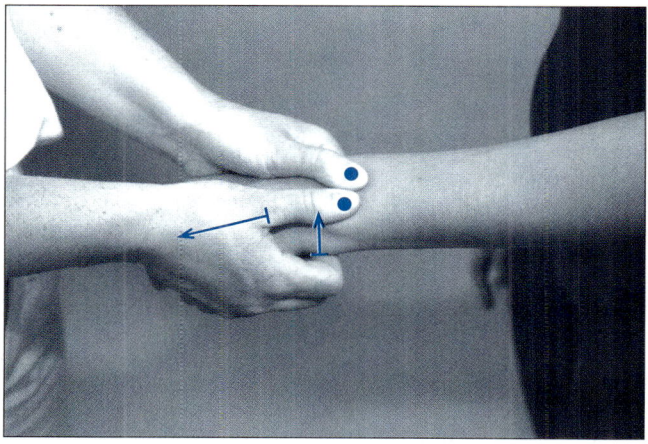

Abb. 2.26: Manipulation im Radiokarpalgelenk

Tips & Fallen

- Während der Vormobilisation auf einen guten Tiefenkontakt und auf die Vorspannung achten
- Der Zug darf nicht das Schultergelenk des Patienten belasten
- Bei der Manipulation aus der Neutral-Null-Stellung Funktionsbewegungen der Patientenhand unbedingt vermeiden
- Der Griff kann zur Mobilisation wiederholt durchgeführt werden.

Ellenbogengelenke 3

3.1   Befunderhebung

3

Anamnese ☞ 1.4.1

- Bewegungseinschränkung: z.B. nach akuten Fehlbelastungen oder nach Ruhigstellung bei Traumen und Frakturen
- Schmerzen
  - Funktionell: beim Händedruck, Greifen und Bewegen des Handgelenkes gegen Widerstand
  - Lokalisation.

Orthopädische Untersuchung ☞ 1.4.2

Inspektion
- Epicondylus medialis und lateralis
- Olekranonspitze
- Symmetrie des Hüterschen Dreiecks bei Armbeugung (gleichschenkeliges Dreieck zwischen den Epikondylen und dem Olekranon.

Palpation
- Epicondylus medialis humeri mit Ursprung der Flexoren des Unterarms
- Sulcus nervi ulnaris
- Epicondylus lateralis humeri mit Ursprung der Unterarmextensoren
- Gelenkspalt des Humeroradialgelenkes
- Radiusköpfchen mit Ligamentum annulare radii
- Olekranonspitze mit Ansatz des M. triceps brachii
- Fossa olecrani.

Bewegungsprüfung: Aktive und passive Beweglichkeit der Ellenbogengelenke.

Untersuchung der Muskelfunktion und Bandführung

Manualmedizinische Untersuchung
Prüfung des Gelenkspiels
- **Humeroradialgelenk:** Traktion und dorsoventrales Gleiten (Extension/Flexion)
- **Humeroulnargelenk:** Am Humeroulnargelenk ist eine Prüfung des Gelenkspiels aufgrund der anatomischen Verhältnisse nur im Sinne der Traktion möglich

- **Proximales Radioulnargelenk:** dorsoventrales Gleiten (Pronation/Supination).

Differentialdiagnostik

Erkrankungen, die sich hinter rezidivierenden Blockierungen im Bereich der Ellenbogengelenke verbergen können:

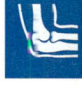

- Epicondylitis humeri radialis und ulnaris, Arthrose, freie Gelenkkörper, Styloiditis radii, Erkrankungen der Schulter- und Schultergürtelgelenke und der Halswirbelsäule
- Postoperative und posttraumatische Zustände.

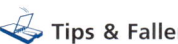 **Tips & Fallen**

Die Therapie der Epicondylitis humeri radialis bzw. ulnaris umfaßt mehrere Behandlungsansätze:
- Wiederherstellung des Gelenkspiels
- Dehnung der Handgelenksextensoren bzw. -flexoren
- Behandlung der Halswirbelsäule.

Bei therapieresistenten Beschwerden an eine Blockierung des proximalen Radioulnargelenkes denken.

3.2   Manuelle Therapie ☞ 1.5

Anatomie

Das Ellenbogengelenk (Articulatio cubiti) setzt sich aus 3 Teilgelenken zusammen, die gemeinsam von einer Gelenkkapsel umschlossen werden.

Articulatio humeroradialis

- **Gelenktyp:** anatomisch ein Kugelgelenk, funktionell sind jedoch nur Bewegungen um 2 Achsen möglich
- **Gelenkpartner:** Capitulum humeri, konvex → Fovea articularis capitis radii (Radiusköpfchen), konkav
- **Gelenkspaltverlauf:** nahezu senkrecht zur Längsachse des Radius
- **Bewegungsfreiheitsgrade:** 2 Freiheitsgrade
  - Extension/Flexion 150/0/10°
  - Pronation/Supination 90/0/90°

- **Mobilisationsrichtungen:** Traktion in Längsrichtung des Radius, dorsoventrale Gleitmobilisation
- **Verriegelte Stellung:** 90° Flexion und 5° Supination.

Articulatio humeroulnaris

- **Gelenktyp:** Scharniergelenk
- **Gelenkpartner:** Trochlea humeri, konvex → Incisura trochlearis ulnae, konkav
- **Gelenkspaltverlauf:** nahezu senkrecht zur Ulnalängsachse
- **Bewegungsfreiheitgrade:** 1 Freiheitsgrad. Flexion/Extension 140/0/10°
- **Besonderheiten:** knöcherne Führung durch eine rinnenförmige Vertiefung in der Trochlea humeri und eine entsprechende Führungsleiste in der Incisura trochlearis ulnae
- **Mobilisationsrichtung:** Traktion bei flektiertem Ellenbogengelenk, radioulnares Gleiten
- **Verriegelte Stellung:** maximale Extension und Supination.

Articulatio radioulnaris proximalis

- **Gelenktyp:** Radgelenk (Drehgelenk)
- **Gelenkpartner:** Circumferentia articularis radii (äußerer Umfang des Radusköpfchens) → Incisura radialis ulnae → Ligamentum annulare radii
- **Gelenkspaltverlauf:** ringförmig
- **Bewegungsfreiheitsgrade:** 1 Freiheitsgrad. Pronation/Supination 90/0/90° (im Zusammenspiel mit dem Humeroradialgelenk und dem distalen Radioulnargelenk)
- **Besonderheiten:** Die Circumferentia articularis des Radius dreht sich in der Incisura der Ulna und im Ligamentum annulare radii. In Supinationsstellung ist das Ligamentum annulare entspannt
- **Mobilisationsrichtungen:** Traktion, dorsoventrales Gleiten
- **Verriegelte Stellung:** maximale Pronation und Supination.

Ellenbogentest

Indikation

Überprüfung des Gelenkspiels der einzelnen Teilgelenke.

Lagerung

Patient und Therapeut stehen sich gegenüber. Die Oberarme des Patienten hängen locker neben seinem Körper. Die Patientenhände liegen an der Taille des Therapeuten. Arme und Schultern sind entspannt.

Humeroradialgelenk

Tiefenkontakt

Die Zeigefinger auf Höhe des Gelenkspaltes zwischen Humerus und Radius legen.

Mobilisation

Beide Ellenbogen beugen und strecken. Hierbei auf das Gelenkspiel zwischen Radiusköpfchen und Humerus achten.

Humeroulnargelenk

Tiefenkontakt

Ellenbogen von dorsal umfassen und Zeige- sowie Mittelfinger auf das proximale Olekranon legen.

Mobilisation

Beide Arme in der Endstreckung federn und das Endgefühl prüfen.

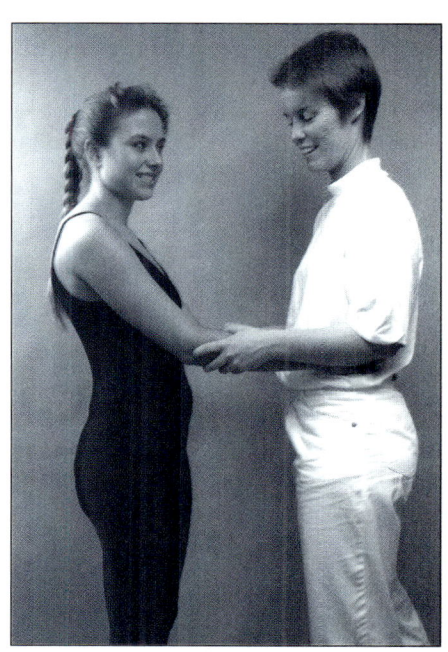

Abb. 3.1: Untersuchung der Ellenbogenteilgelenke

Proximales Radioulnargelenk

Tiefenkontakt

Die Unterarme des Patienten auf die Therapeutenunterarme legen und die Zeigefinger ulnarseitig am Radiusköpfchen anmodellieren.

3

Mobilisation

Den Unterarm des Patienten langsam pronieren und supinieren. Bei der Pronation das Dorsalgleiten und bei der Supination das Ventralgleiten des Radiusköpfchens im Seitenvergleich beurteilen.

Traktion am distalen Radius

Indikation

Einschränkung des Gelenkspiels im Humeroradialgelenk.

Lagerung

Der Patient befindet sich in Rückenlage. Seitlich neben der Behandlungsliege steht der Therapeut mit Blickrichtung zum Kopf. Der Arm des Patienten ist in Ellenbogenflexion eingestellt.

Tiefenkontakt

Mit der patientennahen Hand von ventral den distalen Patientenoberarm fixieren. Die patientenferne Hand an den distalen Radius legen.

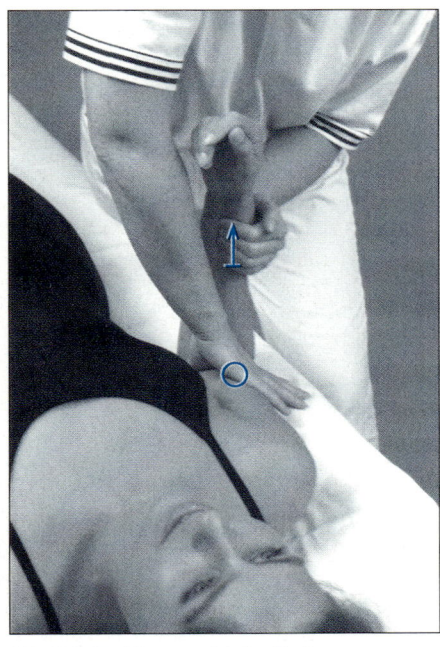

Abb. 3.2: Traktion am distalen Radius

Mobilisation

Aus gehaltener Vorspannung eine Traktion in Verlängerung des Unterarmes durchführen. Hierbei weich und rhythmisch federnd arbeiten.

 Tips & Fallen

- Mit der distalen Therapeutenhand *nicht* den gesamten Unterarm, sondern nur den Radius umfassen
- Neben der Traktion im Humeroradialgelenk erfolgt bei dem Therapiegriff auch eine Mobilisation zwischen Radius und Ulna.

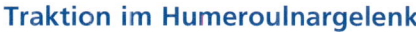

Traktion im Humeroulnargelenk

Indikation

Einschränkung des Gelenkspiels bzw. der Kapselelastizität im Humeroulnargelenk.

Lagerung

Der Patient liegt auf dem Rücken. Seitlich neben der Behandlungsliege sitzt der Therapeut mit Blickrichtung zum Kopf. Der Patientenarm ist in Ellenbogenflexion (maximal 90°) eingestellt. Der Unterarm des Patienten liegt auf der Therapeutenschulter.

Tiefenkontakt

Von dorsal über die Schwimmhaut der patientenfernen Hand den

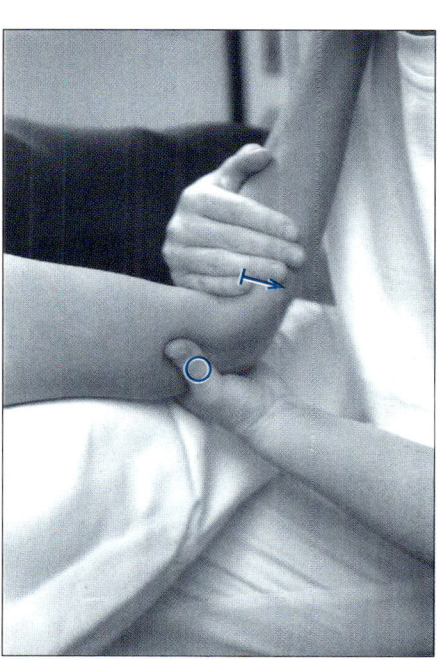

Abb. 3.3: Traktion im Humeroulnargelenk

M. triceps brachii nach kranial fixieren. Die patientennahe Hand ventral am proximalen Patientenunterarm anlegen.

Mobilisation

Aus gehaltener Vorspannung senkrecht zum Unterarm weich und rhythmisch federnd mobilisieren.

3

Dorsalmobilisation des Radiusköpfchens

Indikation

Einschränkung der Pronation und Ellenbogenextension.

Lagerung

Der Patient sitzt. Seitlich neben ihm steht der Therapeut. Der Unterarm des Patienten liegt in leichter Supination und 80–90° Flexion auf der Behandlungsliege.

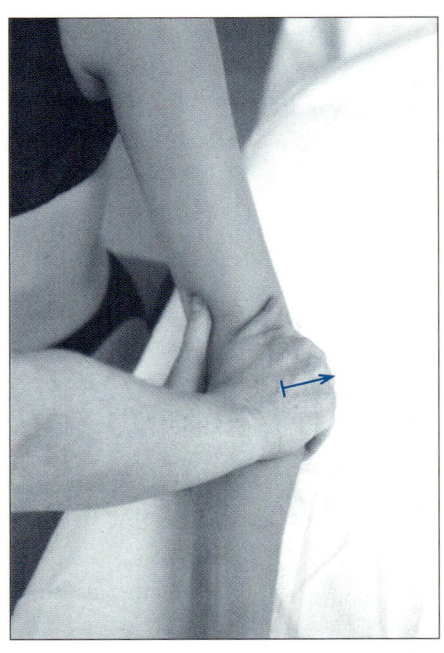

Tiefenkontakt

Mit der Haltehand von dorsal die Ulna fixieren. Die Arbeitshand mit dem Daumenballen ventral am proximalen Radiusende anmodellieren.

Mobilisation

Einen Dorsalschub senkrecht zur Unterarmlängsachse durchführen.

Abb. 3.4: Dorsalmobilisation des Radiusköpfchens

Ventralmobilisation des Radiusköpfchens

Indikation
Einschränkungen der Supination und Ellenbogenflexion.

Lagerung
Der Patient sitzt oder steht, vor ihm befindet sich der Therapeut. Der Unterarm des Patienten ist in leichter Supination und 80°–90° Ellenbogenflexion eingestellt.

Tiefenkontakt
Mit der Haltehand von ventral die Ulna fixieren. Die Arbeitshand von dorsal entweder mit dem Zeigefinger längs oder mit den Fingern 3 und 4 quer an das proximale Radiusende legen.

Mobilisation
Senkrecht zur Unterarmlängsachse einen Schub nach ventral geben. Dabei direkten Druck auf das Radiusköpfchen vermeiden.

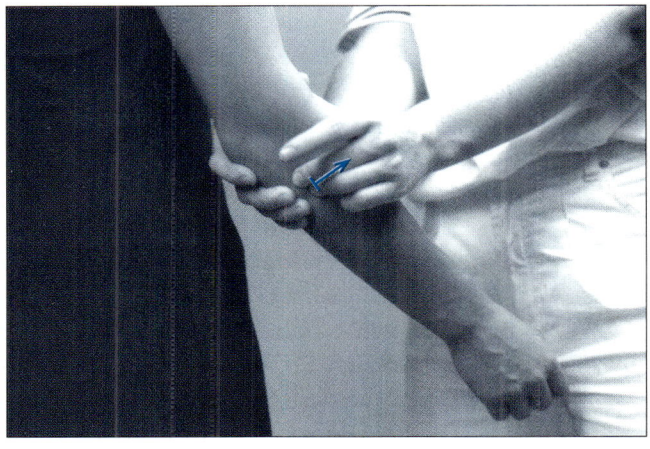

Abb. 3.5: Ventralmobilisation des Radiusköpfchens

3

Ventralmobilisation des Radiusköpfchens (Schwengeltechnik)

Indikation
Einschränkungen der Supination und Ellenbogenflexion.

Lagerung
Patient und Therapeut stehen sich gegenüber. Der Arm des Patienten hängt locker neben seinem Körper.

Tiefenkontakt
Mit der patientennahen Hand die Ulna und den distalen Oberarm so umfassen, daß die Langfinger dorsal und der Daumen ventral liegen (= Durchschlagbremse). Distal des Radiusköpfchens über den 3. und 4. Finger der patientenfernen Hand von dorsal Kontakt mit dem Radius aufnehmen. Den Daumen auf der Ventralseite ablegen.

Mobilisation
Über die Finger am Radius wiederholt einen ventralisierenden Impuls geben (= Schwengeln). Dabei Tiefenkontakt und Vorspannung am Radius aufrechterhalten, um Periostschmerzen während des Impulses zu vermeiden.

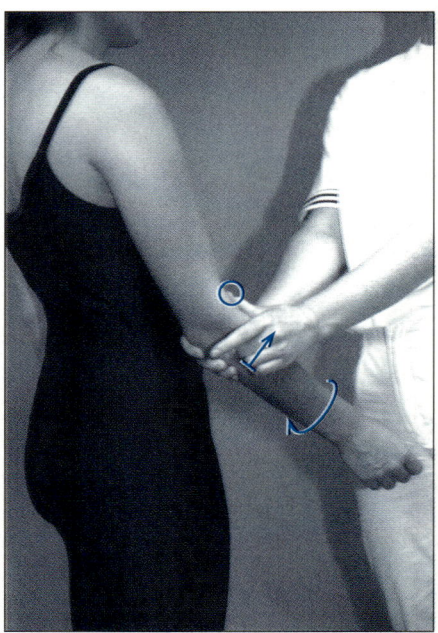

Abb. 3.6: Ventralmobilisation (Schwengeltechnik) des Radiusköpfchens

Ventralisierender Impuls am Radiusköpfchen (Manipulation)

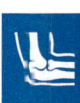

Indikation

Blockierung des Radiusköpfchens, Einschränkung der Supination.

Lagerung

Der Therapeut steht seitlich neben dem Patienten. Der Patientenarm ist zunächst in Ellenbogenflexion und Supination eingestellt.

Tiefenkontakt

Mit der Mobilisationshand den Ellenbogen umgreifen. Dabei die Ulnarkante des Daumens am proximalen Radius in die Muskelnische zwischen Radius und Ulna legen. Mit der Fixationshand den distalen Unterarm umfassen.

Mobilisation

Den Patientenarm in Extension und Pronation führen. Hierbei eine Restbeugung von 10–15° aufrechterhalten. Beim Einstellen der Armhaltung den Daumenkontakt am Radius nicht verändern. In dieser Stellung den Patientenunterarm am Becken des Therapeuten fixieren. Anschließend mit der patientennahen Hand am Radius über den Daumen einen ventralisierenden Impuls geben.

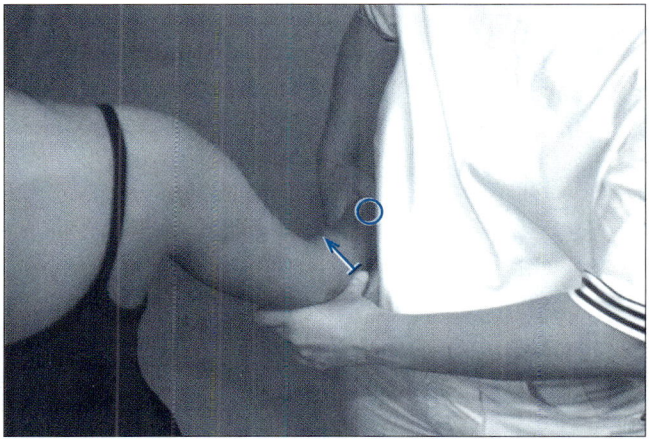

Abb. 3.7: Ventralmanipulation am Radiusköpfchen

Radioulnares Gleiten

Indikation

Einschränkung des Gelenkspiels im Ellenbogengelenk, Epicondylitis radialis bzw. ulnaris.

Lagerung

Der Patient befindet sich in Rückenlage. Seitlich neben ihm steht der Therapeut mit Blickrichtung zum Kopf. Der Arm des Patienten ist in leichter Ellenbogenflexion (ca. 15°) und Supination auf der Behandlungsliege abgelegt.

Tiefenkontakt

Die patientennahe Hand mit dem Daumenballen von medial am proximalen Unterarm anmodellieren. Den Kleinfingerballen der patientenfernen Hand von lateral an den distalen Oberarm legen.

Mobilisation

Senkrecht zu beiden Gelenkpartnern einen gegenläufigen Schub in Verlängerung des Gelenkspaltes durchführen.

Mobilisation in die *entgegengesetzte Richtung:* Die patientenferne Hand mit dem Daumenballen lateral am proximalen Unterarm und

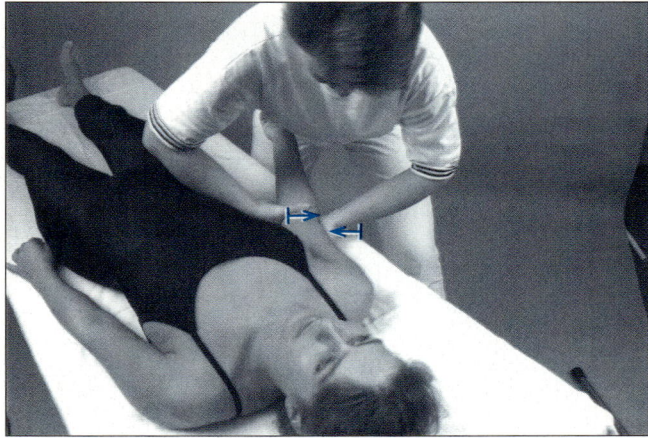

Abb. 3.8: Radioulnares Gleiten am Ellenbogengelenk

die patientennahe Hand mit dem Kleinfingerballen medial am
distalen Oberarm anmodellieren.

 Tips & Fallen

Auf eine flächige Anlage der Therapeutenhände achten, um Periostschmerzen an den Epikondylen zu vermeiden.

Seitneigungsfedern

Indikation

Epicondylitis humeri radialis bzw. ulnaris, Weichteildehnung.

Lagerung

Der Patient steht hinter dem Therapeuten. Auf der Therapeutenschulter liegt der Arm des Patienten in leichter Anteversion,
Außenrotation und Supination. Der Ellenbogen ist ca. 10° flektiert.

Tiefenkontakt

Mit der patientenfernen Hand den distalen Unterarm umfassen und
einen leichten Zug ausüben. Die Schwimmhaut oder Handfläche
der patientennahen Hand seitlich an den medialen bzw. lateralen
Gelenkspalt legen.

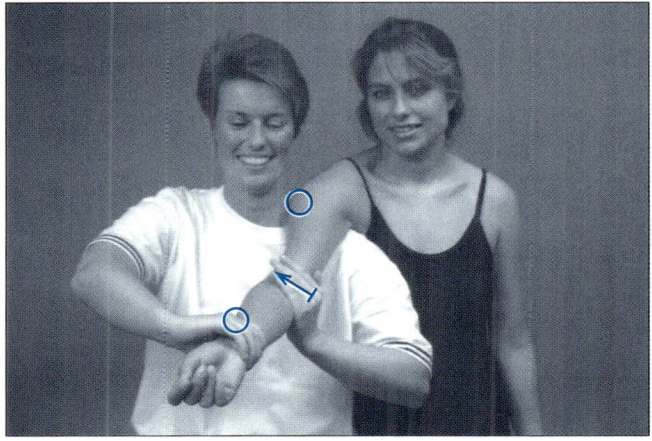

Abb. 3.9: Seitneigungsfedern am Ellenbogengelenk nach radial

Mobilisation

Dehnung der **lateralen Seite:** Unter gehaltener Traktion einen Schub von medial nach lateral in Verlängerung des Gelenkspaltes geben. Dabei *schnell* weich und rhythmisch federn.

Dehnung der **medialen Seite:** Die Therapeutenhände wechseln und den Schub von lateral nach medial geben.

3

Schulter- und Schultergürtelgelenke 4

4.1   Befunderhebung

Anamnese ☞ 1.4.1

- Bewegungseinschränkung: z.B. nach akuten und chronischen Fehlbelastungen, Traumen und Frakturen mit Ruhigstellung sowie bei Arthrose und muskulären Dysbalancen
- Schmerzen bei Überkopfarbeiten oder beim Liegen auf der betroffenen Seite
- Periphere Parästhesien: z.B. bei Irritationen des Plexus brachialis
- Kraftlosigkeit im Arm
- Schweregefühl im Arm
- Schwellungen des Armes und der Hand
- Livide Verfärbung der Hand.

Orthopädische Untersuchung ☞ 1.4.2

Inspektion

ventral
- Symmetrie der Akromea
- Symmetrie der Fossae jugulares
- Akromioklavikulargelenk (AC-Gelenk)
- Verlauf der Klavikula
- Supraklavikuläre und infraklavikuläre Grube
- Symmetrie der Trapeziusränder
- Muskelrelief der Mm. deltoidei
- Symmetrie der vorderen Achselfalten
- Schulterhochstand.

lateral
- Einstellung der Schulterblätter zur Sagittal- bzw. Frontalebene
- Kontur des M. deltoideus.

dorsal
- Wirbelsäule lotrecht?
- Schulterblätter auf gleicher Höhe?
- Symmetrischer Verlauf der Spinae scapulae
- Symmetrie der hinteren Achselfalte.

Palpation

ventral
- Sternoklavikulargelenk (SC-Gelenk)
- Klavikula

- AC-Gelenk
- Akromion
- Subakromialer Raum
- Fossa jugularis
- Tonus der Trapeziusmuskulatur.

dorsal
- Angulus superior scapulae
- Angulus inferior scapulae
- Margo medialis scapulae
- Spina scapulae
- Verlauf der Dornforsatzreihe der BWS
- Tonus der interskapulären Muskulatur (Mm. rhomboidei).

Bewegungsprüfung: Aktive und passive Beweglichkeit der Schultergelenke. Bei Blockierungen im AC- und SC-Gelenk können häufig Irritationspunkte über dem Gelenk palpiert werden, die sich beim Bewegungsversuch in die blockierte Richtung verstärken.

Untersuchung der Muskelfunktion und Bandführung.

 Tips & Fallen

Bei der Untersuchung der Schulter müssen auch die sogenannten Nebengelenke (Akromioklavikulargelenk = AC-Gelenk, Sternoklavikulargelenk = SC-Gelenk, subakromialer Gleitweg, skapulothorakale Gleitebene, Halswirbelsäule, obere Brustwirbelsäule und Kostotransversalgelenke 1–3) geprüft werden, da diese bei einer Störung die Funktion des Schultergürtels beeinträchtigen können.

Manualmedizinische Untersuchung

Prüfung des Gelenkspiels
- **Glenohumeralgelenk**
  - Lateraltraktion
  - Dorsoventrales Gleiten (Innenrotation/Außenrotation)
  - Kaudalgleiten (Abduktion und Anteversion)
- **Akromioklavikulargelenk**
  - Lateraltraktion
  - Dorsoventrales Gleiten
  - Rotationsgleiten (Außenrotation/Innenrotation des Glenohumeralgelenks)
- **Sternoklavikulargelenk:** kraniokaudales Gleiten.

Differentialdiagnostik

Erkrankungen, die sich hinter rezidivierenden Blockierungen im Bereich der Schultergelenke verbergen können:

- Degenerative Veränderungen der Rotatorenmanschette, PHS simplex, PHS calcarea, PHS pseudoparalytica, PHS ankylosans, Omarthrose, muskuläre Dysbalance mit Störung der skapulothorakalen Gleitebene, Verkürzung des M. triceps brachii und Blockierungen des zervikothorakalen Überganges sowie der oberen Rippengelenke
- Posttraumatische und postoperative Zustände.

Die genannten pathologischen Veränderungen führen häufig zu Zentrierungsstörungen des Humeruskopfes mit der Folge einer Blockierung.

 Tips & Fallen

- Grundsätzlich auch den zervikothorakalen Übergang, die oberen Kostotransversalgelenke und die Muskulatur untersuchen
- Blockierungen im Bereich der mittleren HWS sind häufig Ursache einer muskulären Dysbalance.

4.2   Manuelle Therapie ☞ 1.5

Postisometrische Entspannungstechnik für die Schultermuskulatur

Indikation

Hypertonus der longitudinal verlaufenden Schultermuskulatur.

Lagerung

Der Patient steht hinter dem Therapeuten. Der zu behandelnde Arm liegt mit der Axilla über der Therapeutenschulter.

Tiefenkontakt

Mit beiden Händen den distalen Unterarm des Patienten locker umfassen.

Mobilisation

Eine leichte Traktion in Verlängerung der Armlängsachse durchführen und den Patienten auffordern, dagegen zu halten. Nach ca. 10 Sekunden den Patienten die Spannung kurzzeitig verstärken, dann entspannen lassen. Kommando: Einatmen → Ausatmen → Lockerlassen. Während der Entspannungsphase die Schulter durch Längstraktion am Arm mobilisieren.

 ### Tips & Fallen

* Den Patienten mit nicht mehr als maximal 30 % seiner Kraft anspannen lassen

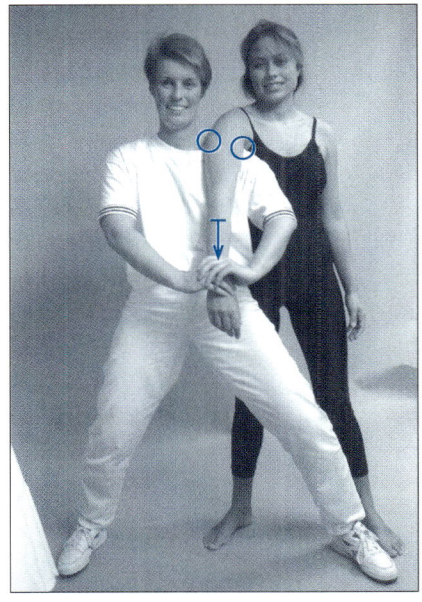

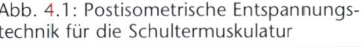
Abb. 4.1: Postisometrische Entspannungstechnik für die Schultermuskulatur

* Den Griff mehrmals wiederholen, da die Mobilisation in der Entspannungsphase nur kurzzeitig möglich ist.

4.2.1   Schultergelenk (Articulatio humeri)

Anatomie

- **Gelenktyp:** Kugelgelenk
- **Gelenkpartner:** Cavitas glenoidalis, konkav $\rightarrow$ Caput humeri, konvex
- **Gelenkspaltverlauf:** von dorsolateral nach ventromedial
- **Bewegungsfreiheitsgrade:** 3 Freiheitsgrade
  - Anteversion/Retroversion 170/0/140°
  - Abduktion/Adduktion 180/0/40°
  - Außenrotation/Innenrotation (bei anliegendem Oberarm) 60/0/95°
- **Besonderheiten:** muskulär geführtes Gelenk mit hoher Luxationsgefährdung
- **Mobilisationsrichtungen:** Lateraltraktion, Gleitmobilisationen nach ventral, dorsal und kaudal
- **Verriegelte Stellung:** maximale Abduktion und Außenrotation.

Lateraltraktion (laterale Kapseldehnung)

Indikation

Hypomobilität des Schultergelenkes, Verklebungen im Bereich der Gelenkkapsel.

Lagerung

Der Patient befindet sich in Rückenlage. Seitlich neben ihm steht der Therapeut mit Blickrichtung zum Kopf. Der zu mobilisierende Arm liegt locker neben dem Körper des Patienten.

Tiefenkontakt

Mit der körperfernen Fixationshand den distalen Oberarm des Patienten umfassen und zur Entlastung des subakromialen Nebengelenkes leicht nach kaudal ziehen. Die körpernahe Mobilisationshand in die Achselhöhle legen, die Hohlhand zeigt dabei zum Oberarm des Patienten. Über die Radialkante des Zeigefingers und die Ventralseite des Daumens Kontakt zum Oberarm aufnehmen.

Mobilisation

Bei adduziertem Patientenarm und unter Beachtung der Gelenkachse repetitive Traktionen nach ventrolateral durchführen.

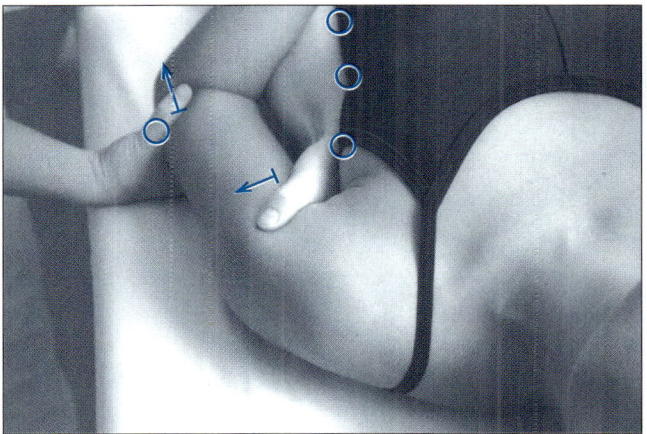

Abb. 4.2: Lateraltraktion im Glenohumeralgelenk

 Tips & Fallen

Eine flächige Auflage der Mobilisationshand vermeiden, da hierdurch Irritationen der Gefäßnervenbündel an der Innenseite des Oberarmes auftreten können. Den Patienten auffordern, Mißempfindungen oder Schmerzen sofort mitzuteilen.

Gleitmobilisation des Humeruskopfes nach ventral

Indikation: Einschränkungen der Außenrotation und Retroversion.

Lagerung

Der Patient sitzt an der Kante der Behandlungsliege, sein Arm hängt locker herunter. Der Therapeut steht hinter dem zu mobilisierenden Gelenk.

4

Tiefenkontakt

Mit der patientennahen Hand von ventral das Akromion fixieren. Den Daumenballen der patientenfernen Mobilisationshand auf der Dorsalseite flächig am Humeruskopf anmodellieren.

Mobilisation

Parallel zur Schultergelenksachse rhythmische Gleitbewegungen nach medioventral durchführen.

 Tips & Fallen

Die Mobilisationshand nicht zu weit lateral am Humeruskopf anlegen, da sonst Ausweichbewegungen in die Rotation möglich sind.

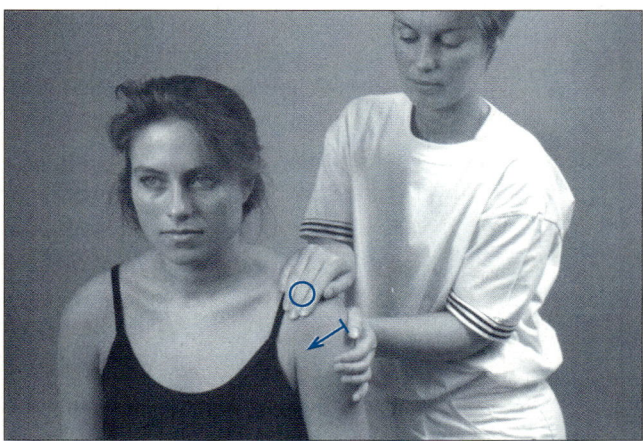

Abb. 4.3: Gleitmobilisation des Humeruskopfes nach ventral

Gleitmobilisation des Humeruskopfes nach dorsal

Indikation: Einschränkungen der Innenrotation und Anteversion.

Lagerung ☞ Gleitmobilisation des Humeruskopfes nach ventral.

Tiefenkontakt

Von dorsal das Schulterblatt mit der patientennahen Hand möglichst dicht am Akromion fixieren. Die Langfinger der patientenfernen Mobilisationshand flächig von ventral am Humeruskopf anmodellieren. Dabei die Mittel- und Endgelenke der Langfinger strecken und die Grundgelenke beugen.

Mobilisation

Parallel zur Gelenkachse rhythmische Gleitbewegungen nach laterodorsal durchführen.

Tips & Fallen

- Die Mobilisationshand nicht zu weit lateral anlegen, da sonst Ausweichbewegungen in die Rotation möglich sind
- Eine *punktuelle* Anlage der Langfinger vermeiden, da hierdurch Irritationen im Bereich der langen Bizepssehne auftreten können.

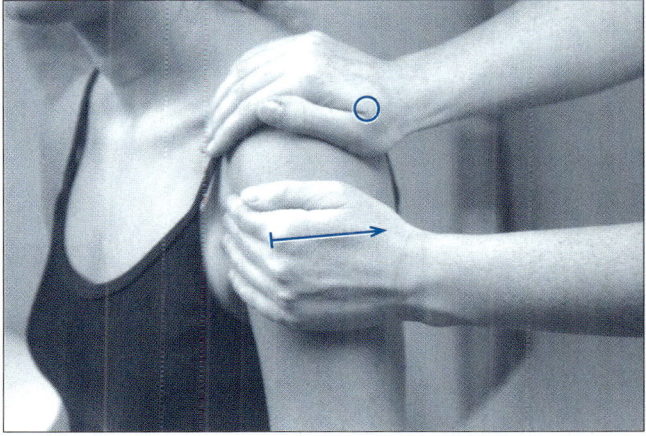

Abb. 4.4: Gleitmobilisation des Humeruskopfes nach dorsal

Mobilisation des subakromialen Gleitweges

Indikation

Gleitstörungen nach kaudal, Einschränkungen der Anteversion und Abduktion, Verklebungen im Bereich des Recessus axillaris.

Lagerung

Der Patient sitzt an der Kante der Behandlungsliege, seitlich zu ihm steht der Therapeut. Der zu mobilisierende Arm ist in der noch schmerzfrei möglichen Abduktion eingestellt (maximal 85°) und auf dem Therapeutenbein abgelegt.

Tiefenkontakt

Die gestreckten Daumen senkrecht zur Oberarm-Längsachse möglichst dicht unterhalb des Akromions anlegen. Dabei zwischen den Daumen einen Spalt von einer Fingerbreite aussparen, um Irritationen im Bereich des Supraspinatusansatzes zu vermeiden. Die Langfinger locker in die Achselhöhle legen, ohne Druck auszuüben.

Mobilisation

Mit beiden Daumen wiederholt rhythmische Pleuelbewegungen nach kaudolateral ausführen.

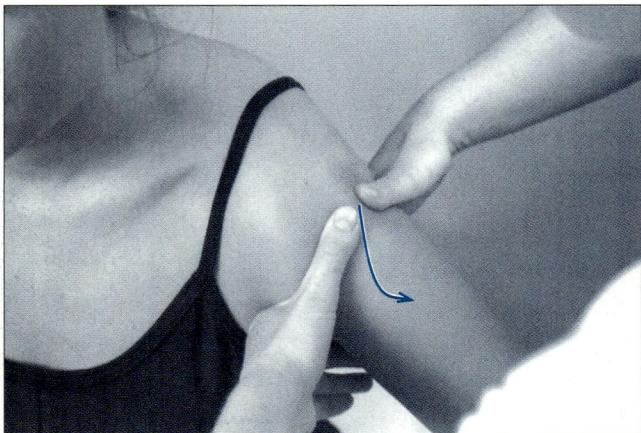

Abb. 4.5: Mobilisation des subakromialen Gleitweges

Tips & Fallen

- Oberkörpereinsatz (Gewichtsverlagerung) des Therapeuten erleichtert die Mobilisation über die Daumen
- Gegendruck durch die Langfinger vermeiden, da sonst Tiefenkontakt und Vorspannung verloren gehen
- Hauptmobilisationsrichtung ist der Kaudalschub
- Durch die zusätzliche laterale Komponente wird eine Pleuelbewegung ermöglicht und die Kapselspannung im kaudalen Bereich erhöht.

Dorsokaudale Gleitmobilisation des Humeruskopfes

Indikation

Allgemeine Mobilisierung des Schultergelenkes mit Betonung der Anteversions- und Abduktionsbewegung.

Lagerung

Der Patient liegt auf dem Rücken, dicht an der Kante der Behandlungsliege. Seitlich neben ihm sitzt der Therapeut mit Blickrichtung zum Kopf des Patienten. Der zu mobilisierende Arm ist in 45° Anteversion eingestellt und liegt auf der Therapeutenschulter.

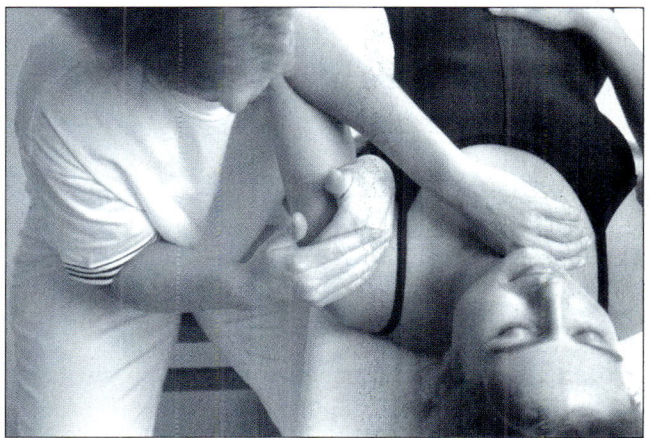

Abb. 4.6: Dorsokaudale Mobilisation des Humeruskopfes

Tiefenkontakt

Mit beiden Händen den proximalen Oberarm von ventral möglichst nahe am Schultergelenk umfassen. Die Schultergürtelbewegung wird nach kaudal geführt.

Mobilisation

Senkrecht zur Oberarmlängsachse nach dorsokaudal mobilisieren.

 Tips & Fallen

4

- Während der Mobilisation Tiefenkontakt und Vorspannung aufrechterhalten, da sonst Mitbewegungen im Schultergürtel möglich sind
- Die Mobilisation ist aus verschiedenen Armstellungen möglich:
  - Bei 45° Anteversion sind Kaudalisierung und Dorsalisierung gleich stark ausgeprägt
  - Eine Anteversion des Armes um mehr als 45° erhöht die kaudalisierende Komponente
  - Wird der Arm weniger als 45° angehoben, so überwiegt die dorsalisierende Komponente.

Dorsolaterale Gleitmobilisation des Humeruskopfes

Indikation

Allgemeine Mobilisation des Schultergelenkes, Einschränkung der horizontalen Adduktion.

Lagerung

Der Patient liegt auf dem Rücken, dicht an der Kante der Behandlungsliege. Seitlich zu ihm sitzt der Therapeut. Der Arm des Patienten ist in 90° Abduktion und 45° Anteversion eingestellt und wird mit dem Ellenbogen an der Schulter des Therapeuten abgestützt.

Tiefenkontakt

☞ Dorsokaudale Gleitmobilisation des Humeruskopfes.

Mobilisation

Senkrecht zur Oberarm-
längsachse nach dorsola-
teral mobilisieren.

 Tips & Fallen

Die Betonung einer be-
stimmten Mobilisations-
richtung kann durch un-
terschiedliche Armein-
stellungen variiert wer-
den:

- Bei einem Anteversi-
  onswinkel unter 45°
  wird die dorsale Kom-
  ponente verstärkt
- Eine Anteversion um
  mehr als 45° erhöht
  die laterale Kompo-
  nente
- Wird die Schulter we-
  niger als 90° abdu-
  ziert, so tritt bei der
  Mobilisation eine
kaudalisierende Komponente hinzu.

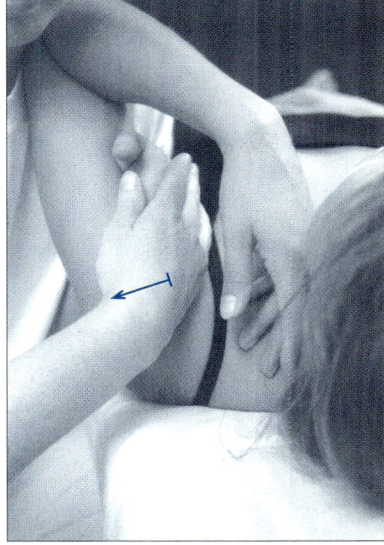

Abb. 4.7: Dorsolaterale Gleitmobilisation
des Humeruskopfes

Abduktionsmobilisation aus der Seitlage (funktionelle Mobilisation)

Indikation

Einschränkung der Abduktion im Schultergelenk.

Lagerung

Der Patient liegt auf der Seite. Vor oder hinter ihm steht der Therapeut.

Tiefenkontakt

Mit der patientennahen Hand die Skapula des Patienten über den lateralen Rand nach medial fixieren. Die Mobilisationshand flächig um den distalen Oberarm legen und diesen leicht nach kaudal ziehen.

Mobilisation

In Verbindung mit Kreisbewegungen um die Abduktion eine stärkere Traktion in Verlängerung der Oberarmlängsachse durchführen. Dabei die Traktion steigern, bis das Maximum der Abduktionsbewegung erreicht ist. Anschließend die Traktion wieder vermindern. Die restliche Kreisbewegung als spannungsfreie Phase durchführen.

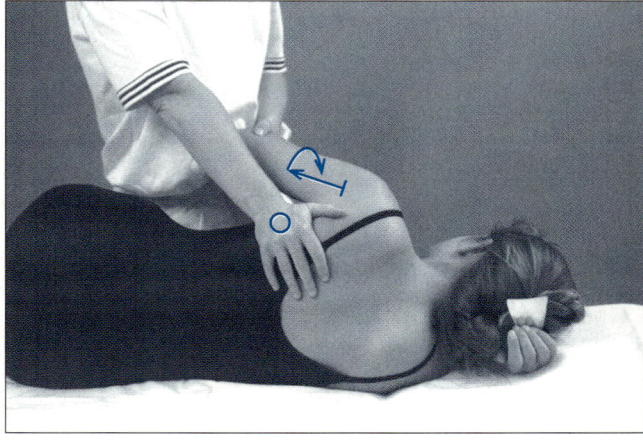

Abb. 4.8: Abduktionsmobilisation des Schultergelenkes aus der Seitlage

Tips & Fallen

- Vor der Mobilisation die Bewegungsausmaße der Schulter genau prüfen
- Die Schmerzgrenze des Patienten nicht überschreiten
- Auf eine gute Fixation des Schulterblattes achten
- Nur bei maximaler Traktion kann eine Verbesserung der Abduktion erreicht werden.

Abduktionsmobilisation aus der Rückenlage: Technik der Narkosemobilisation (funktionelle Mobilisation)

Indikation

Einschränkung der Abduktion im Schultergelenk.

Lagerung

Der Patient liegt auf dem Rücken, dicht an der Kante der Behandlungsliege. Der laterale Skapularand schließt mit der Kante der Liege ab. Seitlich neben dem Patienten steht der Therapeut mit Blickrichtung zum Kopf. Der zu mobilisierende Arm ist abduziert.

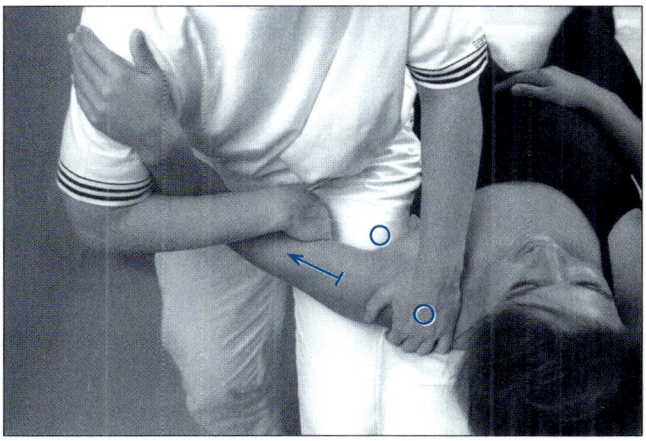

Abb. 4.9:
Abduktionsmobilisation des Schultergelenkes aus der Rückenlage

Tiefenkontakt

Das patientennahe Bein in die Axilla des Patienten legen, um ein Lateralgleiten der Skapula zu verhindern. Die patientennahe Hand auf dem Akromion anmodellieren und die Schulter von kranial fixieren. Mit der patientenfernen Mobilisationshand den distalen Oberarm von lateral umgreifen.

Mobilisation

Unter Traktion in Verlängerung der Oberarmlängsachse eine Kreisbewegung des Oberarmes um die Abduktion durchführen.

 Tips & Fallen

- Auf eine flächige Anlage der Hand am distalen Oberarm achten
- Die Schmerzgrenze des Patienten nicht überschreiten
- Während der Kreisbewegung die Traktion kontinuierlich aufrechterhalten.

4.2.2   Akromioklavikulargelenk (ACG)

Anatomie
- **Gelenktyp:** anatomisch planes Gelenk, funktionell Kugelgelenk
- **Gelenkpartner:** laterales Ende der Klavikula → Facies articularis des Akromion
- **Gelenkspaltverlauf:** von dorsolateral nach ventromedial
- **Bewegungsfreiheitsgrade:** 3 Freiheitsgrade
  - translatorische Bewegungen nach ventral und dorsal
  - translatorische Bewegungen nach kranial und kaudal
  - Rotationsbewegungen zusammen mit dem Sternoklavikulargelenk
- **Besonderheiten:** Aufgrund der straffen Bandführung des Gelenkes sind nur geringe Bewegungsausschläge möglich
- **Mobilisationsrichtungen:** Lateraltraktion, Gleitmobilisationen nach dorsal und ventral, Innen- und Außenrotation
- **Verriegelte Stellung:** Arm in 90° Abduktion.

Traktion

Indikation

Irritation im ACG im Sinne einer Blockierung.

Lagerung

Der Patient nimmt eine aufrechte Sitzhaltung ein. Hinter ihm steht der Therapeut.

Tiefenkontakt

Von ventral mit dem Daumenballen der äußeren Hand die Klavikula nach medial fixieren. Die Kleinfingerkante der inneren Mobilisationshand von kranial am lateralen Ende der Spina scapulae anmodellieren.

Mobilisation

Bei fixierter Klavikula das ACG durch einen Lateralschub an der Spina scapulae mobilisieren. Dabei auf guten Tiefenkontakt achten.

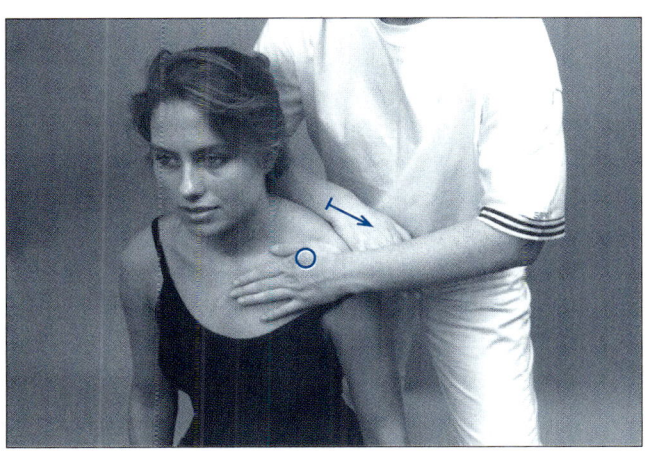

Abb. 4.10: Traktion im Akromioklavikulargelenk

Ventralgleiten im ACG

Indikation ☞ Traktion.

Lagerung
Der Patient sitzt aufrecht, seitlich hinter ihm steht der Therapeut.

Tiefenkontakt
Die patientennahe Hand mit dem Daumen von dorsal an die Klavikula legen. Der Daumen der patientenfernen Hand doppelt. Mit den Langfingern von ventral das Akromion fixieren.

Mobilisation
Über die gedoppelten Daumen entsprechend dem Gelenkspaltverlauf einen Schub nach ventromedial geben. Hierbei den Einsatz von Kraft vermeiden.

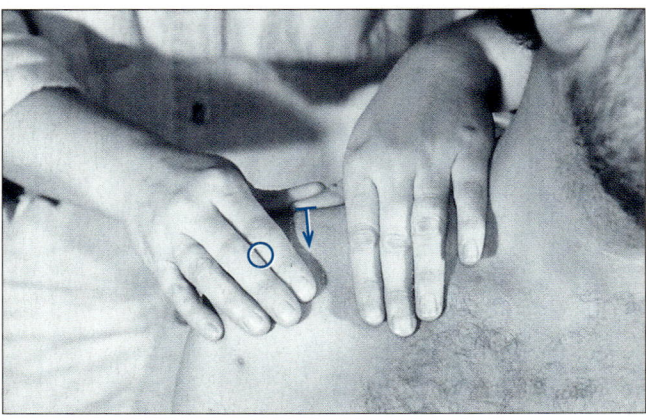

Abb. 4.11: Ventralgleiten im AC-Gelenk

Dorsalgleiten im ACG

Indikation ☞ Traktion.

Lagerung Der Patient sitzt aufrecht. Seitlich hinter ihm steht der Therapeut.

Tiefenkontakt

Mit dem Daumenballen der patientenfernen Hand von dorsal das Akromion bzw. das Schulterblatt fixieren. Mittel- und Ringfinger der patientennahen Hand möglichst gelenknah am lateralen Klavikulaende anmodellieren. Die Finger dabei flächig auflegen, um Periostschmerzen zu vermeiden.

Mobilisation

An der Klavikula entsprechend dem Verlauf der Gelenkachse einen Schub nach dorsolateral geben.

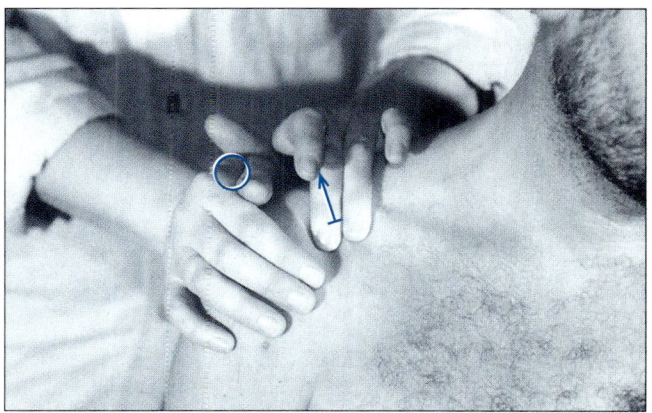

Abb. 4.12: Dorsalgleiten im AC-Gelenk

Innenrotatorische Mobilisation im ACG

Indikation

Blockierung mit Schmerzverstärkung bei endgradiger Außenrotation im Schultergelenk.

Lagerung

Der Patient sitzt aufrecht, seitlich hinter ihm steht der Therapeut. Der Patientenarm hängt locker herunter.

4

Tiefenkontakt

Mit der patientenfernen Hand das Akromion von ventral fixieren. Die Mobilisationshand mit der Radialkante der Zeigefingergrundphalanx von dorsal möglichst gelenknah am lateralen Ende der Klavikula anmodellieren.

Mobilisation

Unter leichter Vorspannung eine Nickbewegung (Bewegung nach vorne und unten im Sinne einer Innenrotation) durchführen.

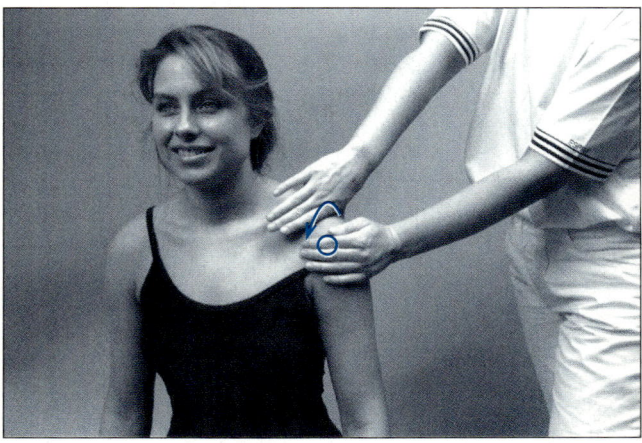

Abb. 4.13: Innenrotatorische Mobilisation im AC-Gelenk

Tips & Fallen

- Guter Tiefenkontakt verhindert Periostschmerzen
- Nickbewegung mit sehr kleiner Amplitude durchführen
- Gelenkspaltverlauf beachten
- Eine reine Kaudalmobilisation vermeiden.

Außenrotatorische Mobilisation im ACG

Indikation

Blockierung mit Schmerzverstärkung bei endgradiger Innenrotation im Schultergelenk.

Lagerung ☞ Innenrotatorische Mobilisation im ACG.

Tiefenkontakt

Mit dem Daumenballen der patientenfernen Hand das Akromion von dorsal fixieren. Die Mobilisationshand mit den Grundphalangen der Langfinger von ventral möglichst gelenknah an das laterale Ende der Kavikula legen. Hierbei die Weichteile mit einbeziehen.

Mobilisation

Eine weiche Nickbewegung (Bewegung nach hinten und oben im Sinne einer Außenrotation) ausführen.

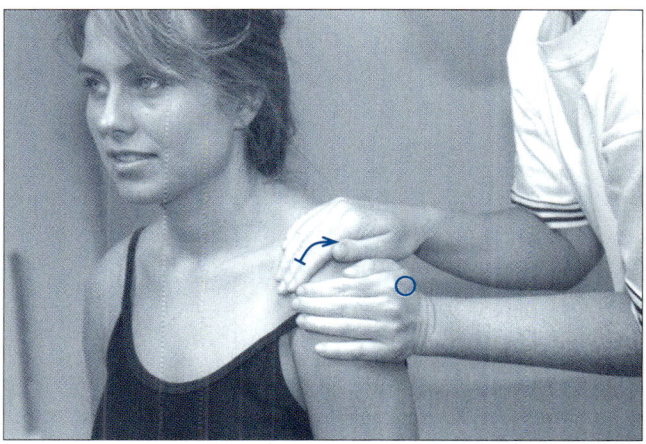

Abb. 4.14: Außenrotatorische Mobilisation im AC-Gelenk

Tips & Fallen
- Mit kleiner Amplitude mobilisieren
- Den Verlauf der Gelenkachse beachten.

4

4.2.3   Sternoklavikulargelenk (SCG)

Anatomie
- **Gelenktyp:** anatomisch Sattelgelenk, funktionell Kugelgelenk
- **Gelenkpartner:** mediales Ende der Klavikula → Incisura clavicularis des Sternums
- **Gelenkspaltverlauf:** von kaudal und lateral nach kranial und medial
- **Bewegungsfreiheitsgrade:** 3 Freiheitsgrade
  - Heben und Senken des Schultergürtels
  - Vor- und Zurückführen des Schultergürtels
  - Rotationsbewegungen zusammen mit dem Akromioklavikulargelenk über Armbewegungen
- **Besonderheiten:** faserknorpeliger Discus articularis. Straffe Bandführung des Gelenks
- **Mobilisationsrichtungen:** Gleitmobilisationen nach kaudal und kranial
- **Verriegelte Stellung:** Arm in maximaler Anteversion.

Kaudalisierende Mobilisation im SCG

Indikation

Schmerzverstärkung am Maximalpunkt bei endgradiger Innenrotation im Schultergelenk.

Lagerung

Der Patient sitzt aufrecht, hinter ihm steht der Therapeut. Der Patientenkopf ist zur Entspannung der Halsweichteile leicht nach lateral geneigt.

Tiefenkontakt

Die gleichseitige Hand mit dem Daumenballen von kranial am medialen Klavikulaende anmodellieren. Der Daumen der gegenseitigen Hand doppelt.

Mobilisation

Am medialen Klavikulaende vorsichtig einen Schub nach kaudo-lateral geben. Bei gutem Tiefenkontakt kann der Kaudalschub mit einer Nickbewegung (Bewegung nach kaudal und dorsal im Sinne einer Innenrotation) kombiniert werden.

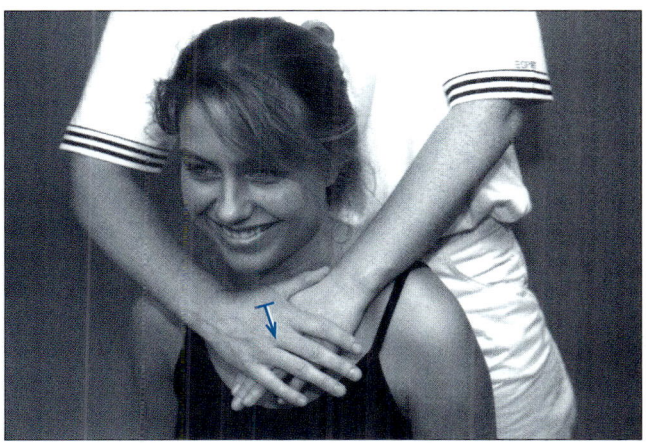

Abb. 4.15: Kaudalisierende Mobilisation im SC-Gelenk

Kranialisierende Mobilisation im SCG

Indikation

Schmerzverstärkung des Maximalpunktes bei endgradiger Außenrotation im Schultergelenk.

Lagerung ☞ Kaudalisierende Mobilisation im SCG.

Tiefenkontakt

Die eine Hand mit der Kleinfingerkante von kaudal am medialen Klavikulaende anmodellieren. Hierbei die Weichteile mit einbeziehen. Die andere Hand doppelt.

Mobilisation

Am medialen Klavikulaende vorsichtig einen Schub nach kranial geben. Bei gutem Tiefenkontakt kann der Kranialschub mit einer Nickbewegung (Bewegung nach kranial und dorsal im Sinne einer Außenrotation) kombiniert werden.

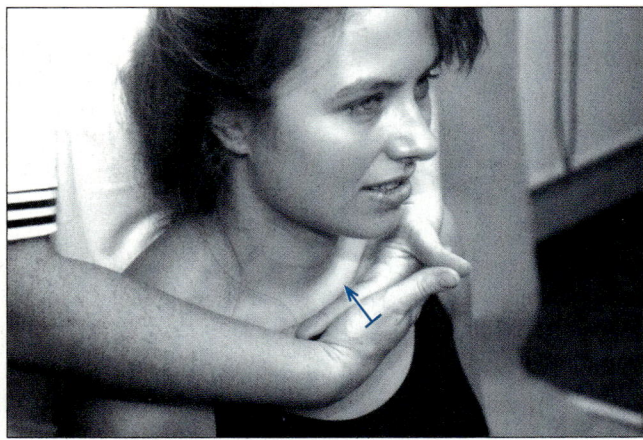

Abb. 4.16: Kranialisierende Mobilisation im SC-Gelenk

Dorsokaudale Manipulation im SCG

Indikation

Blockierung des SCG.

Lagerung

Der Patient befindet sich in Rückenlage. Am Kopfende des Patienten steht der Therapeut auf der zu behandelnden Seite. Der Patientenarm ist in Verlängerung des Klavikulaverlaufes in Abduktion eingestellt.

Tiefenkontakt

Mit der patientenfernen Hand den distalen Oberarm umgreifen. Den Unterarm des Patienten seitlich an der Taille des Therapeuten fixieren. In den Ausfallschritt gehen, so daß das äußere Bein nach vorn zeigt. Den Daumenballen der patientennahen Hand von der Gegenseite her am sternalen Ende der Klavikula anmodellieren und die Langfinger nach lateral richten. Den Ellenbogen möglichst tief halten.

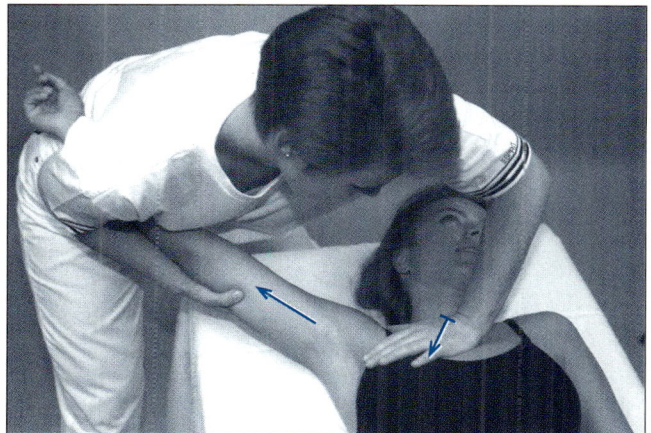

Abb. 4.17: Dorsokaudale Manipulation im SC-Gelenk

Mobilisation

Zunächst über den Daumenballen am sternalen Klavikulaende Vorspannung in dorsaler, kaudaler und lateraler Richtung aufnehmen. Gleichzeitig einen Zug am Oberarm in Verlängerung des Klavikulaverlaufes ausüben. Aus dem Ausfallschritt und der Körperverblockung heraus eine leichte Beckendrehung vornehmen. Dabei die dorsokaudolaterale Vorspannung und die Armtraktion impulsartig verstärken.

4

 Tips & Fallen

- Den Ellenbogen der patientennahen Hand möglichst tief halten, um den Druck in die dorsale Richtung zu vermindern
- Die Vorspannung während der Manipulation aufrechterhalten
- Darauf achten, daß die Armtraktion in Verlängerung des Klavikulaverlaufes erfolgt
- Die Traktion am Arm und den dorsokaudalen Impuls *gleichzeitig* durchführen.

4.2.4　Skapulothorakale Gleitebene

Anatomie

- **Gelenktyp:** Kein echtes Gelenk. Die skapulothorakale Gleitebene besteht aus 2 Verschiebeschichten:
  - Die Ventralseite des Schulterblattes gleitet mit dem M. subscapularis auf dem M. serratus anterior
  - Der M. serratus anterior gleitet auf den Rippen und der Interkostalmuskulatur der Thoraxwand
- **Besonderheiten:** Das skapulothorakale Gleiten ist Voraussetzung für eine regelrechte Beweglichkeit des Schultergürtels
- **Mobilisationsrichtungen:** Gleitmobilisationen nach kraniokaudal, mediolateral und in diagonale Richtung, Rotation.

Mobilisation der skapulothorakalen Gleitebene

Indikation

Hypertonus und Verspannungen im Bereich der Schulterblattmuskulatur.

Lagerung

Der Patient liegt auf der Seite. Die zu mobilisierende Schulter befindet sich oben. Der Therapeut steht dicht vor dem Patienten und stützt diesen mit seinem Körper ab. Auf dem Unterarm des Therapeuten liegt der Arm des Patienten.

Tiefenkontakt

Die kopfnahe Hand auf das Akromion legen. Die fußnahe Hand am unteren Schulterblattwinkel anmodellieren.

Mobilisation

Das Schulterblatt in mehrere Richtungen mobilisieren:
- kraniokaudal
- mediolateral
- diagonal
- kreisende Bewegungen.

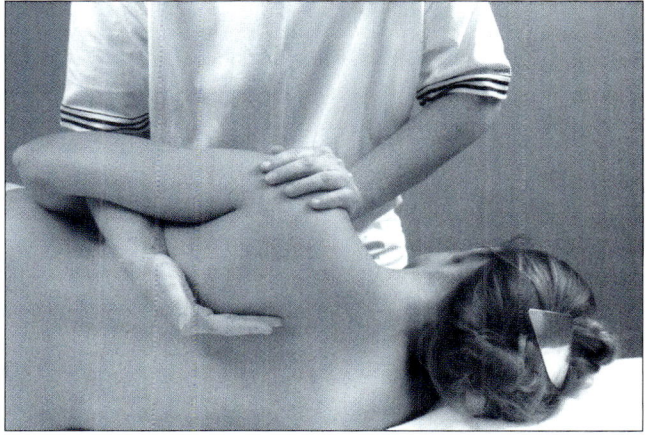

Abb. 4.18: Mobilisation der skapulothorakalen Gleitebene

Muskeldehnung nach lateral: Zunächst in die oben genannten Richtungen mobilisieren. Dann mit den Fingerkuppen am medialen Schulterblattrand das Schulterblatt unterfassen und vom Thorax abheben.

 Tips & Fallen

- Auf einen flächigen und festen Kontakt der Fingerkuppen achten. Dabei den Einsatz der Fingernägel vermeiden
- Den Patientenarm während der Mobilisation *nicht* abduzieren.

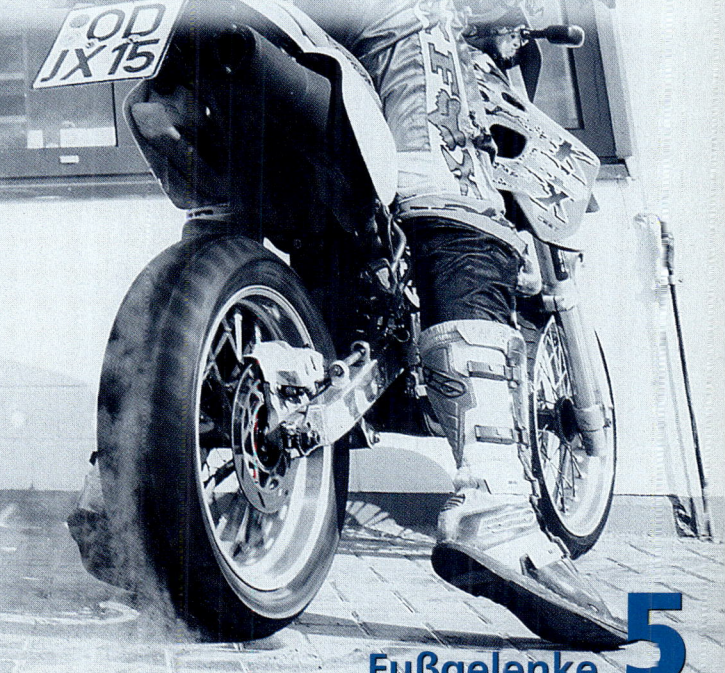

Fußgelenke 5

5.1   Befunderhebung

Anamnese ☞ 1.4.1
- Schmerzen
  - Funktionell: belastungsabhängig beim Gehen und Stehen
  - Lokalisation
- Wadenkrämpfe: z.B. bei Blockierungen im proximalen Tibiofibulargelenk.

Orthopädische Untersuchung ☞ 1.4.2

Inspektion
- Fußform: Senkfuß, Spreizfuß, Klumpfuß, Hohlfuß, Knickfuß, Plattfuß, Sichelfuß, Krallenzehen, Hammerzehen, Hallux valgus?
- Fersenstellung: varus, valgus, neutral?

Palpation
ventral
- Gelenkspalt des oberen Sprunggelenkes
- Talushals
- Sinus tarsi
- Malleolus medialis und lateralis mit Kollateralbändern.

dorsal
- Fersenbein mit Tuber calcanei
- Achillessehne
- Arteria tibialis
- Tarsaltunnel.

Bewegungsprüfung: Aktive und passive Beweglichkeit der einzelnen Fuß- und Zehengelenke.

Untersuchung der Muskelfunktion und Bandführung.

Manualmedizinische Untersuchung

Prüfung des Gelenkspiels
- **Interphalangealgelenke**
  - Traktion
  - Dorsoplantares Gleiten (Extension/Flexion)
  - Mediolaterales Gleiten
  - Rotationsgleiten
- **Metatarsophalangealgelenke**
  - Traktion
  - Mediolaterales Gleiten
  - Dorsoplantares Gleiten (Extension/Flexion)
  - Rotationsgleiten
- **Lisfranc-Gelenklinie:** dorsoplantares Gleiten
- **Chopart-Gelenklinie:** dorsoplantares Gleiten
- **Unteres Sprunggelenk**
  - Traktion nach plantar und dorsoplantar
  - Supination/Pronation
  - Rotationsbewegung des Kalkaneus
- **Oberes Sprunggelenk**
  - Traktion
  - Dorsoventrales Gleiten (Dorsalflexion/Plantarflexion)
- **Distales Tibiofibulargelenk**
  - Dorsoventrales Gleiten
  - Kaudales Gleiten (Dorsalflexion im OSG)
- **Proximales Tibiofibulargelenk**
  - Dorsoventrales Gleiten
  - Kaudales Gleiten (Dorsalflexion im OSG).

Differentialdiagnostik

Erkrankungen, die sich hinter rezidivierenden Blockierungen im Bereich der Fußgelenke verbergen können:
- Fußdeformitäten, Spastik, Paresen, Hallux rigidus, Fersensporn, plantare Warzen, Paronychien, Arthritiden, Kontraktur der Plantaraponeurose (M. Ledderhose)
- Unphysiologischer Abrollvorgang, posttraumatische und postoperative Gelenkkonrakturen, unphysiologisches Schuhwerk, Achsfehlstellungen im Kniegelenk
- Beschwerden der Füße können auch bei Störungen im Bereich der Hüftgelenke und der Lendenwirbelsäule auftreten, z.B. im Rahmen einer radikulären oder pseudoradikulären Symptomatik. Deshalb bei unklaren Lokalbefunden auch die proximaler gelegenen Gelenke und die Wirbelsäule untersuchen.

5.2   Manuelle Therapie ☞ 1.5

Die Stabilisierung der Quer- und Längsgewölbe des Fußes erfolgt überwiegend durch Bänder und Muskeln. Deshalb ist im Bereich der Fußgelenke neben der Wiederherstellung des Gelenkspiels die krankengymnastische Behandlung besonders wichtig. Darüber hinaus sollte auf eine adäquate Einlagenversorgung und Schuhzurichtung geachtet werden.

5.2.1   Zehengelenke

Anatomie

Articulationes interphalangeae pedis
- **Gelenktyp:** Scharniergelenk
- **Gelenkpartner:** Köpfchen des proximalen Zehengliedes, konvex → Basis des distalen Zehengliedes, konkav
- **Gelenkspaltverlauf:** senkrecht zur Längsachse der Zehenglieder
- **Bewegungsfreiheitsgrade:** 1 Freiheitsgrad. Extension/Flexion aktiv 0/0/40°, passiv 0/0/70°
- **Mobilisationsrichtungen:** Traktion, dorsoplantare und mediolaterale Gleitmobilisation, Rotationsgleiten
- **Verriegelte Stellung:** maximale Extension.

Articulationes metatarsophalangeae
- **Gelenktyp:** Kugelgelenk
- **Gelenkpartner:** Köpfchen der Mittelfußknochen, konvex → Basen der Zehengrundglieder, konkav
- **Gelenkspaltverlauf:** senkrecht zur Längsachse der Mittelfußknochen
- **Bewegungsfreiheitsgrade:** anatomisch 3 Freiheitsgrade. Durch die Ligg. collateralia ist die Bewegung jedoch auf 2 Hauptachsen beschränkt
  - Extension/Flexion 50/0/40°
  - In Streckstellung geringgradige Ab- und Adduktion der Zehen
- **Besonderheiten:** Die Funktion der Zehengrundgelenke, speziell des Großzehengrundgelenkes, ist für den Abrollvorgang des Fußes von wesentlicher Bedeutung. In der Abstoßphase des Fußes wird das in Extension eingestellte Großzehengrundgelenk besonders

stark belastet. Dies führt häufig vorzeitig zu arthrotischen Veränderungen (Hallux rigidus)

- **Mobilisationsrichtungen:** Traktion, dorsoplantare und mediolaterale Gleitmobilisation, Rotation
- **Verriegelte Stellung:** maximale Extension.

Traktion

Indikation

Blockierung der Zehengelenke.

Lagerung

Der Patient liegt auf dem Rücken. Das Kniegelenk ist leicht unterlagert. Der Therapeut sitzt oder steht am lateralen Fußrand des Patienten.

Tiefenkontakt

Die proximale Fixationshand und die distale Mobilisationshand mit Daumen und Zeigefinger flächig von dorsal bzw. plantar möglichst nah am Zehengelenk anlegen. Bei Neutral-Null-Stellung im OSG das Zehengelenk in 10–15° Flexion einstellen.

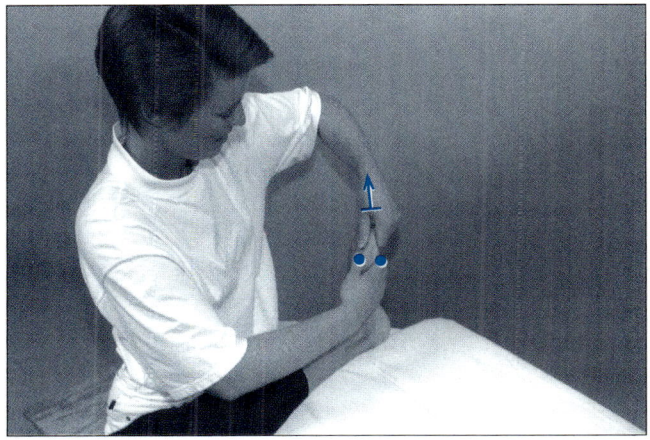

Abb. 5.1: Traktion in den Zehengelenken

Mobilisation

Aus der leichten Flexionsstellung heraus eine Traktion in Verlängerung des distalen Gelenkpartners durchführen. Die Mobilisation kommt vorwiegend am Großzehengrundgelenk zur Anwendung.

Dorsalgleiten

5

Indikation

Einschränkung der Zehenextension.

Lagerung

☞ Traktion.

Tiefenkontakt

☞ Traktion.

Mobilisation

Über den distalen Therapeutenzeigefinger senkrecht zum distalen Gelenkpartner nach dorsal mobilisieren.

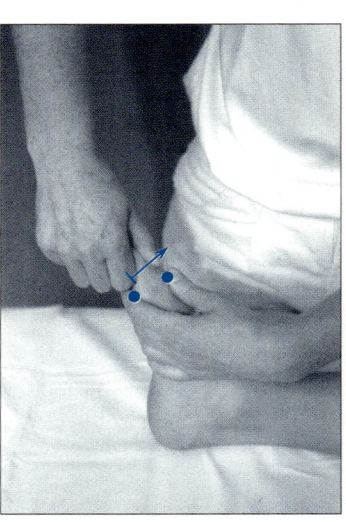

Abb. 5.2: Dorsalgleiten im Großzehengrundgelenk

Plantargleiten

Indikation: Einschränkung der Zehenflexion.

Lagerung ☞ Traktion.

Tiefenkontakt ☞ Traktion.

Mobilisation

Senkrecht zum distalen Gelenkpartner nach plantar mobilisieren.

Tips & Fallen
- Jede Gleitbewegung immer nur in Verbindung mit einer Schutztraktion durchführen
- Funktionsbewegungen im entsprechenden Gelenk vermeiden
- Nicht ständig zwischen dorsaler und plantarer Richtung wechseln.

Mediolaterales Gleiten

Indikation
Einschränkung der Großzehenabduktion bzw. -adduktion. Hypomobilität in den Interphalangealgelenken.

Lagerung ☞ Traktion.

Tiefenkontakt
Daumen und Zeigefinger der proximalen Fixationshand und der distalen Mobilisationshand von medial und lateral möglichst nah am Zehengelenk anlegen. Bei Neutral-Null-Stellung im OSG das Zehengelenk in 10–15° Flexion einstellen.

Ausnahme: Bei Mobilisation in den Zehengrundgelenken III und IV den Zeigefinger der Fixationshand volar am zugehörigen Metatarsale anlegen. Mit dem Daumen auf der Dorsalseite die Fixation der entsprechenden Richtung übernehmen.

Mobilisation
Nach einer Schutztraktion über den distalen Daumen oder Zeigefinger senkrecht zum distalen Gelenkpartner in die entsprechende Richtung mobilisieren.

Rotationsgleiten

Indikation
Blockierung der Zehengelenke.

Lagerung ☞ Traktion.

Tiefenkontakt
Daumen und Zeigefinger der Fixationshand an den proximalen Gelenkpartner legen. Mit Daumen und Zeigefinger der Mobilisationshand den distalen Gelenkpartner von medial und lateral umfassen und in 10–15° Flexion einstellen.

Mobilisation

Unter leichter Traktion eine Rotation um die Zehenlängsachse durchführen. Dabei Biegebelastungen und ein ständiges Wechseln zwischen den Rotationsrichtungen vermeiden.

5.2.2   Mittelfußgelenke

Anatomie

Articulationes tarsometatarseae (Lisfranc-Gelenklinie)

- **Gelenktyp:** Amphiarthrosen
- **Gelenkpartner:** Ossa cuneiformia und Os cuboideum, gering konvex → Basen der Ossa metatarsalia, leicht konkav. Der Gelenkspalt wird als Lisfranc-Gelenklinie bezeichnet.

Mobilisation der Metatarsalia

Indikation

Einschränkungen der Vorfußmobilität, Beschwerden bei pathologisch verändertem Fußgewölbe.

Lagerung

Der Patient liegt
auf dem Rücken.
Das Kniegelenk ist
leicht unterlagert.
Der Therapeut
steht oder sitzt vor
dem Fuß des Pati-
enten.

Tiefenkontakt

Mit den Daumen-
kuppen von dorsal
und mit den Zeige-
fingern von plantar
jeweils zwei be-
nachbarte Metatar-
salia fassen.

Mobilisation

Durch ein gegen-
läufiges dorso-
plantares Gleiten
die Metatarsalia
mobilisieren. Da-
bei ein ständiges
Wechseln der Ro-
tationsrichtungen
vermeiden.

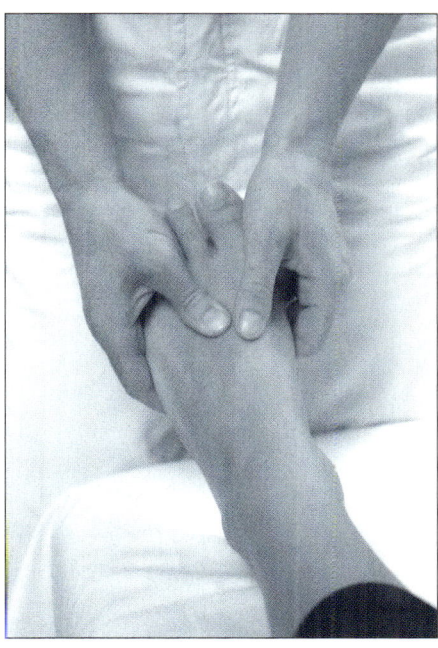

Abb. 5.3: Mobilisation der Metatarsalköpfchen

Zeltstocktechnik (Funktionsmobilisation)

5

Indikation

Einschränkungen der Vorfußmobilität, Beschwerden bei Spreizfuß.

Lagerung

Der Patient liegt auf dem Rücken. Das Kniegelenk ist leicht unterlagert. Der Therapeut steht vor dem Fuß des Patienten.

Tiefenkontakt

Die Finger III und IV beider Hände mit den Fingerkuppen von plantar zwischen die Metatarsalia II und III des Patientenfußes anmodellieren. Die Daumenballen beider Hände in gleicher Höhe dorsal auf den Fußrücken legen.

Mobilisation

Die Mobilisation verstärkt das Fußquergewölbe: Die Daumenballen beider Hände nach lateral ausstreichen. Dabei mit den Fingerkuppen auf der Plantarseite gegen halten. Bei der Mobilisierung ein Aufdehnen über die Zehengrundgelenke vermeiden.

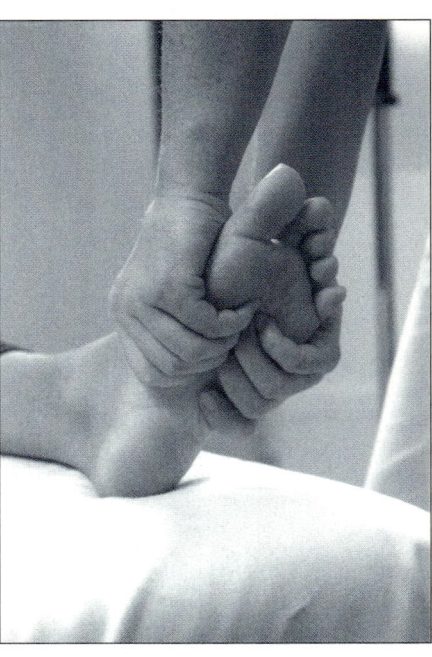

Abb. 5.4: Funktionsmobilisation des distalen Fußgewölbes (Zeltstocktechnik)

Dorsalisierung der Metatarsalköpfchen II und III (Funktionsmobilisation)

Indikation
Beschwerden bei Spreizfuß.

Lagerung
Der Patient liegt auf dem Bauch, das Kniegelenk ist ca. 90° flektiert. Am Fußende steht der Therapeut.

Tiefenkontakt
Von plantar die gedoppelten Daumenkuppen beider Therapeutenhände proximal der Metatarsalköpfchen II und III anlegen. Die Langfinger seitlich an den Fußrändern anmodellieren und den Patientenfuß in Neutral-Null-Position einstellen.

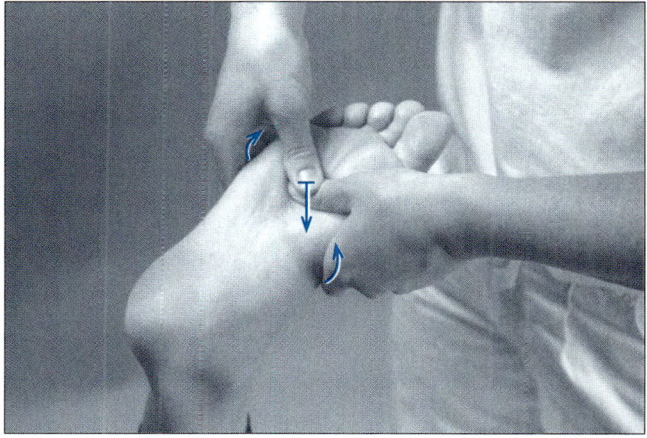

Abb. 5.5: Dorsalmobilisierung der Metatarsalköpfchen II und III

Mobilisation

Die Mobilisation erfolgt innerhalb einer Kreisbewegung: Jeweils beim Überschreiten der Senkrechten in kranialer Richtung über die Daumenkuppen einen Schub nach dorsal geben. Gleichzeitig mit den Langfingern die Seitenränder nach plantar aufziehen.

 Tips & Fallen

- Durch die Mobilisation wird das Quergewölbe des Fußes betont
- Dorsalschub über die Daumenkuppen vorsichtig durchführen (Schmerz!)
- Vorspannung über Langfinger und Daumenkuppen während der Kreisbewegung aufrechterhalten.

5

5.2.3   Fußwurzel

Anatomie

Articulatio cuneonavicularis
- **Gelenktyp:** Amphiarthrose
- **Gelenkpartner:** Ossa cuneiformia → Os naviculare.

Articulatio calcaneocuboidea
- **Gelenktyp:** Amphiarthrose
- **Gelenkpartner:** Os cuboideum → Kalkaneus.

Articulatio tarsi transversa (Chopart-Gelenklinie)
- **Gelenktyp:** Amphiarthrose
- **Gelenkpartner:** Os cuboideum → Kalkaneus und Os naviculare → Talus
- **Gelenkspaltverlauf:** S-förmig
- **Funktionsbewegung:** Inversion/Eversion 60/0/30°.

Unteres Sprunggelenk (Articulatio subtalaris und Articulatio talocalcaneonavicularis)
- **Gelenktyp:** Scharniergelenk
- **Gelenkpartner:**
  - Articulatio subtalaris: Kalkaneus, konvex → Talus, konkav
  - Articulatio talocalcaneonavicularis: Talus → Kalkaneus → Os naviculare

- **Bewegungsfreiheitsgrade:** 1 Freiheitsgrad. Pronation/Supination 50/0/30°
- **Mobilisationsrichtungen:** Traktion, Rotationsgleiten, Pro- und Supinationsmobilisation
- **Verriegelte Stellung:** maximale Supination.

Oberes Sprunggelenk (Articulatio talocruralis)

- **Gelenktyp:** Scharniergelenk
- **Gelenkpartner:** Trochlea tali, konvex → Malleolengabel, konkav
- **Gelenkspaltverlauf:** U-förmig
- **Bewegungsfreiheitsgrade:** 1 Freiheitsgrad. Extension/Flexion 25/0/40°
- **Mobilisationsrichtungen:** Traktion, ventrale und dorsale Gleitmobilisation
- **Verriegelte Stellung:** maximale Extension.

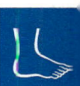

Translatorischer Gelenktest („Fußwurzeltest")

Um die Beweglichkeit der einzelnen Fußwurzelknochen zu prüfen, werden diese in dorsoplantarer Richtung translatorisch gegeneinander bewegt. Hierzu bietet sich folgendes Schema an:

	Fixation	Mobilisation
medial	Talus	Os naviculare
	Os naviculare	Ossa cuneiformia I-II
	Os cuneiforme I	Os metatarsale I
lateral	Kalkaneus	Os cuboideum
	Os cuboideum	Ossa metatarsalia IV + V
dorsal	Os cuneiforme II	Os metatarsale II
	Os cuneiforme III	Os metatarsale III
	Os cuneiforme III	Os cuboideum
	Os naviculare	Os cuboideum
plantar	Talus	Kalkaneus

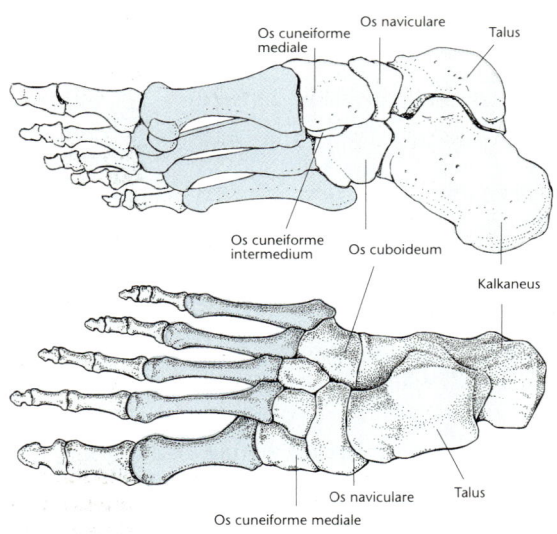

Abb. 5.6: Fußwurzelskelett [L 190]

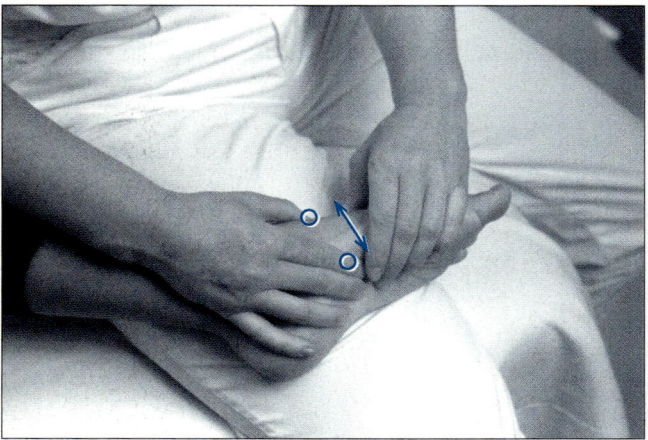

Abb. 5.7: Dorsoplantare Mobilisation des Os cuneiforme I gegen das Os naviculare beim Fußwurzeltest

Dorsoplantare Mobilisation im Tarsometatarsalgelenk I

Indikation

Einschränkungen der Mittelfußmobilität, Störungen des Abrollvorganges, Beschwerden bei Senkfuß, nach Ruhigstellung und Verletzung.

Lagerung

Der Patient liegt auf dem Rücken. Das Kniegelenk ist unterlagert. Der Therapeut sitzt am lateralen Fußrand des Patienten.

Tiefenkontakt

Mit der Schwimmhaut oder Daumen und Zeigefinger (variabel) der proximalen Therapeutenhand das Os cuneiforme I flächig von dorsal und plantar fixieren. Daumen und Zeigefinger der distalen Mobilisationshand von dorsal und plantar an die Basis des Metatarsale I legen. Den Patientenfuß in leichter Pronation einstellen.

Mobilisation

Aus der Pronationsstellung heraus über den Daumen bzw. Zeigefinger senkrecht zum distalen Gelenkpartner nach plantar bzw. dorsal mobilisieren.

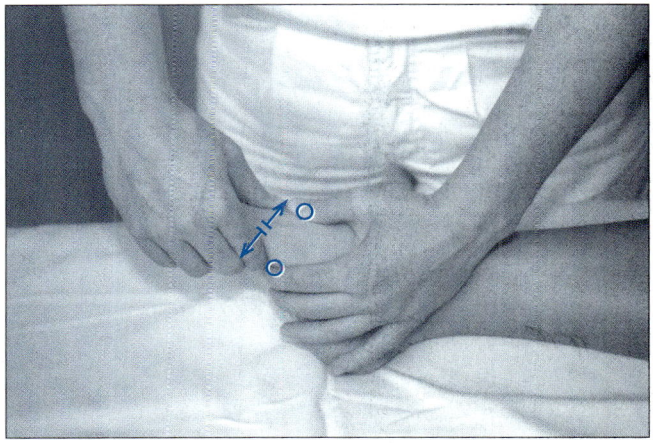

Abb. 5.8: Dorsoplantare Mobilisation der Basis des Os metatarsale I

Tips & Fallen

- Die Pronationsstellung des Patientenfußes ersetzt die Traktion. *Alternativ* ist auch eine Traktion über den distalen Gelenkpartner möglich
- Die Basis des Metatarsale I kann wahlweise auch über die Schwimmhaut der distalen Hand mobilisiert werden (Wringtechnik).

Dorsoplantare Mobilisation der Basis des Os metatarsale V

5

Indikation ☞ Dorsoplantare Mobilisation im Tarsometatarsalgelenk I.

Lagerung

Der Patient liegt auf dem Rücken. Das Kniegelenk ist unterlagert. Der Therapeut sitzt an der Medialseite des Patientenfußes.

Tiefenkontakt

Mit der Schwimmhaut oder dem Daumen und Zeigefinger der proximalen Therapeutenhand das Os cuboideum von dorsal und plantar fixieren. Die distale Mobilisationshand mit dem Daumen

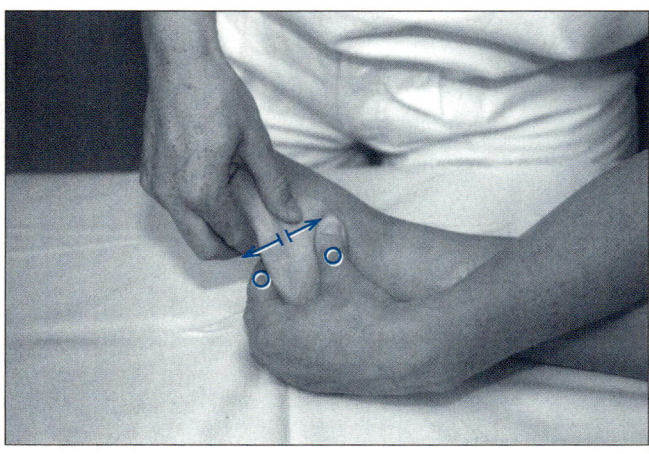

Abb. 5.9: Dorsoplantare Mobilisation der Basis des Os metatarsale V

von dorsal und dem Zeigefinger von plantar an die Basis des Os metatarsale V legen.

Mobilisation

Senkrecht zum distalen Gelenkpartner nach dorsal bzw. plantar mobilisieren. Ein ständiges Wechseln zwischen den Mobilisations-richtungen vermeiden.

Dorsalschub an den Basen der Ossa metatarsalia II – IV

Indikation

Senkfußbeschwerden, Abrollbeschwerden beim Gehen.

Lagerung

Der Patient liegt auf dem Bauch, am Fußende steht der Therapeut. Das Kniegelenk des Patienten ist leicht flektiert. Der Fuß befindet sich in Spitzfußstellung.

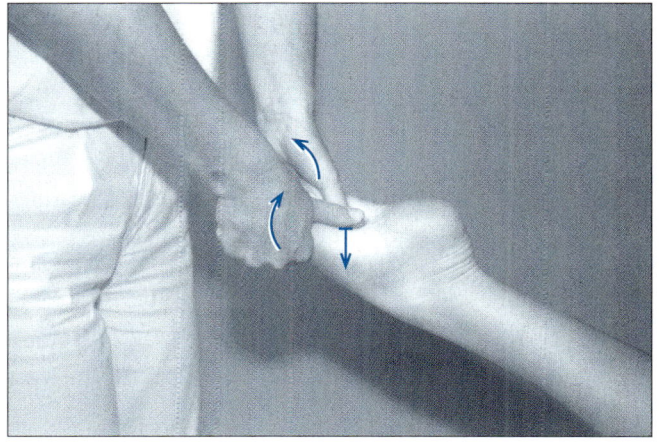

Abb. 5.10: Dorsalmobilisierung an den Basen der Metatarsalia II–IV

Tiefenkontakt

Die gedoppelten Daumenkuppen beider Therapeutenhände flächig von plantar an die Basis des Os metatarsale III legen. Die Langfinger distal der Daumenkuppen an den Fußaußenrändern anmodellieren.

Mobilisation

Die Mobilisation erfolgt aus der Spitzfußstellung innerhalb einer Kreisbewegung: Jeweils beim Überkreisen der Senkrechten in kaudaler Richtung über die Daumenkuppen einen dorsalisierenden Schub geben. Dabei gleichzeitig mit den Langfingern die Seitenränder nach plantar aufziehen. Während des Mobilisationsschubes die Spitzfußstellung zur Entspannung der Plantaraponeurose leicht verstärken.

5

 Tips & Fallen

- Darauf achten, daß durch die Spitzfußstellung das obere Sprunggelenk nicht zu stark belastet wird
- Zu große Kreisbewegung im Knie vermeiden (Verlust des Tiefenkontaktes!)
- Vorspannung während der Kreisbewegung aufrechterhalten.

Dorsalisierung des Os naviculare und Os cuboideum

Indikation

Einschränkung der Inversion bzw. Eversion, Senkfuß.

Lagerung

☞ Dorsalschub an den Basen der Metatarsalia II-IV.

Tiefenkontakt

Die gedoppelten Daumenkuppen beider Therapeutenhände von plantar flächig auf das Os naviculare bzw. das Os cuboideum legen. Die Langfinger distal der Daumenkuppen an beiden Fußaußenrändern anmodellieren.

Mobilisation

☞ Dorsalschub an den Basen der Metatarsalia II-IV.

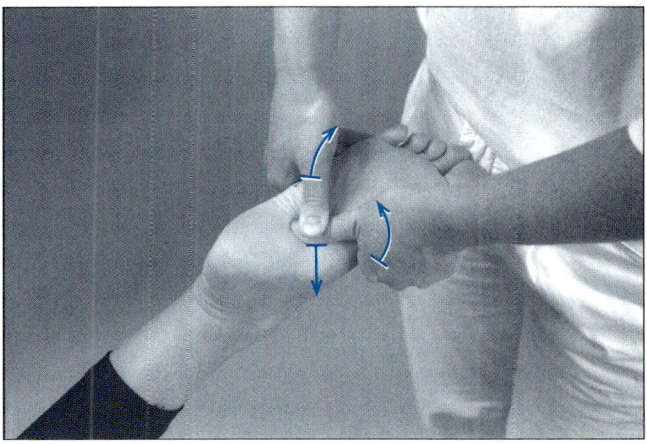

Abb. 5.11: Dorsalmobilisierung des Os naviculare und Os cuboideum

Traktion im unteren Sprunggelenk

Indikation

Einschränkung des Gelenkspiels im unteren Sprunggelenk.

Lagerung

Der Patient liegt auf dem Bauch. Das Knie ist 90° flektiert. Der Therapeut steht seitlich neben der Behandlungsliege.

Tiefenkontakt

Mit der Schwimmhaut der patientenfernen Hand den Talus ventral und distal der Malleolengabel fixieren. Dabei die Langfinger auf der Medialseite und den Daumen auf der Lateralseite anlegen. Den Kalkaneus mit der patientennahen Hand im Spitzgriff umfassen.

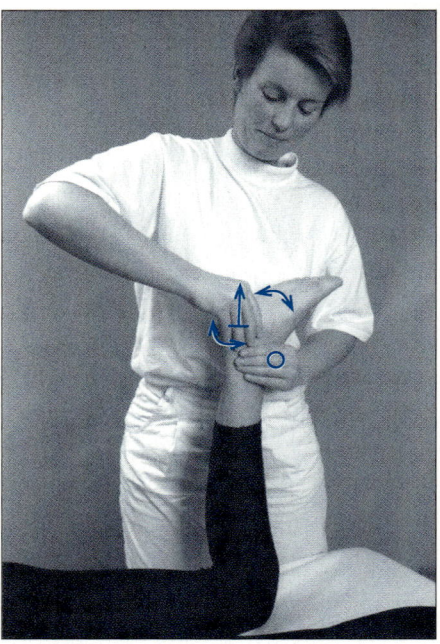

Abb. 5.12: Traktion, Rotations-, Pro- und Supinationsmobilisation im unteren Sprunggelenk

Mobilisation

Eine Traktion im subtalaren Gelenk durchführen. Der Zug am Kalkaneus kann auf Grund der verschiedenen Gelenkflächen in einem Winkel zwischen 45° und 90° erfolgen.

Rotations-, Pro- und Supinationsmobilisation des Kalkaneus
☞ Abb 5.12

Indikation

Einschränkung des Gelenkspiels im unteren Sprunggelenk.

Lagerung ☞ Traktion im unteren Sprunggelenk.

Tiefenkontakt ☞ Traktion im unteren Sprunggelenk.

Mobilisation

- *Rotationsmobilisation:* Bei fixiertem Talus und gehaltener Traktion den hinteren Kalkaneusanteil nach medial bzw. lateral mobilisieren
- *Pro- und Supinationsmobilisation:* Bei fixiertem Talus und gehaltener Traktion den Kalkaneus in Pronations- bzw. Supinationsstellung kippen.

Traktion im oberen Sprunggelenk

Indikation

Einschränkung des Gelenkspiels im oberen Sprunggelenk.

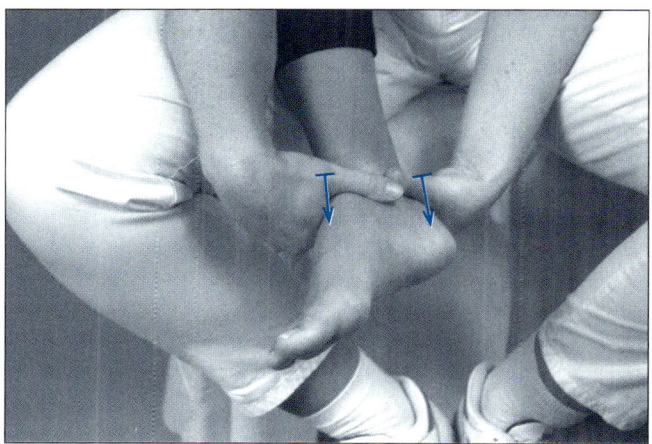

Abb. 5.13: Traktion im oberen Sprunggelenk

Lagerung

Der Therapeut sitzt auf der Behandlungsliege. Hinter ihm liegt der
Patient auf dem Rücken. Der Unterschenkel des Patienten befindet
sich in der Taille des Therapeuten.

Tiefenkontakt

Mit dem adduzierten Therapeutenarm den Unterschenkel des Patienten fixieren, damit bei der folgenden Traktion das Kniegelenk
ausgespart wird. Die Schwimmhäute der Therapeutenhände ventral
am Talus sowie dorsal am Kalkaneus anmodellieren und beide
Hände in Palmarflexion einstellen.

5 Mobilisation

Die Therapeutenhände in Richtung Dorsalflexion bewegen und eine
Traktion des Talus in Verlängerung der Unterschenkellängsachse
durchführen.

Alternative: Die Traktion ist auch aus der Bauchlage des Patienten
möglich. Hierbei entfällt die Fixation des Unterschenkels durch den
Therapeuten.

Ventralmobilisation des Talus

Indikation
Einschränkung der Plantarflexion.

Lagerung
Der Patient liegt auf dem Rücken. Sein Fuß ragt über die Behandlungsliege hinaus und ist in Plantarflexion eingestellt. Der Therapeut steht seitlich neben der Bank.

Tiefenkontakt
Die patientennahe Fixationshand von ventral proximal der Malleolengabel auf den Unterschenkel legen. Mit der patientenfernen Mobilisationshand den Kalkaneus von dorsoplantar umfassen. Dabei mit dem Unterarm die Plantarseite des Fußes schienen.

Mobilisation
Bei fixiertem Unterschenkel zunächst eine Traktion in Verlängerung der Unterschenkellängsachse durchführen. Dann über den Kalkaneus einen Ventralschub geben. Während der Mobilisation die Plantarflexion

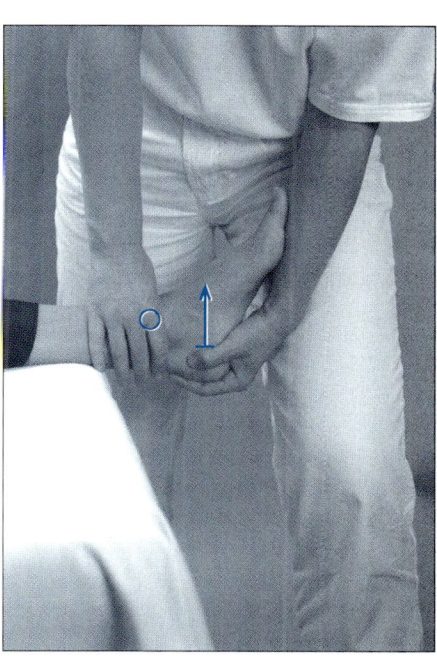

Abb. 5.14:
Ventralmobilisation im oberen Sprunggelenk

des Fußes aufrechterhalten, um eine Kompression im oberen Sprunggelenk zu vermeiden.

Dorsalmobilisation des Talus

Indikation
Einschränkung der Dorsalflexion.

Lagerung ☞ Ventralmobilisation des Talus.

Tiefenkontakt
Von dorsal die patientennahe Fixationshand proximal der Malleo-
lengabel um den Unterschenkel legen. Mit der patientenfernen
Mobilisationshand von plantar den Rückfuß umfassen, so daß der
Kalkaneus vor der Schwimmhaut liegt. Dabei mit dem gleichseitigen
Unterarm die Plantarseite des Fußes schienen.

Mobilisation
Bei fixiertem Unterschenkel zunächst eine Traktion in Verlängerung
der Unterschenkellängsachse durchführen. Dann über den Kalkaneus einen Dorsalschub geben. Während der Mobilisation die
Plantarflexion des Fußes aufrechterhalten, um eine Kompression
im oberen Sprunggelenk zu vermeiden.

Alternative: Die Dorsalmobilisation des Talus ist auch direkt über
die ventral am Talushals anliegende Schwimmhaut möglich.

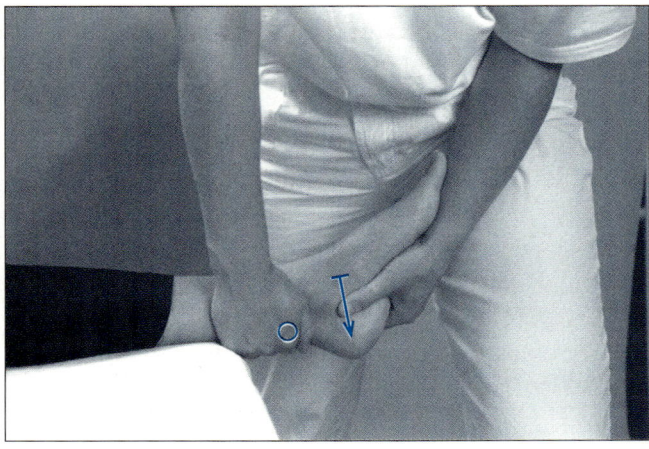

Abb. 5.15: Dorsalmobilisation im oberen Sprunggelenk

5.2.4   Tibiofibulargelenk

Anatomie

Distales Tibiofibulargelenk (Syndesmosis tibiofibularis)

- **Gelenktyp:** Syndesmose
- **Gelenkpartner:** distales Ende der Tibia → distales Ende der Fibula
- **Bewegungsrichtungen:** Mitbewegung der Fibula bei Bewegungen im Sprunggelenk
  - *Supination* → Bewegung der Fibula nach *distal* und *dorsal*
  - *Pronation* → Bewegung der Fibula nach *proximal* und *ventral*
  - *Dorsalflexion* → Bewegung der Fibula nach *lateral* und *proximal* sowie *Innenrotation*
  - *Plantarflexion* → Bewegung der Fibula nach *medial* und *distal* sowie *Außenrotation*
- **Besonderheiten:** keine Knochenführung. Verbindung durch 3 tibiofibulare Bänder und die Membrana interossea
- **Mobilisationsrichtungen:** dorsoventrale und kaudale Gleitmobilisation.

Proximales Tibiofibulargelenk (Articulatio tibiofibularis)

- **Gelenktyp:** Amphiarthrose
- **Gelenkpartner:** Tibia mit Facies articularis fibularis → Fibulaköpfchen mit Facies articularis capitis
- **Gelenkspaltverlauf:** schräg von ventrolateral nach dorsomedial
- **Besonderheiten:** Das obere Tibiofibulargelenk hat die Funktion eines „Kompensationsgelenkes" für das Sprunggelenk: Bei Extension im OSG wird die Knöchelgabel erweitert unter Anspannung der Membrana interossea, die als Syndesmose beide Unterschenkelknochen miteinander verbindet
- **Mobilisationsrichtungen:** dorsoventrale Gleitmobilisation, kaudale Mobilisation.

Mobilisation des distalen Tibiofibulargelenkes nach dorsal

5

Indikation
Einschränkung der Dorsalflexion im OSG, sekundäre Blockierungen bei Störungen im Sakroiliakalgelenk, nach Ruhigstellung und Verletzung.

Lagerung
Der Patient liegt auf dem Rücken. Das zu behandelnde Bein ist angewinkelt und stützt sich mit dem Fuß locker auf der Behandlungsliege ab. Der Therapeut sitzt oder steht vor dem Patientenbein.

Tiefenkontakt
Mit den Langfingern der patientennahen Hand das distale Tibiaende von dorsal fixieren. Den Daumenballen der patientenfernen Hand von ventral am distalen Fibulaende anmodellieren.

Mobilisation
Nach entsprechender Vorspannung wiederholt vorsichtig einen Schub nach dorsal geben, entsprechend dem Verlauf der Gelenkachse. Diese verläuft von lateroventral nach mediodorsal. Bei der Mobilisation jeglichen Krafteinsatz vermeiden.

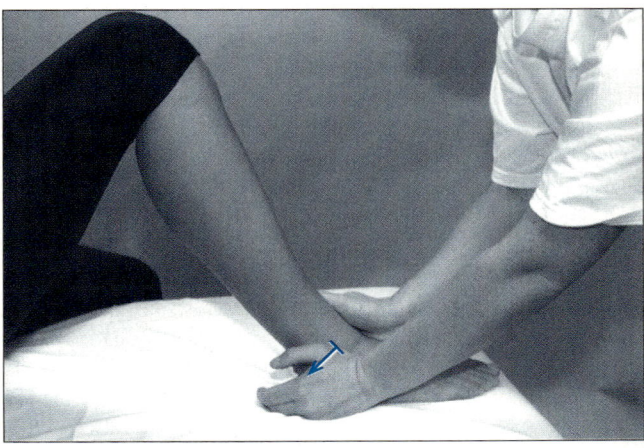

Abb. 5.16: Mobilisation des distalen Tibiofibulargelenkes nach dorsal

Mobilisation des distalen Tibiofibulargelenkes nach ventral

Indikation
☞ Mobilisation des distalen Tibiofibulargelenkes nach dorsal.

Lagerung
☞ Mobilisation des distalen Tibiofibulargelenkes nach dorsal.

Tiefenkontakt
Mit dem Handballen der patientennahen Hand das distale Tibiaende von ventral fixieren. Die Langfinger III und IV der patientenfernen Hand mit gestreckten Fingerendgelenken flächig von dorsal am distalen Fibulaende anmodellieren. Dabei auf Mitnahme der Weichteile achten.

Mobilisation
Nach entsprechender Vorspannung wiederholt nach ventral mobilisieren, entsprechend dem Verlauf der Gelenkachse. Diese verläuft von mediodorsal nach lateroventral. Darauf achten, daß während der Mobilisation die Fingerendgelenke gestreckt bleiben.

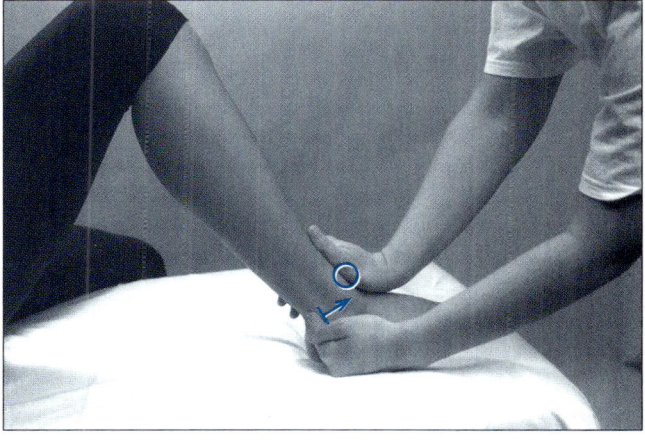

Abb. 5.17: Mobilisation des distalen Tibiofibulargelenkes nach ventral

Mobilisation des proximalen Tibiofibulargelenkes nach dorsal

Indikation

Nach Bandverletzungen, ☞ Mobilisation des distalen Tibiofibulargelenkes nach dorsal.

Lagerung

Der Patient liegt auf dem Rücken. Das zu behandelnde Bein ist leicht angewinkelt und stützt sich mit dem Fuß locker auf der Behandlungsliege ab. Der Therapeut sitzt oder steht vor dem Patientenbein.

Tiefenkontakt

Mit den Langfingern der patientennahen Hand das proximale Tibiaende von dorsal fixieren. Den Daumenballen der patientenfernen Hand unter Mitnahme der Weichteile von ventral am Fibulaköpfchen anmodellieren.

Mobilisation

Nach leichter Vorspannung vorsichtig (jeglichen Krafteinsatz vermeiden!) über den Daumenballen nach dorsal mobilisieren, entsprechend dem Verlauf der Gelenkachse. Diese verläuft von lateroventral nach mediodorsal.

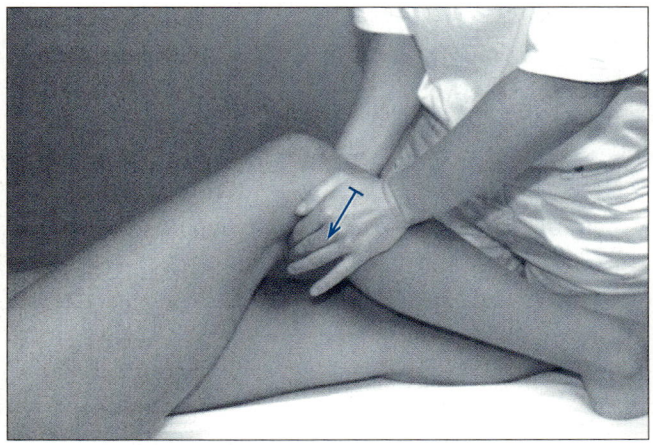

Abb. 5.18: Mobilisation des proximalen Tibiofibulargelenkes nach dorsal

Mobilisation des proximalen Tibiofibulargelenkes nach ventral

Indikation

Einschränkung der Dorsalflexion im OSG, sekundäre Blockierungen bei Störungen im Sakroiliakalgelenk, nach Ruhigstellung und Bandverletzungen.

Lagerung

☞ Mobilisation des proximalen Tibiofibulargelenkes nach dorsal.

Tiefenkontakt

Mit dem Handballen der patientennahen Hand das proximale Tibiaende von ventral fixieren. Die Langfinger II-IV der patientenfernen Hand mit gestreckten Fingerendgelenken *unter Weichteilmitnahme* von dorsal am Fibulaköpfchen anmodellieren.

Mobilisation

Unter leichter Vorspannung vorsichtig (kein Krafteinsatz!) nach ventral mobilisieren, entsprechend dem Verlauf der Gelenkachse. Diese verläuft von mediodorsal nach lateroventral.

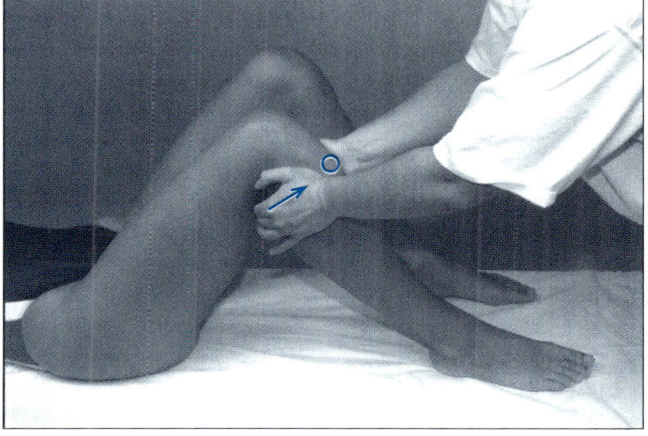

Abb. 5.19: Mobilisation des proximalen Tibiofibulargelenkes nach ventral

Tips & Fallen

Darauf achten, daß der Kontakt an der proximalen Fibula ausschließlich indirekt über das Wadenpolster erfolgt. Hierzu vor der Handanlage die Wade des Patienten als Weichteilschutz nach lateral ausstreichen.

Kaudalisierung der Fibula

Indikation:

Blockierungen der Fibula im proximalen oder distalen Tibiofibulargelenk.

Lagerung

Der Patient liegt auf der Seite. Das zu behandelnde Patientenbein befindet sich oben und ist gebeugt. Der Therapeut steht in Schrittstellung hinter dem Patienten mit Blickrichtung zum Fußende.

Tiefenkontakt

Mit der Fixationshand von medial den distalen Unterschenkel des Patienten umfassen. Die Mobilisationshand am lateralen Malleolus flächig anmodellieren und die Therapeutenellenbogen absenken.

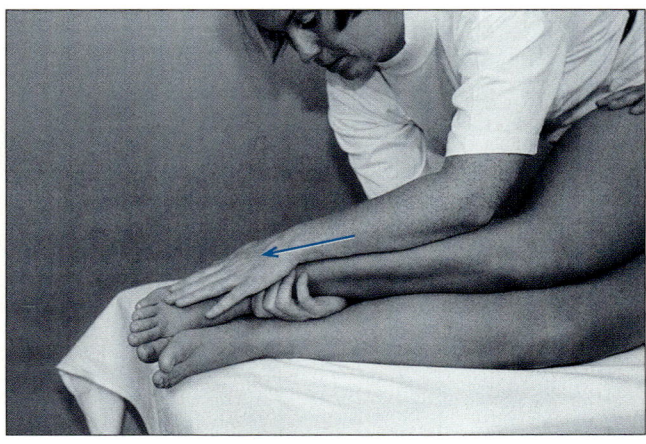

Abb. 5.20: Kaudalmobilisation der Fibula aus der Seitlage

Mobilisation

Unter gehaltener Vorspannung in Verlängerung der Fibulalängsachse nach kaudal mobilisieren. Der Mobilisationsschub erfolgt über den Körper des Therapeuten.

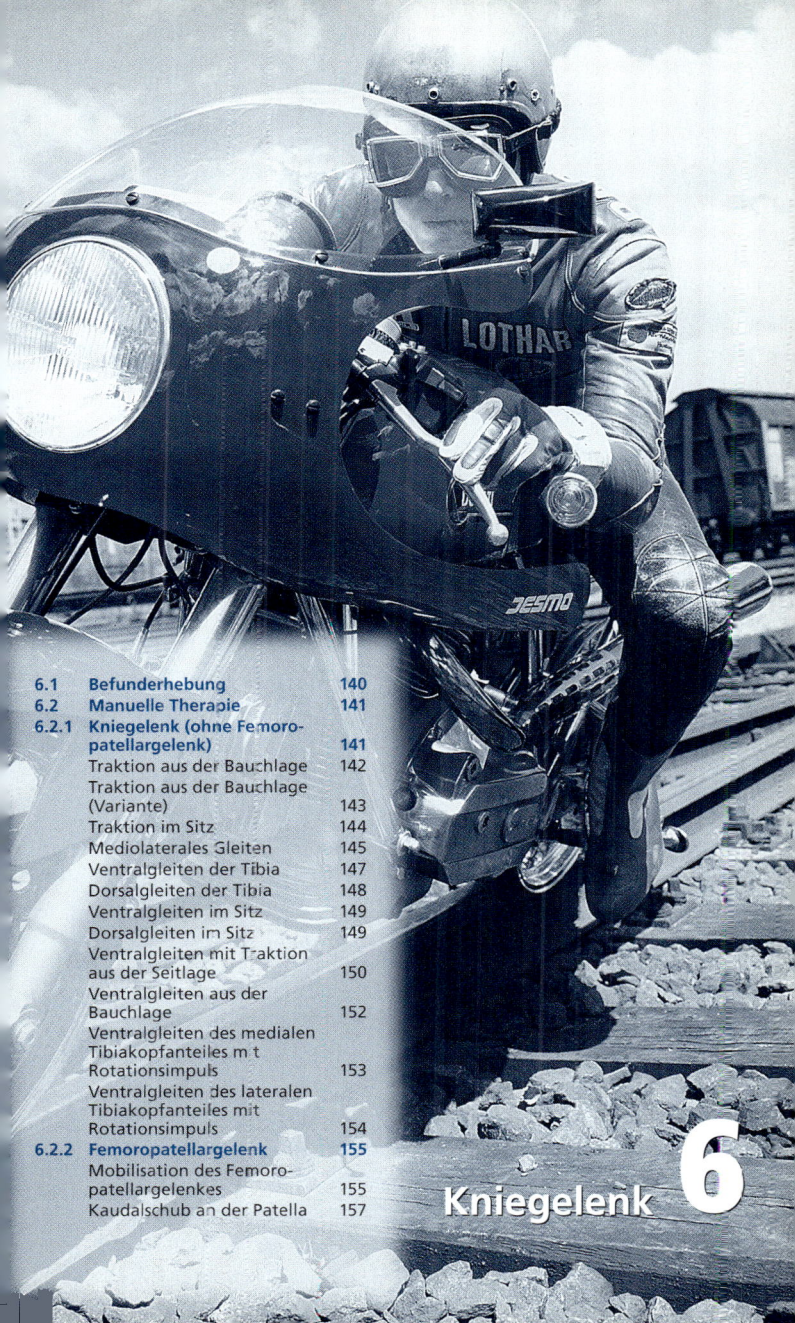

Kniegelenk 6

6.1   Befunderhebung

Anamnese ☞ 1.4.1
- Bewegungseinschränkung
- Schwellungen
- Blockaden
- Schmerzen bei Bewegung oder Belastung
- Wadenkrämpfe
- Plötzlicher Kraftverlust, „giving way".

Orthopädische Untersuchung ☞ 1.4.2

Inspektion
- Achsenabweichung: Genu varum, Genu valgum?
- Schwellung, Erguß, Hämatom?
- Quadrizepsatrophie?
- Lateralisation der Patella?

Palpation
- Patella
- Tuberositas tibiae
- Medialer und lateraler Gelenkspalt
- Epicondylus medialis und lateralis femoris
- Fossa poplitea.

Bewegungsprüfung: Aktive und passive Beweglichkeit des Kniegelenks.

Untersuchung der Muskelfunktion und Bandführung.

Manualmedizinische Untersuchung

Prüfung des Gelenkspiels
- **Kniegelenk (ohne Femoropatellargelenk)**
  - Traktion
  - Dorsoventrales Gleiten (Flexion/Extension)
  - Mediolaterales Gleiten
  - Rotationsgleiten
- **Femoropatellargelenk**
  - Kraniokaudales Gleiten (Extension/Flexion)
  - Mediolaterales Gleiten.

Differentialdiagnostik

Erkrankungen, die sich hinter rezidivierenden Blockierungen im Bereich des Kniegelenks verbergen können:
- Chondropathie, Arthrose
- Posttraumatische und postoperative Zustände. Instabilitäten nach Bandverletzung, muskuläre Insuffizienz nach Immobilisierung
- Unphysiologische Achsenverhältnisse (Genua valga bzw. vara), femoropatellare Dysplasien, Fußfehlstellungen
- Erkrankungen im Bereich der Lendenwirbelsäule und der Hüft- gelenke (z.B. Koxarthrose) sind oft mit einer Schmerzausstrahlung in das Kniegelenk verbunden uns müssen deshalb in die Unter- suchung mit einbezogen werden
- Blockierungen im Sinne einer funktionellen Störung des Gelenk- spiels müssen von mechanisch bedingten Gelenkblockaden durch Meniskus-, Knorpel- oder Synoviaanteile unterschieden werden. Häufig treten beide Blockierungsformen gemeinsam auf.

6.2 Manuelle Therapie ☞ 1.5

6.2.1 Kniegelenk (ohne Femoropatellargelenk) ▬

Anatomie
- **Gelenktyp:** Drehscharniergelenk
- **Gelenkpartner:** Femurkondylen (konvex) → Facies articularis der Tibia (flachkonkav)
- **Gelenkspaltverlauf:** transversal
- **Bewegungsfreiheitsgrade:** 2 Freiheitsgrade
  - Extension/Flexion (kombinierte Rollgleitbewegung) 10/0/140°
  - Außenrotation/Innenrotation (bei 90° Flexion im Kniegelenk) 40/0/15°
- **Besonderheiten:** Meniskus medialis und lateralis zur Gelenkfüh- rung und Druckverteilung zwischen Femur und Tibia. Vorderes und hinteres Kreuzband zur Stabilisierung des Gelenks
- **Mobilisationsrichtungen:** Traktion, mediolaterale und dorsoven- trale Gleitmobilisation, Rotation

• **Verriegelte Stellung:** maximale Extension und Außenrotation.

Traktion aus der Bauchlage

Indikation: Einschränkungen der Flexion, Extension und Rotation im Kniegelenk.

Lagerung

Der Patient liegt auf dem Bauch. Seitlich zur Behandlungsliege steht der Therapeut. Das Bein des Patienten ist soweit als schmerzfrei möglich flektiert (mindestens 15°, maximal 90°). Der Oberschenkel ist durch einen Gurt oder durch das Bein des Therapeuten an der Behandlungsliege fixiert.

Tiefenkontakt

Mit beiden Händen den distalen Unterschenkel flächig umfassen. Die Daumen an der Außenseite des Unterschenkels parallel anlegen und die Ellenbogen aufstellen. Bei der Handanlage punktförmigen Druck durch die Daumen oder Langfinger vermeiden (Periostschmerz!).

Mobilisation

Unter gehaltener Vorspannung wiederholt eine Traktion in Verlängerung der Unterschenkellängsachse durchführen.

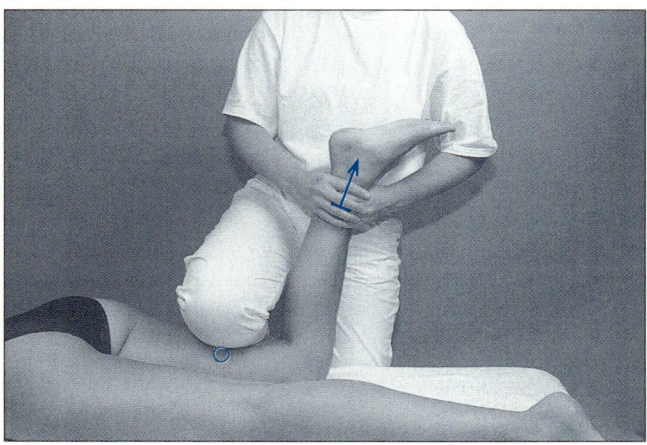

Abb. 6.1: Traktion im Kniegelenk aus der Bauchlage

Traktion aus der Bauchlage (Variante)

Indikation
Einschränkungen der Flexion, Extension und Rotation im Knie-gelenk.

Lagerung
Der Patient liegt auf dem Bauch. Das Knie ist soweit als schmerzfrei möglich flektiert. Der Therapeut steht seitlich neben der Behand-lungsliege.

Tiefenkontakt
Die Fixationshand von dorsal auf den Oberschenkel legen.
Die Schwimmhaut zeigt dabei in Richtung Kniekehle. Mit der Mobilisationshand den proximalen Unterschenkel von medial um-greifen. Den distalen Unterschenkel durch Adduktion des Thera-peutenarmes am Thorax fixieren: Hierdurch kann auch bei nur leicht flektiertem Kniegelenk eine Traktion ohne zusätzliche Hilfs-mittel durchgeführt werden.

Mobilisation
Aus der Vorspannung heraus unter Einsatz des Körpers wiederholt eine Traktion in Verlängerung der Unterschenkellängsachse aus-führen.

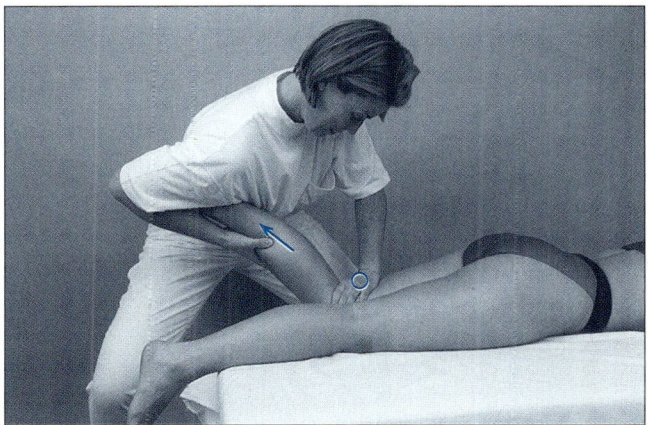

Abb. 6.2:
Traktionsmobilisation aus der Bauchlage (Variante) im Kniegelenk

Traktion im Sitz

Indikation

Einschränkungen der Flexion, Extension und Rotation im Kniegelenk.

Lagerung

Der Patient sitzt. Die Unterschenkel hängen locker über den Rand der Behandlungsliege. Der Oberschenkel des betroffenen Beines ist zur besseren Fixation leicht unterlagert. Der Therapeut sitzt vor dem Patienten.

Tiefenkontakt

Mit beiden Händen den distalen Unterschenkel des Patienten flächig umfassen.

Alternative: Den distalen Unterschenkel des Patienten mit beiden Oberschenkeln des Therapeuten fixieren.

Mobilisation

Eine Traktion nach kaudal in Verlängerung der Unterschenkellängsachse durchführen.

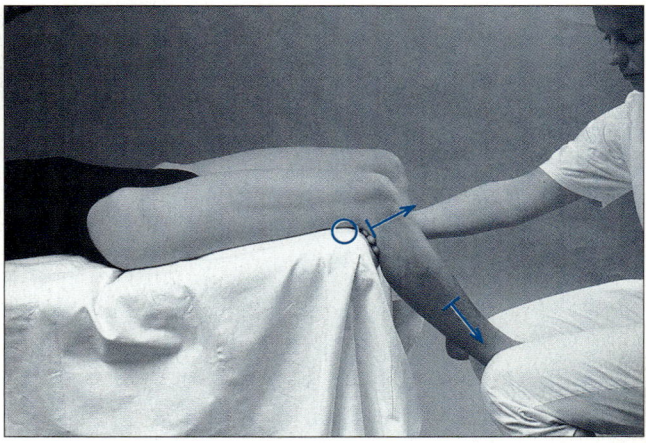

Abb. 6.3: Traktion und Ventralmobilisation des Kniegelenks im Sitz

Alternative: Die Traktion durch Absenken der Fersen in Richtung Boden bei gehaltener Adduktion der Oberschenkel ausführen. Zusätzlich kann eine Ventralmobilisation am proximalen Unterschenkel durchgeführt werden.

Mediolaterales Gleiten

Indikation

Einschränkungen der Flexion, Extension und Rotation im Kniegelenk.

Lagerung

Der Patient befindet sich in Rückenlage. Das Knie ist unterlagert und flektiert. Der Therapeut steht seitlich zum Patienten mit Blickrichtung zum Kopf.

Tiefenkontakt

Die patientennahe Hand mit der Kleinfingerkante am distalen Oberschenkel oberhalb des medialen Kniegelenkspaltes anlegen. Die patientenferne Hand mit dem Daumenballen am proximalen Unterschenkel unterhalb des lateralen Kniegelenkspaltes anmodellieren. Den Oberkörper absenken und die Ellenbogen aufstellen.

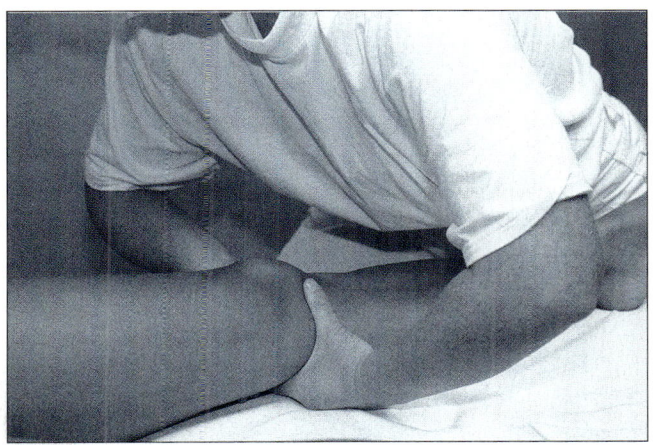

Abb. 6.4: Lateralgleiten im Kniegelenk

Mobilisation in die *entgegengesetzte Richtung:* Die patientenferne Hand mit der Kleinfingerkante oberhalb des lateralen Gelenkspaltes und die patientennahe Hand mit dem Daumenballen unterhalb des medialen Gelenkspaltes anlegen.

Mobilisation

Den Ober- und Unterschenkel des Patienten unter Anspannung des M. pectoralis gegenläufig nach lateral bzw. medial verschieben.
Das mediolaterale Gleiten ist auch aus größerer Flexionsstellung möglich (maximal 90°).

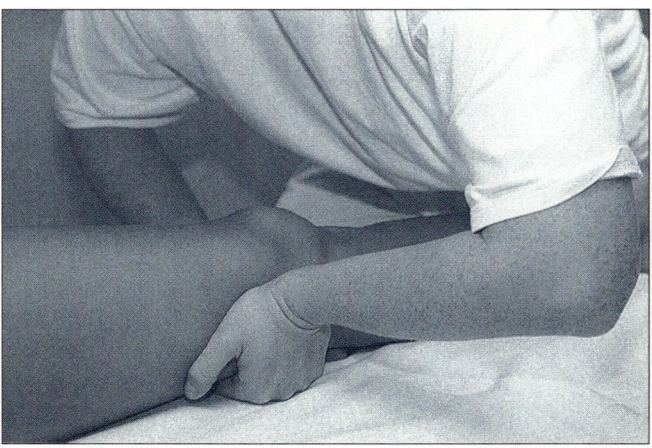

Abb. 6.5: Medialgleiten im Kniegelenk

Ventralgleiten der Tibia

Indikation

Einschränkung der Extension im Kniegelenk.

Lagerung

Der Patient liegt auf dem Rücken. Das Knie ist unterlagert und flektiert. Die Flexionsstellung, aus der heraus mobilisiert wird, kann variiert werden. Der Therapeut steht seitlich zum Patienten mit Blickrichtung zum Knie.

Tiefenkontakt

Den distalen Oberschenkel mit der proximalen Hand möglichst gelenknah, jedoch unter Aussparung der Patella, von ventral fixieren. Die distale Mobilisationshand von medial her dorsal am Tibiakopf anmodellieren.

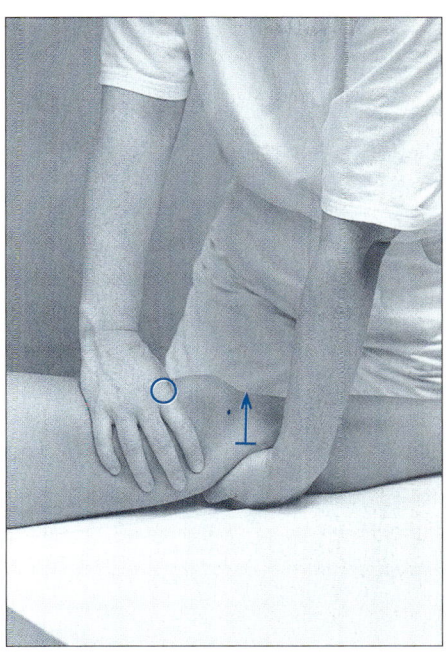

Abb. 6.6: Ventralgleiten des Tibiakopfes

Mobilisation

Durch eine rhythmische Parallelverschiebung senkrecht zur Unterschenkellängsachse die Tibia gegen die Femurkondylen nach ventral mobilisieren. Die Kombination mit einer Traktion ist hierbei nicht möglich.

Dorsalgleiten der Tibia

Indikation

Einschränkung
der Flexion im
Kniegelenk.

Lagerung

☞ Ventralgleiten
der Tibia.

Tiefenkontakt

Die proximale
Fixationshand
von medial her
dorsal am distalen
Oberschenkel
des Patienten
anlegen. Mit der
Schwimmhaut
der distalen Mo-
bilisationshand
den proximalen
Unterschenkel
von ventral
umgreifen.

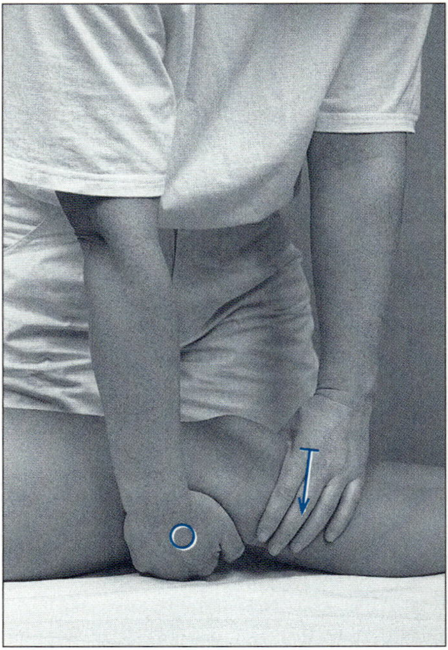

Mobilisation

Unter gehaltener
Vorspannung
über die
Schwimmhaut

Abb. 6.7: Dorsalgleiten des Tibiakopfes

wiederholt einen Schub nach dorsal geben.

Ventralgleiten im Sitz ☞ Abb. 6.8

Indikation

Einschränkung der Extension im Kniegelenk.

Lagerung

Der Patient sitzt. Die Unterschenkel hängen locker über den Rand der Behandlungsliege. Das betroffene Kniegelenk ist maximal 90° flektiert und kann bei Bedarf unterlagert werden. Vor dem Patienten sitzt der Therapeut und fixiert mit seinen Beinen den betroffenen Unterschenkel.

Tiefenkontakt

Den Oberschenkel des Patienten mit einer Hand von dorsal fixieren. Die andere Hand (Mobilisationshand) von medial her dorsal am proximalen Unterschenkel anmodellieren.

Mobilisation

Den Tibiakopf über einen Schub senkrecht zur Unterschenkel-längsachse nach ventral mobilisieren. Die Mobilisation kann über die Oberschenkel des Therapeuten mit einer Traktion kombiniert werden.

Dorsalgleiten im Sitz

Indikation

Einschränkung der Flexion im Kniegelenk.

Lagerung

☞ Ventralgleiten im Sitz. Die Flexionsstellung im Kniegelenk beim Ventral- und Dorsalgleiten kann variiert werden (maximal 90°).

Tiefenkontakt

Den Oberschenkel des Patienten mit einer Hand von dorsal fixieren. Die andere Hand (Mobilisationshand) mit der Schwimmhaut ventral am proximalen Unterschenkel anmodellieren.

Mobilisation

Am Tibiakopf einen Schub nach dorsal geben. Die Mobilisation kann über die Oberschenkel des Therapeuten mit einer Traktion kombiniert werden.

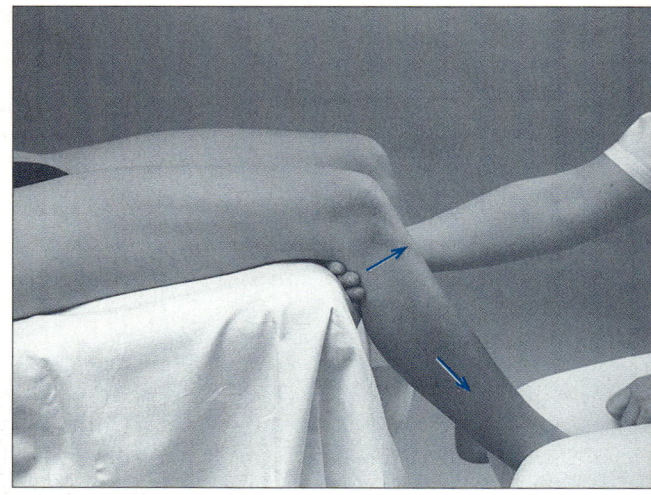

Abb. 6.8: Ventral- bzw. Dorsalgleiten der Tibia bei gehaltener Traktion

6

Ventralgleiten mit Traktion aus der Seitlage

Indikation

Einschränkung der Extension im Kniegelenk.

Lagerung

Der Patient befindet sich in Seitlage. Das betroffene Bein liegt unten und ist in Hüft- und Kniegelenk ca. 90° flektiert. Das obere Bein ist gestreckt. Der Therapeut sitzt oder steht neben dem flektierten Bein mit Blickrichtung zum Fuß.

Tiefenkontakt

Den patientennahen Oberarm von dorsal am proximalen Unterschenkel anmodellieren. Die Innenseite des Oberarms führt später den Mobilisationsschub aus, die Dorsalseite des Oberarms fixiert den Oberschenkel des Patienten. Beide Hände in Volarflexion einstellen und mit den Schwimmhäuten den distalen Unterschenkel des Patienten umfassen.

Mobilisation

Durch wiederholtes Bewegen beider Hände in Richtung Dorsalflexion eine Traktion ausführen. Gleichzeitig über eine Adduktion des Oberarmes die proximale Tibia nach ventral mobilisieren.

 Tips & Fallen

- Die Adduktion des Oberarmes wird durch Anspannung und Verlagerung des Therapeutenkörpers erleichtert
- Tiefenkontakt und Vorspannung während der Mobilisation aufrechterhalten.

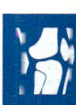

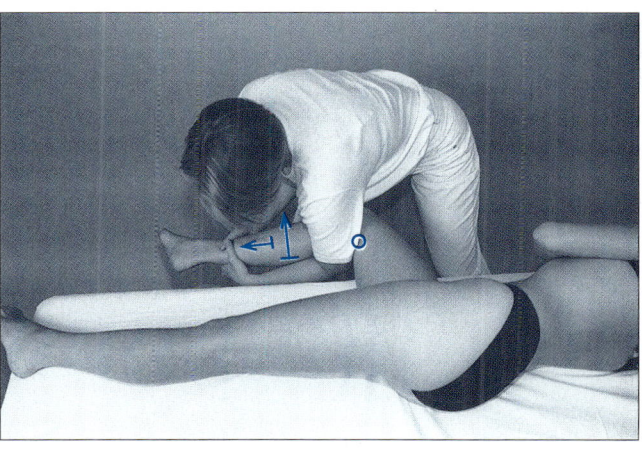

Abb. 6.9: Ventralgleiten mit Traktion aus der Seitlage

Ventralgleiten aus der Bauchlage

Indikation
Einschränkung der Extension im Kniegelenk.

Lagerung
Der Patient befindet sich in Bauchlage, am Fußende sitzt der Therapeut. Das betroffene Kniegelenk ist maximal 90° flektiert. Der Unterschenkel liegt an der Schulter des Therapeuten.

Tiefenkontakt
Beide Hände mit der Ulnarkante von dorsal am Tibiakopf anmodellieren.

Mobillisation
Durch rhythmische, pleuelartige Schübe den Tibiakopf nach ventral mobilisieren.

6

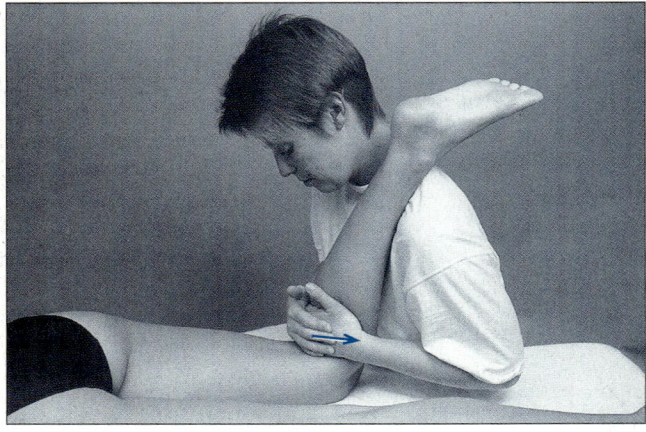

Abb. 6.10: Ventralgleiten des Tibiakopfes aus der Bauchlage

Ventralgleiten des medialen Tibiakopfanteiles mit Rotationsimpuls

Indikation: Einschränkung der Endstreckung und Schlußrotation im Kniegelenk.

Lagerung

Der Patient liegt auf dem Bauch. Das entsprechende Bein ist ca. 90° flektiert. Der Therapeut steht auf der Seite des betroffenen Beines mit Blickrichtung zum Fuß.

Tiefenkontakt

Mit der patientenfernen Hand den distalen Unterschenkel des Patienten umfassen. Die patientennahe Hand mit der Kleinfingerkante von dorsal am medialen Tibiakopf anmodellieren und den Unterarm auf dem Oberschenkel des Patienten ablegen.

Mobilisation

Zunächst mit der patientenfernen Hand eine Kreisbewegung durchführen. Dabei das Bein auf der medialen Seite extendieren und auf der lateralen Seite flektieren. Wenn das Bein des Patienten in der Flexion 90° erreicht und der mediale Gelenkspalt aufgeklappt ist, mit der Kleinfingerkante am Tibiakopf einen Rotationsimpuls nach ventral und lateral geben.

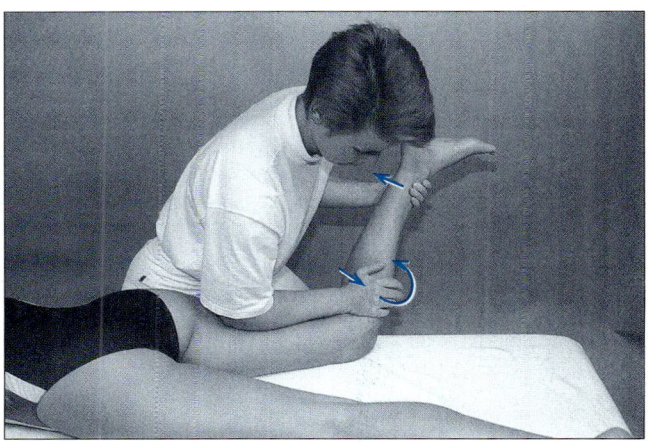

Abb. 6.11:
Ventralgleiten des medialen Tibiakopfanteiles mit Rotationsimpuls

Ventralgleiten des lateralen Tibiakopfanteiles mit Rotationsimpuls

Indikation: Einschränkung der Endstreckung und Schlußrotation im Kniegelenk.

Lagerung

Der Patient befindet sich in Bauchlage. Das entsprechende Bein ist ca. 90° flektiert. Der Therapeut steht auf der Seite des *nicht* betroffenen Beines mit Blickrichtung zum Fuß.

Tiefenkontakt

Mit der patientenfernen Hand den distalen Unterschenkel umfassen. Die patientennahe Hand mit der Kleinfingerkante von dorsal am lateralen Tibiakopf anmodellieren und den Unterarm auf dem Oberschenkel des Patienten ablegen.

Mobilisation

Zunächst mit der patientenfernen Hand eine Kreisbewegung am Unterschenkel durchführen. Dabei das Bein auf der lateralen Seite extendieren und auf der medialen Seite flektieren.

Wenn das Bein des Patienten in der Flexion 90° erreicht und der laterale Gelenkspalt aufgeklappt ist, mit der Ulnarkante am Tibiakopf einen Rotationsimpuls nach ventral und medial geben.

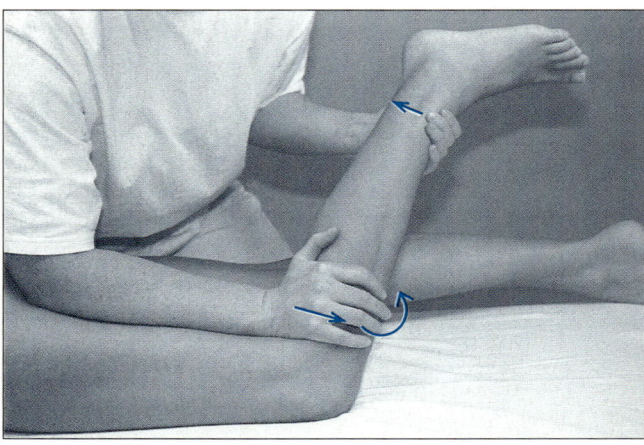

Abb. 6.12: Ventralgleiten des lateralen Tibiakopfanteiles mit Rotationsimpuls

6.2.2   Femoropatellargelenk

Anatomie

- **Gelenktyp:** Gleitgelenk
- **Gelenkpartner:** Facies patellaris des Femur (konkav) → Facies articularis der Patella (konvex)
- **Bewegungsrichtungen:** Kranial- und Kaudalgleiten bei Flexion bzw. Extension
- **Besonderheiten**
  - Hypomochlion des M. quadriceps femoris
  - Dysplasien der Gelenkflächen von Patella und Femur sind häufig
- **Mobilisationsrichtungen:** kraniokaudale, mediolaterale und diagonale Gleitmobilisation.

Mobilisation des Femoropatellargelenkes

Indikation: Eingeschränkte Beweglichkeit der Patella.

Lagerung

Der Patient liegt entspannt auf dem Rücken. Seitlich neben ihm steht oder sitzt der Therapeut. Das betroffene Kniegelenk ist unterlagert und ca. 10° flektiert.

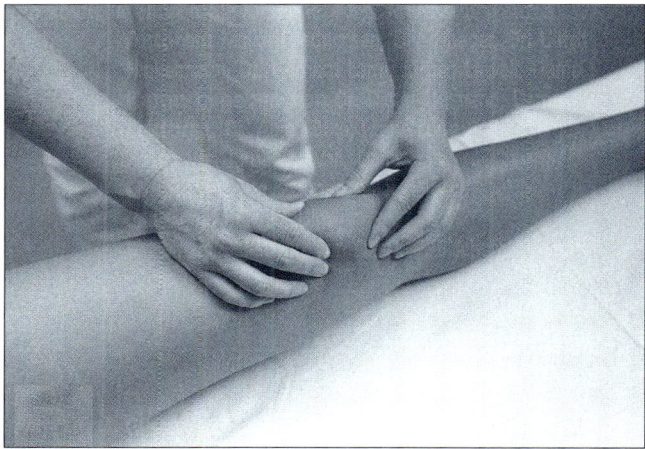

Abb. 6.13: Mobilisation des Femoropatellargelenkes

Tiefenkontakt

Mit Daumen-, Zeige- und Mittelfinger beider Hände die Patella am distalen und proximalen Rand locker umfassen.

Mobilisation

Die Patella mit weichen Bewegungen wiederholt nach kraniokaudal, mediolateral und diagonal mobilisieren. Hierbei die jeweils eingeschränkte Bewegungsrichtung betonen.

 Tips & Fallen

- Mit zunehmender Flexion des Kniegelenkes erhöht sich der Anpreßdruck der Patella
- Die Ellenbogen während der Mobilisation möglichst tief halten, um den Anpreßdruck der Patella zu vermindern.

6

Kaudalschub an der Patella

Indikation

Einschränkung der Patellabeweglichkeit nach kaudal.

Lagerung

Der Patient liegt auf dem Rücken, seine Beine sind leicht flektiert. Seitlich zum Patienten steht der Therapeut mit Blickrichtung zum Fuß.

Tiefenkontakt

Mit der Faust der patientenfernen Hand das Kniegelenk unterlagern. Die Schwimmhaut der patientennahen Hand am proximalen Patellarand anmodellieren und den Unterarm auf dem Oberschenkel des Patienten ablegen.

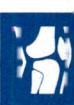

Mobilisation

Unter gehaltener Vorspannung wiederholt einen Schub nach kaudal geben. Dabei eine vermehrte Streckung im Kniegelenk vermeiden.

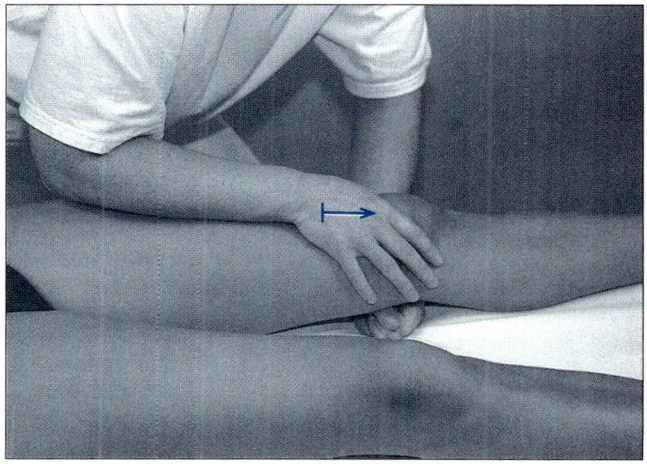

Abb. 6.14: Kaudalschub an der Patella

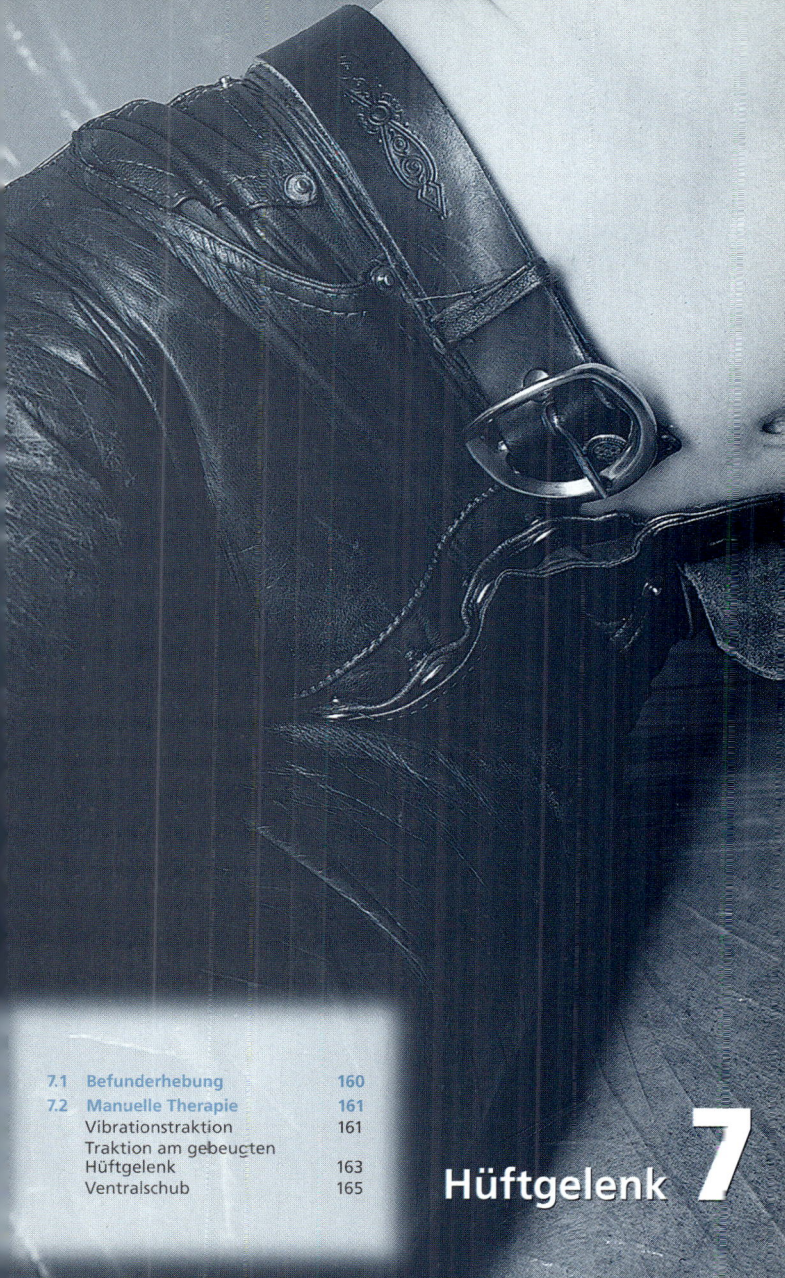

Hüftgelenk 7

7.1 Befunderhebung

Anamnese ☞ 1.4.1

- Bewegungseinschränkung
- Schmerzen
  - Funktionell: belastungsabhängig
  - Lokalisation: Ausstrahlung in Leiste, Unterbauch, Oberschenkelvorder- und -außenseite, Kniegelenk.

Orthopädische Untersuchung ☞ 1.4.2

Inspektion

- Gangbild
- Beinachse
- Beinlänge
- Beckenstand
- Muskulatur.

Palpation

- Trochanter major
- Spina iliaca
- Verlauf des Leistenbandes
- Tuber ossis ischii (Sitzbeinhöcker)
- Ventrale Kapsel.

Bewegungsprüfung: Aktive und passive Beweglichkeit des Hüftgelenkes.

Untersuchung der Muskelfunktion und Bandführung.

Manualmedizinische Untersuchung

Prüfung des Gelenkspiels

Articulatio coxae

- Lateraltraktion (Entlastung des Pfannengrundes)
- Kaudaltraktion (Entlastung des Pfannendaches)
- Ventralgleiten (Außenrotation/Extension)
- Dorsokaudales Gleiten (Innenrotation/Flexion)
- Dorsolaterales Gleiten (Adduktion)

Differentialdiagnostik

Erkrankungen, die sich hinter rezidivierenden Blockierungen im Bereich des Hüftgelenks verbergen können:

- Arthrose, Hüftdysplasie, Subluxation, M. Perthes, Epiphysiolysis capitis femoris, Hüftkopfnekrose, Coxitis fugax, Arthritiden, freie Gelenkkörper
- Schmerzen im Bereich des Hüftgelenks treten häufig auch bei Störungen an den Kreuzdarmbeingelenken und der Lendenwirbelsäule auf. Bei unklaren Befunden deshalb diese Region mituntersuchen.

7.2　　Manuelle Therapie ☞ 1.5

Anatomie

Articulatio coxae

- **Gelenktyp:** Nußgelenk
- **Gelenkpartner:** Acetabulum des Os coxae (konkav) → Caput des Femur (konvex)
- **Gelenkspaltverlauf:** sphärisch
- **Bewegungsfreiheitsgrade:** 3 Freiheitsgrade
  - Extension/Flexion 10/0/130°
  - Abduktion/Adduktion 50/0/30°
  - Innenrotation/Außenrotation 20/0/40°
- **Mobilisationsrichtungen:** Traktion, dorsolaterale und dorsokaudale Gleitmobilisation, Ventralmobilisation
- **Verriegelte Stellung:** maximale Extension und Innenrotation.

Vibrationstraktion

Indikation

Einschränkung der Flexion, Extension, Abduktion, Adduktion oder Rotation im Hüftgelenk. Schmerzen bei Erkrankungen im Bereich des Hüftgelenkes (z.B. Koxarthrose).

Lagerung

Der Patient liegt auf dem Rücken. Das betroffene Bein ist gestreckt. Der Therapeut steht am Fußende mit Blickrichtung zum Kopf.

Tiefenkontakt

Mit beiden Händen den distalen Unterschenkel des Patienten umfassen, so daß Innen- und Außenknöchel in der Hohlhand des Therapeuten liegen. Das Bein des Patienten in leichter Flexion einstellen und die Pektoralismuskulatur anspannen, um einen guten Tiefenkontakt herzustellen.

Mobilisation

Bei leicht flektiertem Ellenbogen über eine Gewichtsverlagerung des Therapeuten unter feinschlägiger Vibration eine Längstraktion durchführen.

 Tips & Fallen

- Bei Bedarf kann sich der Patient an der Behandlungsliege festhalten
- Die Vibrationstraktion möglichst lange (ca. 30–60 Sekunden) durchführen.

7

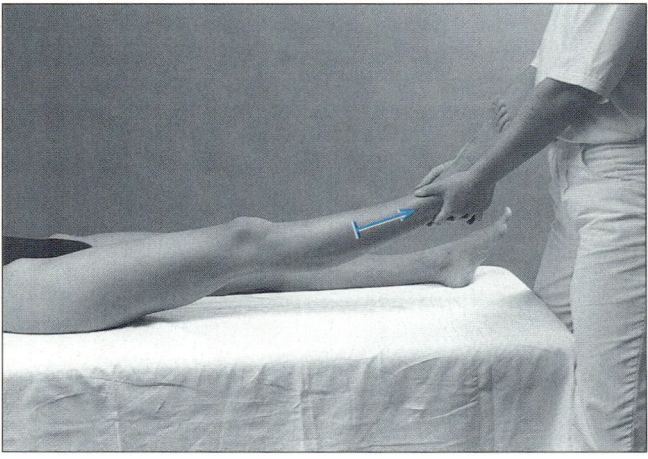

Abb. 7.1: Vibrationstraktion im Hüftgelenk

Traktion am gebeugten Hüftgelenk

Dorsokaudale Mobilisation

Indikation

Einschränkung der Flexion im Hüftgelenk, Entlastung des Pfannendaches.

Lagerung

Der Patient liegt auf dem Rücken. Das betroffene Bein ist im Hüftgelenk soweit als möglich flektiert (maximal 90°). Der Therapeut sitzt oder steht neben der Behandlungsliege mit Blickrichtung zum Kopf. Die Kniekehle des Patienten liegt über der Schulter des Therapeuten.

Tiefenkontakt

Mit beiden Händen den Oberschenkel des Patienten von ventral möglichst nah am Hüftgelenk umfassen.

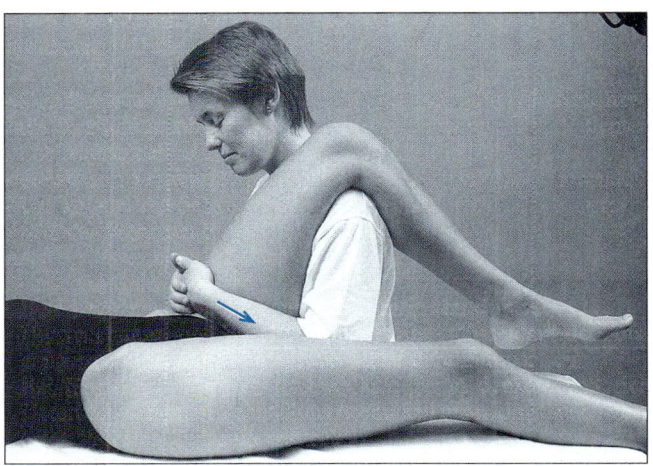

Abb. 7.2: Dorsokaudale Mobilisation mit Traktion im Hüftgelenk

Mobilisation

Mit der Ulnarkante beider Hände senkrecht zur Oberschenkel-längsachse Vorspannung nach dorsokaudal aufnehmen. Unter gehaltener Vorspannung über eine pleuelartige Bewegung nach dorsokaudal mobilisieren.

Die Mobilisation kann mit postisometrischer Relaxation (☞ 13.1) kombiniert werden.

Dorsolaterale Mobilisation

Indikation

Entlastung des Pfannengrundes.

Lagerung

Der Patient befindet sich in Rückenlage. Neben ihm sitzt oder steht der Therapeut. Das betroffene Bein ist im Hüftgelenk soweit als möglich flektiert (maximal 90°) und liegt je nach Beweglichkeit über der Schulter des Therapeuten oder auf der Behandlungsliege.

Tiefenkontakt

Mit beiden Händen den Oberschenkel des Patienten von medial möglichst nah am Hüftgelenk umfassen.

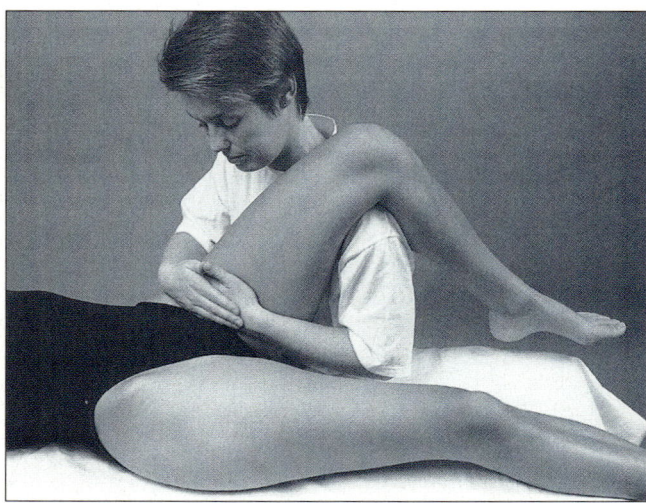

Abb. 7.3: Dorsolaterale Mobilisation mit Traktion im Hüftgelenk

Mobilisation

Maximale Vorspannung nach dorsolateral aufnehmen. Unter gehaltener Vorspannung über eine pleuelartige Bewegung nach dorsokaudal mobilisieren.

Ventralschub

Indikation

Einschränkung der Extension im Hüftgelenk.

Lagerung

Der Patient befindet sich in Bauchlage. Das betroffene Bein liegt an der Kante der Behandlungsliege. Das Becken ist leicht unterlagert. Der Therapeut steht seitlich neben dem Patienten mit Blickrichtung zum Fußende.

Tiefenkontakt

Mit der patientennahen Hand das gleichseitige Os ilium fixieren. Die patientenferne Hand (Mobilisationshand) mit dem Handballen im Bereich des Oberschenkelhalses möglichst nah am Hüftgelenk anlegen.

Mobilisation

Unter gehaltener Vorspannung wiederholt einen Schub über die Mobilisationshand nach ventral geben.

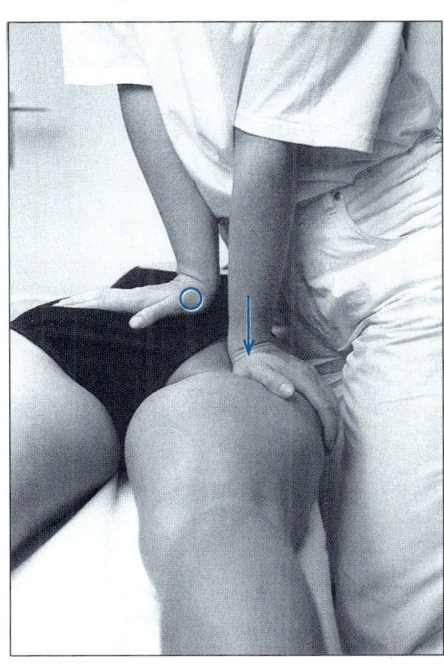

Abb. 7.4: Ventralschub im Hüftgelenk

Tips & Fallen

Bei einer Hüftbeugekontraktur das *gesamte* Becken entsprechend unterlagern. Ist die Hüftbeugekontraktur stark ausgeprägt, so ist eine Mobilisation unter Umständen nicht möglich.

7

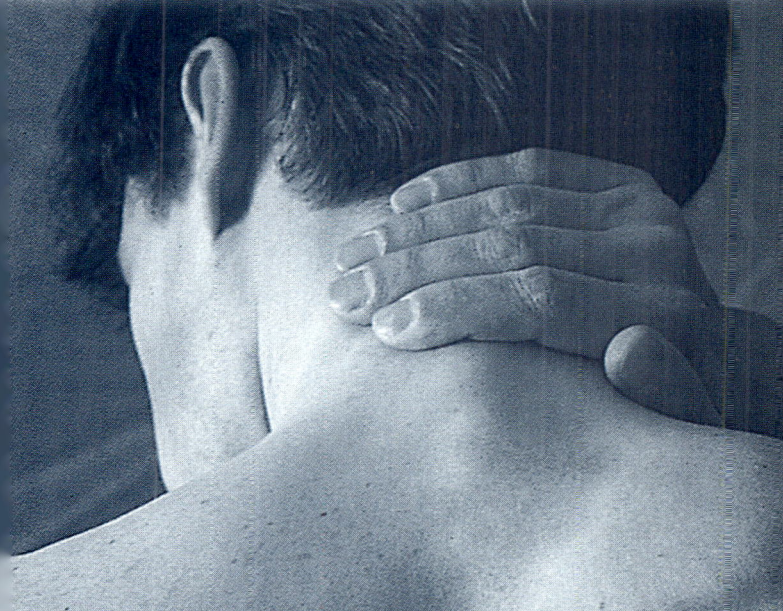

Halswirbelsäule (HWS) 8

Die Halswirbelsäule hat durch die propriozeptive Schlüsselfunktion der Kopfgelenke eine übergeordnete Bedeutung für die gesamte Wirbelsäule. Die Kopfgelenke sind an den Steuerungsvorgängen der gesamten Skelettmuskulatur beteiligt und regeln über die enge Verknüpfung mit den Sinnesorganen die Feineinstellung der Körperhaltung. Störungen der Körperstatik führen zu Gegenregulationen durch die Kopfgelenke, wodurch häufig funktionelle Störungen im Bereich der HWS auftreten.

8.1   Befunderhebung

Anamnese ☞ 1.4.1

- Blockierungen im Bereich der **Kopfgelenke**
  - Einseitiger Hinterhauptkopfschmerz mit Ausstrahlung zum Auge
  - Plötzlich auftretender Schwindel in Abhängigkeit von bestimmten Kopfhaltungen und begleitend Schmerzen im Zervikalbereich
  - Sehstörungen
  - Tinnitus
  - Hypakusis (funktionelle Schwerhörigkeit)
  - Periphere Dysästhesien
  - Angeborener Schiefhals
- Blockierungen im Bereich der **mittleren HWS**
  - Nackenschmerzen
  - Einseitige Bewegungseinschränkungen
  - Dysphagien
  - Singultus („Schluckauf")
  - Zervikobrachialgien
- Blockierungen im Bereich der **unteren HWS** und des **zerviko-thorakalen Überganges**
  - Diffuser Nackenkopfschmerz *ohne* Seitenbetonung
  - Zervikobrachialgien
  - Parästhesien in den Armen und Händen
  - Verfärbung und Schwellung der Hände, z.B. im Rahmen eines funktionellen Kompressionssyndromes des Plexus brachialis
  - Einseitige schmerzhafte Bewegungseinschränkung.

Orthopädische Untersuchung ☞ 1.4.2

Inspektion

- Kopfhaltung: Kopf mittelständig, Schiefhals, Gesichtsskoliose?
- Gesicht: Horner-Syndrom (Miosis, Ptosis, Enophthalmus), z.B. bei Läsion der Nervenwurzel C8?
- Schulterstand
- Symmetrie der Nacken- und Schultermuskulatur
- Lotrechter Aufbau der HWS in der Sagittal- und Frontalebene?

Palpation

- Protuberantia occipitalis
- Mastoid (Processus mastoideus)
- Kiefergelenk
- Aufsteigender Unterkieferast
- Atlasquerfortsatz (Processus transversus)
- Druckschmerz über den Dornfortsätzen und paravertebral der HWS?
- Klopfschmerz über den Dornfortsätzen?
- Paravertebrale Muskulatur: Muskelhartspann, Myogelosen?
- Wirbelgelenke (Facettengelenke).

Bewegungsprüfung: Aktive und passive Beweglichkeit der HWS.

Manualmedizinische Untersuchung

Dreischritt-Diagnostik ☞ 1.5.2

- **Aufsuchen der Irritationspunkte**
  - Den Irritationspunkt für das Segment **C1** über dem seitlichen Bogen des Atlas zwischen aufsteigendem Kieferast und der Mastoidspitze palpieren
  - Die Irritationspunkte für die Segmente **C2 bis C7** in Höhe des jeweiligen Dornfortsatzes einen Querfinger lateral der Dornfortsatzreihe in der Tiefe der autochthonen Muskulatur aufsuchen.

  Variante im HWS-Bereich: Prüfung der **Insertionszonen nach Sell**. Bei Blockierungen der HWS treten regelmäßig auch Irritationen im Insertionsgebiet der Nackenmuskulatur an der Linea nuchae auf. Die entsprechenden Muskelfasern werden segmental innerviert, so daß die Insertionszonen einzelnen Segmenten zugeordnet sind.

  - Für das Segment **C1** beidseits der Mittellinie den Ansatzbereich des Musculus rectus capitis posterior minor tasten

– Für die Segmente **C7 bis C2** den Ansatz des Musculus splenius capitis von der Mastoidspitze jeweils einen Querfinger nach medial versetzt an der Linea nuchae palpieren

• **Segmentale Hypomobilität**

– **C1:** Am sitzenden Patienten die Atlasquerfortsätze palpieren und eine Seitneigung des Kopfes durchführen. Bei Normobilität kommt während der passiven Seitneigung der gleichseitige Atlasquerfortsatz dem palpierenden Finger scheinbar entgegen. Anschließend eine Rotation des Kopfes ausführen, bis die Bewegung den Querfortsatz des Atlas erreicht. Während der passiven Endrotation soll sich dann die palpierte Mastoidspitze auf den Atlas zu bewegen

– **C2:** Den Dornfortsatz von C2 palpieren und eine Rotation des Kopfes durchführen. Die normobile HWS zeigt hierbei erst ab ca. 20° eine Mitrotation des Dornfortsatzes von C2, während die Mitbewegung bei Hypomobilität deutlich früher einsetzt

– **C3:** Den Dornfortsatz von C2 palpieren und den Kopf des Patienten zur Seite neigen. Bei Normobilität rotiert der Wirbel C2 zur gleichen Seite, wobei der palpierende Finger auf C2 zu Beginn der Bewegung auf die Gegenseite gedrängt wird = **Neigungsprüfung**

– **C4** und **C5:** Die Gelenkfortsätze der Wirbel 4 und 5 auf der jeweiligen Seite gleichzeitig palpieren und eine Rotation des Kopfes durchführen. Hierbei soll der palpierende Finger zunächst von C4, dann von C5 nach dorsal verdrängt werden = **Rotationsprüfung**

– **C5 bis C7:** Die Dornfortsätze von C5, C6 und C7 untereinander mit den Fingerkuppen palpieren. Dann eine Rotations- und Neigungsprüfung (s.o.) sowie eine Flexionsprüfung ausführen. **Flexionsprüfung:** Bei Normobilität bewegen sich die Dornfortsätze unter Flexion voneinander weg, während die Extension zu einer Verringerung des Abstandes zwischen den Dornfortsätzen führt.

Die Übergangsregionen der Wirbelsäule sind generell häufiger von Blockierungen betroffen.

• **Funktionelles Verhalten der segmentalen Irritation:** Den jeweiligen Irritationspunkt palpieren und eine Rotations-, Flektions- und Neigungsprüfung durchführen (s.o.). Anschließend das Ergebnis als Formel dokumentieren (☞ 1.5.2).
Variante zur Überprüfung des Befundes: Diagnostik über die Insertionszonen nach SELL. Hierbei zuerst die Insertionen des

M. rectus capitis posterior minor und des M. splenius capitis an der Linea nuchae mit der Zeigefingerkuppe palpieren Bei Irritationen im Bereich der Insertionszonen prüfen, ob eine entsprechende segmentale Hypomobilität vorliegt. Dann das funktionelle Verhalten der Insertionszone untersuchen.

Differentialdiagnostik

Erkrankungen, die sich hinter rezidivierenden Blockierungen im Bereich der HWS verbergen können:

- Erkrankungen im Bereich der oberen Luftwege, der Augen und der Ohren. Vaskulär bedingte Migräne, psychosomatische Erkrankungen, Okklusionsstörungen nach Zahnsanierung oder Zahnersatz, Erkrankungen der Kiefergelenke, Tumoren des Gehirns und des Halsmarks
- Orthopädische Erkrankungen der unteren Extremitäten, welche die Gesamtstatik beeinflussen. Erkrankungen der Schultergelenke, zervikale Bandscheibenvorfälle, Fehlbildungen der HWS, Skoliosen und schlecht gelaunte Chefärzte.

 Tips & Fallen

Auch wenn ein sicherer Blockierungsbefund im Bereich der HWS vorliegt, müssen vor der manualtherapeutischen Behandlung neurologische, ophthalmologische und otolaryngologische Erkrankungen sowie Tumoren als Ursache ausgeschlossen werden.

8.2 Manuelle Therapie ☞ 1.5

Anatomie

Halswirbelsäule

- **Aufbau:** 7 Halswirbel (HWK = Halswirbelkörper), zwischen den Wirbeln Disci intervertebrales (Bandscheiben). Am Wirbel werden unterschieden
  - Wirbelkörper
  - Wirbelbogen
  - Dornfortsatz (Processus spinosus)
  - 2 Querfortsätze (Processus transversi)
  - 4 Gelenkfortsätze mit Gelenkfacetten (Processus articulares)
- **Stellung der Gelenkflächen**
  - Ausrichtung der Gelenkflächen in der Frontalebene und Neigung um ca. 45° nach ventral
  - Die oberen Facetten sind leicht konvex, die unteren Facetten leicht konkav
- **Bewegungsfreiheitsgrade:** 3 Freiheitsgrade

HWS gesamt
  - Flexion/Extension 40/0/40°
  - Lateralflexion rechts/links 40/0/40°
  - Rotation rechts/links aktiv 60/0/60°, passiv 90/0/90°

Kopfgelenke
  - Extension/Flexion 15/0/15° (C0/C1; C0 = Hinterhaupt, C1 = HWK 1, Nick-Bewegung)
  - Rotation rechts/links 25/0/25° (C1/C2)
  - Seitneigung rechts/links 3/0/3° (C1/C2)
- **Besonderheiten**
  - Physiologische Lordose in der Sagittalebene
  - Der HWK 7 wird auch als Vertebra prominens bezeichnet, da der Dornfortsatz besonders weit vorspringt
  - Die Dornfortsätze von C3 und C4 sind in der Regel sehr kurz und können deshalb oft nicht getastet werden. Bei C1 (= HWK 1) fehlt der Dornfortsatz
  - Der Axis (HWK 2) trägt auf seiner Oberfläche als zapfenartigen Fortsatz den *Dens axis*, der mit der Fovea dentis des Atlas artikuliert

– Anomalien im Bereich der HWS sind ein häufiger Befund. Hierzu gehört z.B. die Assimilation des Atlas (HWK 1) mit dem Hinterhaupt
• **Mobilisations- und Manipulationsrichtungen:** Traktion, Rotation, laterale, dorsoventrale und kraniokaudale Mobilisation.

Kraniokaudale Schubmobilisation an der HWS

Indikation

Segmentale Bewegungsstörungen der HWS bei konstitutioneller, posttraumatischer und postoperativer Hypermobilität. Segmentale Störungen bei vertebro-basilärer Insuffizienz.

Lagerung

Der Patient liegt auf dem Rücken mit dem Kopf im Überhang. Die Behandlungsliege ist flach eingestellt. Der Therapeut steht hinter dem Patienten.

Tiefenkontakt

Eine Hand am Hinterhaupt des Patienten, die andere Hand flach am Scheitelbein anmodellieren. Den Kopf vorsichtig in alle Richtungen bewegen und die für den Patienten angenehmste Position ermitteln.

Mobilisation

Durch einen sanften nach kaudal ge-

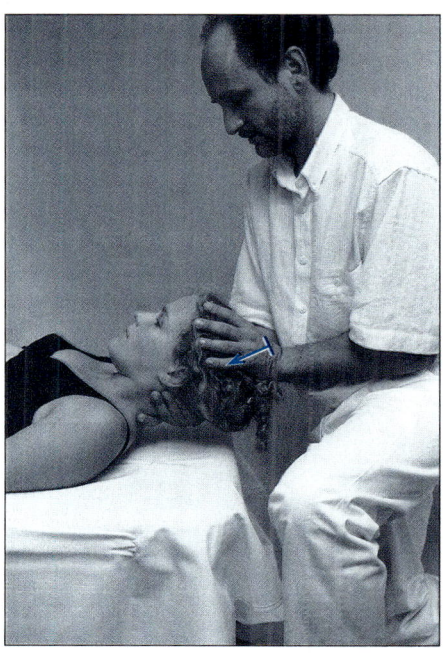

Abb. 8.1: Kraniokaudale Schubmobilisation an der HWS

richteten Druck über die Hand am Scheitelbein Vorspannung aufnehmen. Diese Stellung 30–60 Sekunden aufrechterhalten. Funktionsbewegungen des Kopfes bei der Mobilisation vermeiden.

 Tips & Fallen

Diese „homöopathische" Form der Manuellen Therapie ist hochwirksam, risikolos und kann relativ früh nach Verletzung oder OP durchgeführt werden.

Traktionsmanipulation der Kopfgelenke nach Frederick

Dieser Griff darf nur vom Arzt durchgeführt werden.

Indikation
Blockierungen der Kopfgelenke.

Lagerung
Der Patient sitzt, hinter ihm steht der Therapeut. Der Rücken des Patienten lehnt am vorstehenden Oberschenkel des Therapeuten.

8

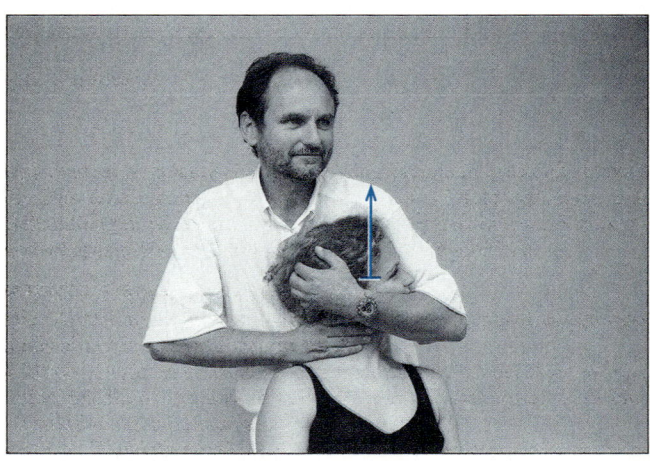

Abb. 8.2: Traktionsmanipulation des Atlas nach Frederick

Tiefenkontakt

Den Patienten von der *nicht* bewegungsempfindlichen Seite her in den Ellenbogenhang nehmen. Den Daumen der freien Hand quer über den Dornfortsatz von C2 legen und den Kopf des Patienten soweit als schmerzfrei möglich locker zur Hangarmseite rotieren. Die Kopfgelenke über den Daumen nach dorsal beugen.

Manipulation

Unter gehaltener Vorspannung eine Traktion über den Hangarm durchführen. Während des Manipulationsimpulses Rotationsbewegungen unbedingt vermeiden.

 Tips & Fallen

Eine entsprechende Atemtechnik kann die Mobilisation erleichtern: Bei der Inspiration steigert sich die Spannung der Muskulatur, während der Exspiration bei gehaltener Traktion begünstigt die Entspannung der Muskulatur die Lösung der Blockierung.

Rotationstraktion der HWS

Dieser Griff darf nur vom Arzt durchgeführt werden.

Indikation
Blockierung der HWS-Segmente C1–C7.

Lagerung
Der Patient sitzt aufrecht am Fußende der Behandlungsliege. Seitlich zum Patienten steht der Therapeut. Die Sitzhöhe der Liege ist so eingestellt, daß die ca. 90° angewinkelten Unterarme des Therapeuten in Höhe der zu behandelnden HWS stehen.

Tiefenkontakt
Die Haltehand mit dem Daumenballen auf der therapeutenfernen Seite unterhalb des Jochbeines anlegen. Den Zeige- oder Mittelfinger der Manipulationshand zwischen dem entsprechenden Dorn- und Gelenkfortsatz in der Tiefe der autochthonen Muskulatur anmodellieren und einen Zug in die freie Richtung ausüben. Den Kopf des Patienten 15° zur therapeutenfernen Seite neigen und 15° in Richtung des Therapeuten rotieren.

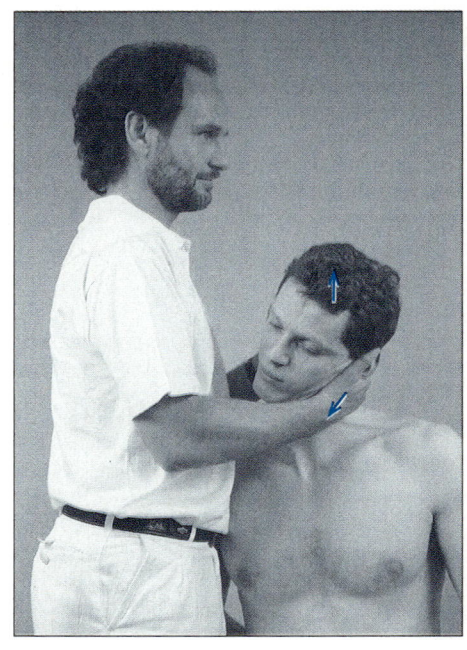

Abb. 8.3:
Rotations-Traktions-Manipulation der HWS

Manipulation

Vorspannung aufnehmen durch Traktion sowie Verstärkung der Rotation über den Manipulationsfinger und einen Probezug ausführen. Hierbei den Kopf des Patienten weit über das Bewegungsausmaß der Manipulation hinaus rotieren. Zusätzlich den Zug am Manipulationsfinger erheblich forcieren und die Traktion verstärken.

Nach Durchführung des Probezuges aus gehaltener Vorspannung einen Rotationsimpuls in die freie Richtung geben. Dabei die Traktion verstärken.

Rotationstraktion der HWS (Variante)

Dieser Griff darf nur vom Arzt durchgeführt werden.

Indikation

Blockierung der HWS-Segmente C4–C7 bei kräftigem Hals des Patienten.

Lagerung ☞ Rotationstraktion der HWS.

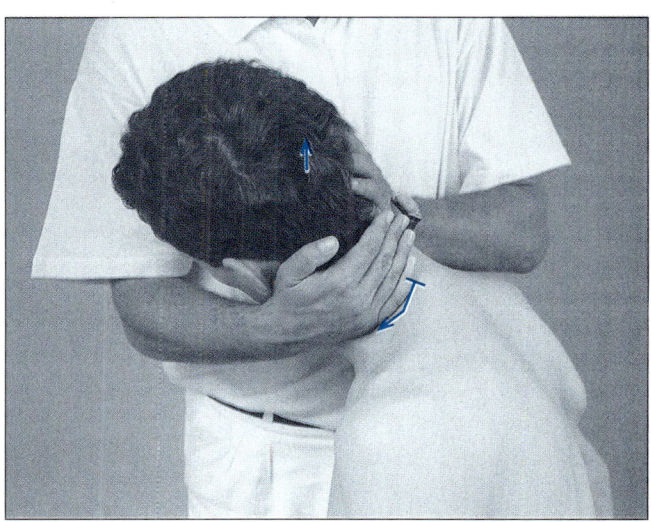

Abb. 8.4: Rotations-Traktions-Manipulation der unteren HWS

Tiefenkontakt

Die Haltehand auf der therapeutennahen Seite hinter dem Ohr des Patienten anlegen, um eine Zunahme der HWS-Lordosierung während der Manipulation zu vermeiden. Die Ulnarkante der Manipulationshand zwischen Dornfortsatz und Gelenkfortsatz des entsprechenden Wirbels anmodellieren und einen Zug in die freie Richtung ausüben.

Manipulation

Vorspannung aufnehmen durch Verstärkung der Traktion und Rotation in die freie Richtung. Während des anschließenden Probezuges mit der Rotation und der Traktion weit über das Bewegungsausmaß der Manipulation hinausgehen. Dabei den Zug über die Manipulationshand verstärken.

Nach dem Probezug aus gehaltener Vorspannung unter Verstärkung der Traktion einen Rotationsimpuls in die freie Richtung geben.

8

Rotationstraktion der HWS bei Lordosierungsempfindlichkeit

Dieser Griff darf nur vom Arzt durchgeführt werden.

Indikation

Blockierung der HWS-Segmente C1–C7.

Lagerung

Der Patient sitzt. Seitlich hinter ihm steht der Therapeut im Ausfallschritt.

Tiefenkontakt

Mit der Haltehand und dem zugehörigen Unterarm den Hinterkopf und die HWS des Patienten abstützen. Dabei durch Vorneigen des Patientenkopfes die HWS vermehrt kyphosieren. Den Zeige- oder Mittelfinger der Manipulationshand zwischen Dorn- und Gelenkfortsatz des entsprechenden Wirbels anmodellieren und einen Zug in die freie Richtung ausüben.

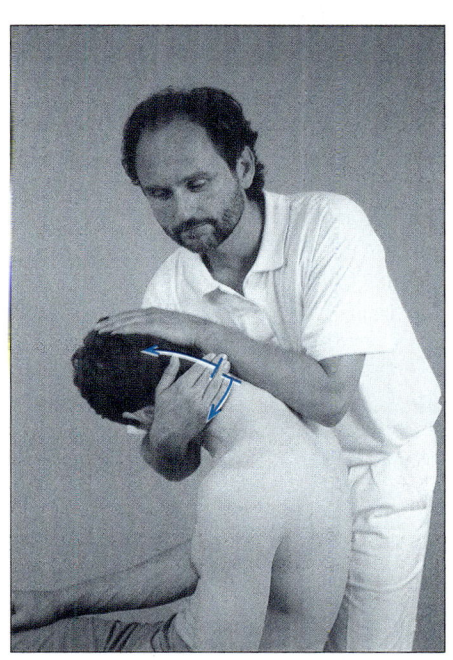
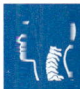

Abb. 8.5: Rotationsmanipulation der HWS bei Lordosierungsempfindlichkeit

Manipulation

Vorspannung aufnehmen durch vermehrten Zug in die freie Richtung und Verstärkung der HWS-Kyphosierung. Anschließend einen Probezug durchführen. Dann aus gehaltener Vorspannung unter Verstärkung der HWS-Kyphosierung einen Rotationsimpuls in die freie Richtung geben.

Mobilisation und Manipulation aus dem Ellenbogenhang

Dieser Griff darf nur vom Arzt durchgeführt werden.

Indikation

Blockierung der HWS-Segmente zwischen C1 und C7.

Lagerung

Der Patient sitzt. Hinter ihm steht der Therapeut. Der Oberkörper des Patienten lagert entspannt auf dem vorstehenden Bein des Therapeuten. Der Kopf des Patienten befindet sich im Ellenbogenhang.

Tiefenkontakt

Die Radialkante des Zeigefingers der freien Hand unter Schub in die freie Rotationsrichtung zwischen Dornfortsatz und Gelenkfortsatz anmodellieren.

Variante: Bei der Mobilisation des Atlas den Tiefenkontakt über Daumen, Schwimmhaut und Zeigefinger der Arbeitshand aufnehmen.

8

Manipulation

Vorspannung aufnehmen unter Verstärkung des Tiefenkontaktes und der Traktion. Nach einem Probezug aus gehaltener Vorspannung einen kurzen Rotationsimpuls in die freie Richtung geben.

 Tips & Fallen

Dieser Griff kann auch gegenläufig durchgeführt werden, indem der Schub mit dem Daumen erfolgt und über den Hangarm gegenrotiert wird.

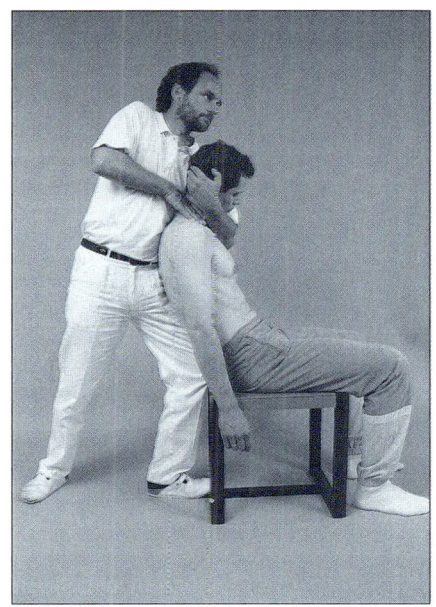

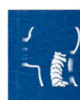

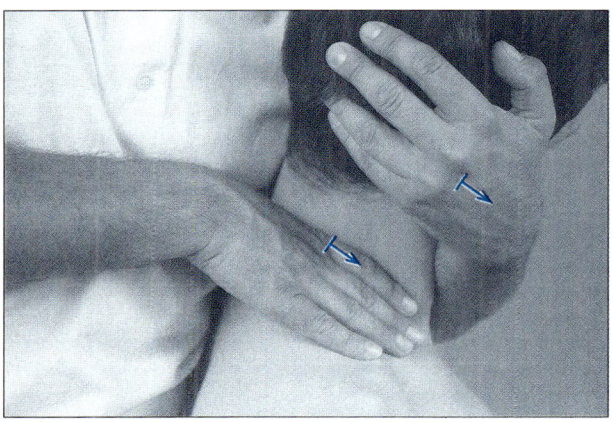

Abb. 8.6: Rotationsmobilisation aus dem Ellenbogenhang

Modifizierter Ellenbogenhang bei kyphotisch eingestellter HWS

Dieser Griff darf nur vom Arzt durchgeführt werden.

Indikation

Blockierung der HWS-Segmente C1–C7.

Lagerung

Der Patient sitzt und stützt sich mit vermehrt kyphosierter BWS am seitlich hinter ihm stehenden Therapeuten ab. Die HWS des Patienten ist ebenfalls kyphosiert und wird durch den Oberkörper des Therapeuten in dieser Stellung gehalten. Der Kopf des Patienten befindet sich im Ellenbogenhang und ist 15° zur therapeutenfernen Seite geneigt sowie 15° in Richtung des Therapeuten rotiert. Der Hangarm des Therapeuten liegt hierbei *nicht unter* dem Kinn des Patienten, sondern wird *um das Kinn herum geführt* (modifizierter Ellenbogenhang).

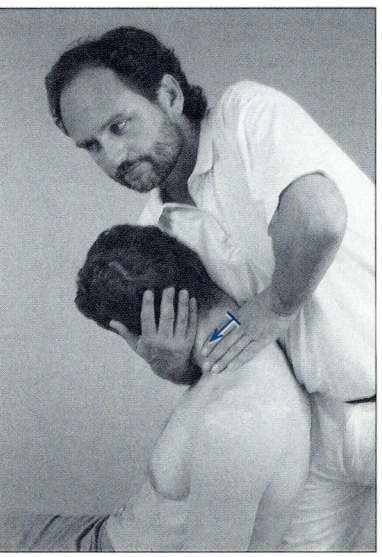

Abb. 8.7: Manipulation in der modifizierten Ellenbogenhangtechnik

8

Tiefenkontakt

Die Arbeitshand mit der Radialkante des Zeigefingers derotierend im hinteren Quadranten der rotationsempfindlichen Seite des Segmentes anlegen.

Manipulation

Vorspannung aufnehmen durch Verstärkung der Derotation und der Kyphosierung. Anschließend einen Probezug durchführen. Aus gehaltener Vorspannung einen kurzen derotierenden und kyphosierenden Impuls geben. Während der Kyphosierung eine Verstärkung der Seitneigung vermeiden.

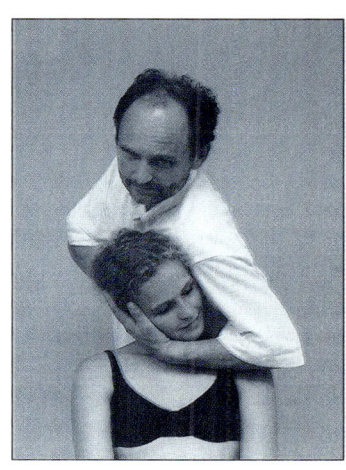

Abb. 8.8: Modifizierter Ellenbogenhang bei kyphotisch eingestellter HWS

Traktionsmobilisation der HWS mit Vibration

Indikation

Blockierungen der oberen HWS.

Lagerung

Der Patient sitzt mit nach vorn geneigtem Kopf auf der Behandlungsliege. Hinter ihm steht der Therapeut im Ausfallschritt und stützt den locker zurückgelehnten Oberkörper des Patienten.

Tiefenkontakt

Die Daumenballen am Hinterkopf des Patienten beidseits der Linea nuchae anmodellieren. Die Ellenbogen ventral vor den Patientenschultern positionieren, so daß ein Traktionshebel entsteht.

Mobilisation

Vorspannung aufnehmen durch geringe Traktion. Aus der Vorspannung heraus unter gleichzeitiger Vibration die Traktion leicht verstärken.

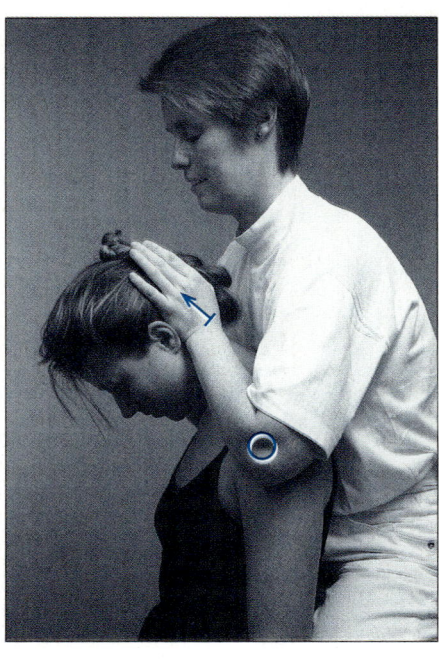

Abb. 8.9: Kyphosierende Traktion mit Vibration (Versöhnungsgriff)

Handglisson

Indikation

Bewegungseinschränkungen der HWS-Segmente und der oberen BWS-Segmente (Th1-Th3).

Lagerung

Der Patient liegt auf dem Rücken. Sein Kopf ist auf der Behandlungsliege oder alternativ auf den Oberschenkeln des hinter ihm sitzenden Therapeuten abgelegt.

Tiefenkontakt

Beide Hände mit den Radialkanten der Zeigefinger paraspinös im Bereich der oberen Brustwirbelsäule anmodellieren.

Mobilisation

Unter Pektoralisanspannung und Gewichtsverlagerung einen gleichmäßigen Zug nach kranial durchführen.

 Tips & Fallen

- Während der Mobilisation eine Verstärkung der HWS-Lordosierung vermeiden
- Bei Erreichen des Haaransatzes die Mobilisation beenden.

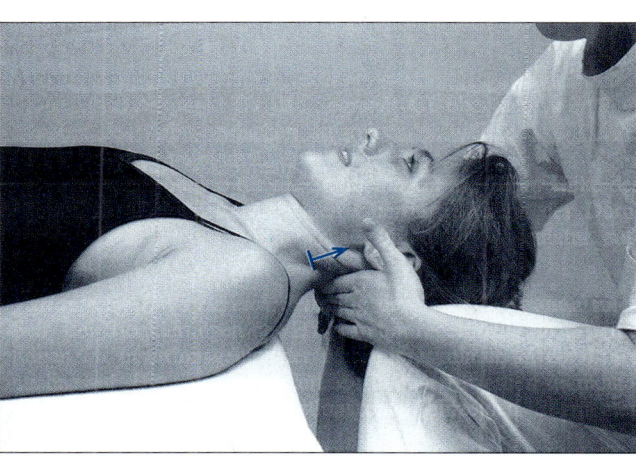

Abb. 8.10: Handglisson

Kyphosierende Traktion (generalisiert und segmental)

Indikation

Blockierungen mehrerer oder einzelner HWS-Segmente, Einschränkung der Flexion.

Lagerung

Der Patient liegt auf dem Rücken mit dem Kopf im Überhang. Seitlich hinter der Behandlungsliege steht oder sitzt der Therapeut und stützt den Kopf des Patienten mit seinem Unterarm ab.

Tiefenkontakt

Generalisiert: Die Fixationshand im Gabelgriff (☞ Abb. 8.11) in Höhe des hinteren Wirbelbogens von C7 anmodellieren. Die Mobilisationshand von dorsal an das Hinterhaupt legen und die HWS in Flexion einstellen.

Segmental: Die entsprechenden zwei benachbarten Wirbel jeweils im Gabelgriff fixieren bzw. mobilisieren.

Mobilisation

Unter *leichter* Verstärkung der Flexion eine Traktion durchführen.

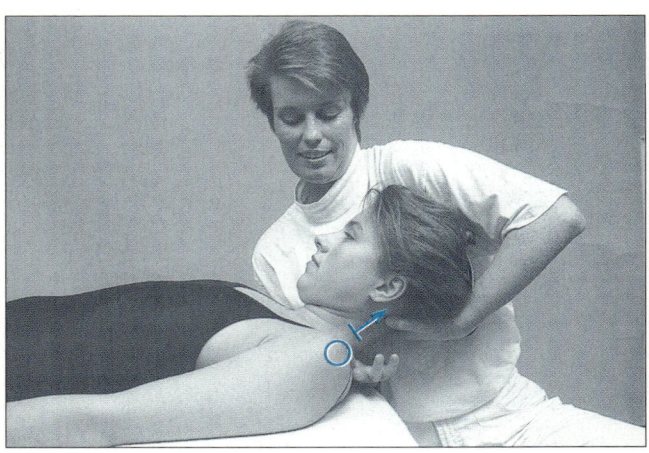

Abb. 8.11: Kyphosierende Traktion (generalisiert)

Laterolaterales Gleiten (generalisiert)

Indikation
Blockierungen der HWS mit Einschränkung der Lateralflexion.

Lagerung
Der Patient befindet sich in Rückenlage mit dem Kopf im Überhang. Der hinter ihm sitzende Therapeut hält den Kopf des Patienten. Die Unterarme des Therapeuten liegen auf den Oberschenkeln.

Tiefenkontakt
Beide Hände am Hinterhaupt des Patienten anmodellieren.

Mobilisation
Vorspannung aufnehmen durch eine lösende Traktion und leichtes Lateralgleiten. Dann weich und rhythmisch federnd nach lateral mobilisieren.

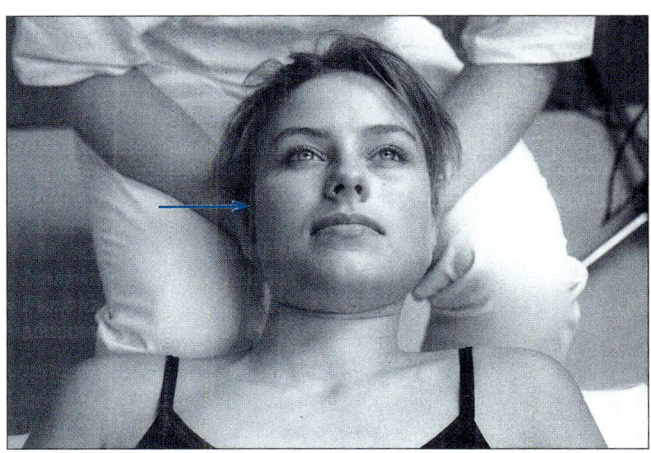
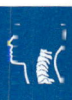

Abb. 8.12: Laterolaterales Gleiten (generalisiert)

 Tips & Fallen
- Rotation oder Lateralflexion der HWS während der Mobilisation vermeiden
- Mit zunehmendem Gleiten nach lateral die Traktion entsprechend vermindern, um den Gleitweg nicht zu sperren

- Bei der Mobilisation sind Erleichterungstechniken wie die postisometrische Relaxation oder entsprechende Atemtechniken (☞ 1.5.2) zur Erweiterung des Bewegungsausmaßes hilfreich.

Laterolaterales Gleiten (segmental)

Indikation

Blockierungen der HWS, Einschränkung der Lateralflexion.

Lagerung

☞ Laterolaterales Gleiten (generalisiert). Der Kopf des Patienten liegt auf den Oberschenkeln des Therapeuten.

Tiefenkontakt

Auf Höhe des hinteren Wirbelbogens der entsprechenden zwei benachbarten Wirbel die Radialkanten beider Hände kontralateral anlegen. Dabei die Hände um 45° kippen, gemäß der Neigung der Facettengelenke.

Mobilisation

Aus der gehaltenen Vorspannung gegenläufig nach lateral mobilisieren. Dabei seitlichen Druck an den Querfortsätzen vermeiden.

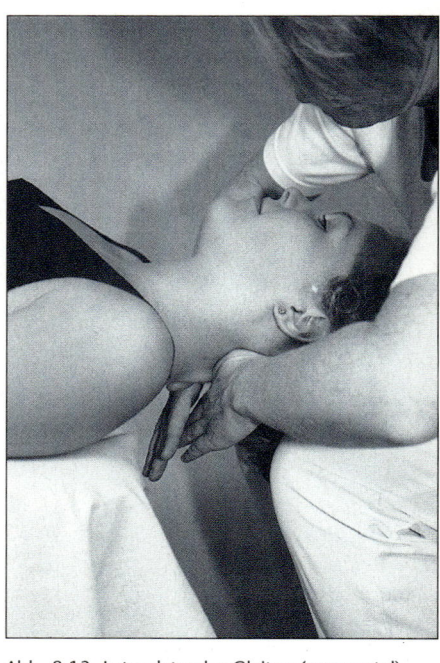

Abb. 8.13: Laterolaterales Gleiten (segmental)

8

Dorsales Gleiten

Indikation

Einschränkung der Extension im Bereich der mittleren und unteren HWS.

Lagerung

Der Patient liegt auf dem Rücken mit dem Kopf im Überhang.

Tiefenkontakt

Eine Hand am Hinterhaupt des Patienten anmodellieren und den Unterarm auf dem Oberschenkel abstützen. Die andere Hand mit der Schwimmhaut auf das Kinn legen.

Mobilisation

Aus gehaltener Vorspannung unter leichtem Kranialzug den Kopf des Patienten weich und rhythmisch federnd nach dorsal bewegen.

 Tips & Fallen

- Mobilisation äußerst vorsichtig durchführen, da bei diesem Griff sensible Störungen auftreten können
- Mit zunehmendem Gleiten nach dorsal die Traktion entsprechend vermindern, um den Gleitweg nicht zu sperren.

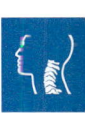

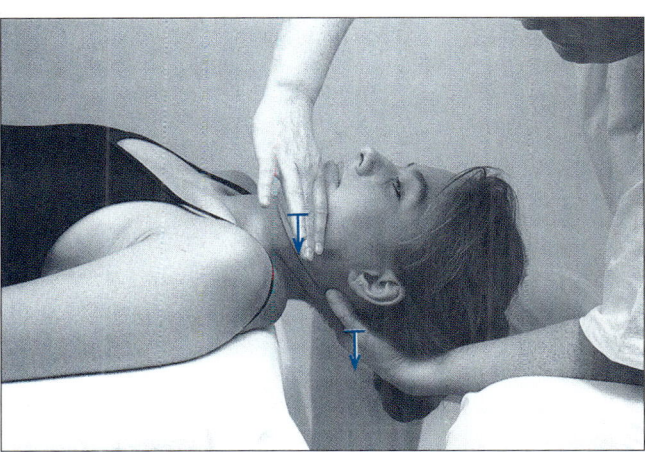

Abb. 8.14: Dorsales Gleiten

Ventrales Gleiten

Indikation

Einschränkung der Flexion im Bereich der unteren und mittleren HWS.

Lagerung ☞ Dorsales Gleiten.

Tiefenkontakt

Eine Hand am Hinterhaupt des Patienten anmodellieren und den Unterarm auf dem Oberschenkel abstützen. Die andere Hand unter das Kinn legen.

Mobilisation

Unter leichter Traktion aus gehaltener Vorspannung weich und rhythmisch federnd nach ventral mobilisieren. Hierbei mit zunehmendem Ventralgleiten die Traktion entsprechend vermindern, um den Gleitweg nicht zu sperren.

8

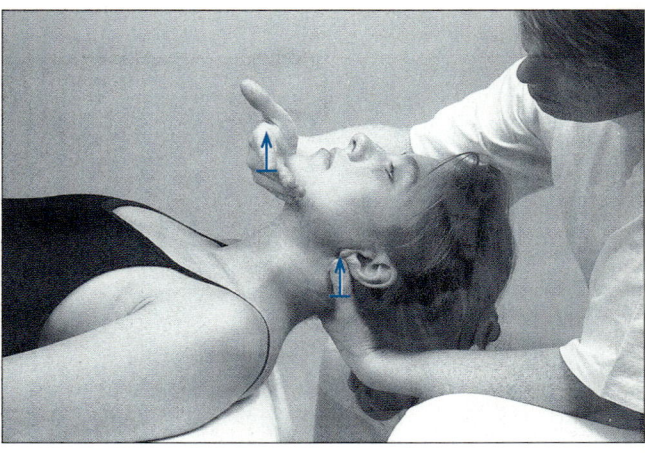

Abb. 8.15: Ventrales Gleiten

Rotationstraktion

Indikation

Blockierung der Rotation in den Segmenten C5–C7.

Lagerung

Der Patient liegt auf dem Bauch. Auf der rotationsempfindlichen Seite steht der Therapeut. Das Kopfteil der Behandlungsliege ist abgesenkt. Der Kopf des Patienten ist jeweils ca. 15° in Richtung des Therapeuten nach lateral flektiert und zur therapeutenfernen Seite rotiert.

Tiefenkontakt

Die kopfnahe Mobilisationshand mit der Ulnarkante kontralateral zur gestörten Gelenkspielrichtung am hinteren Wirbelbogen des blockierten Wirbels anmodellieren. Mit der fußnahen Hand den Hinterkopf des Patienten von dorsal fixieren.

Mobilisation

Aus gehaltener Vorspannung den Wirbel über die Ulnarkante der Mobilisationshand weich und rhythmisch federnd in Richtung des Therapeuten rotieren. Dabei eine Gegenrotation durch die Fixationshand am Hinterkopf vermeiden.

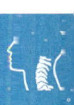

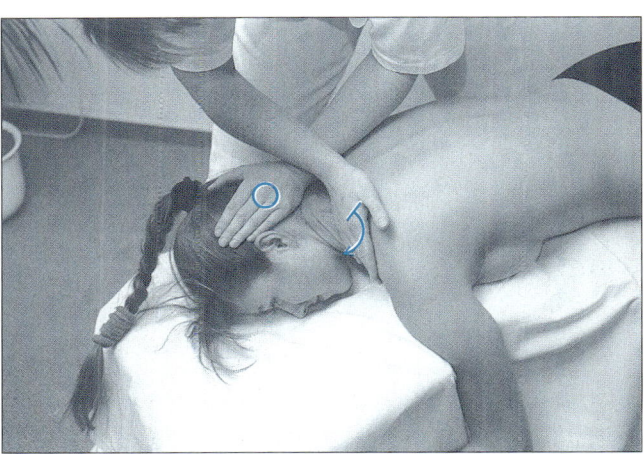

Abb. 8.16: Rotationstraktion aus der Bauchlage

Rotationstraktion (Mitnehmertechnik)

Indikation

Blockierung der Rotation in den Segmenten C1–Th3.

Lagerung

Der Patient sitzt. Auf der rotationsempfindlichen Seite steht der Therapeut. Der Kopf des Patienten ist zur therapeutenfernen Seite leicht geneigt.

Tiefenkontakt

Eine Hand mit der Ulnarkante des Daumens am hinteren Wirbelbogen des kaudalen Partnerwirbels anmodellieren, so daß dieser zur therapeutenfernen Seite rotiert wird. Die Ulnarkante der anderen Hand am kontralateralen hinteren Wirbelbogen des kranialen Partnerwirbels anlegen. Letzterer wird später in Richtung des Therapeuten rotiert.

Mobilisation

Unter leichter Traktion über die Ulnarkante der kranialen Hand eine Rotation in Richtung des Therapeuten ausführen. *Alternativ* kann die Mobilisation auch als Gegenrotation über die am kaudalen Partnerwirbel liegende Ulnarkante des Daumens erfolgen.

8

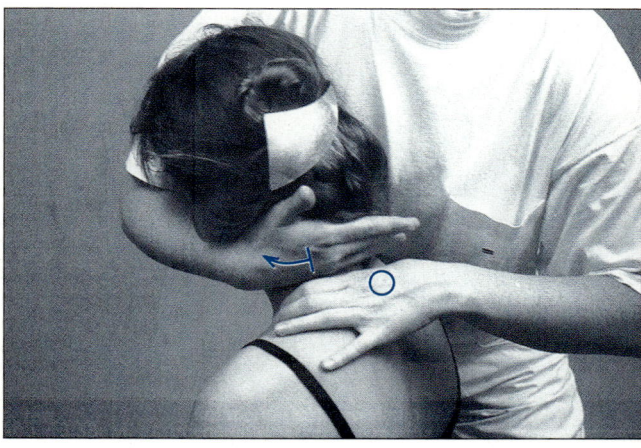

Abb. 8.17: Rotationstraktion (Mitnehmertechnik)

Tips & Fallen

- Durch zusätzliche Kyphosierung der HWS wird das Segment weiter aufgedehnt
- Die aufrechte Haltung des Oberkörpers kann unterstützt werden, indem sich der Patient an das aufgestellte Bein des Therapeuten lehnt.

Mobilisation der Kopfgelenke (Ellenbogenhang)

Indikation: Blockierungen im Segment C1.

Lagerung

Der Patient sitzt. Seitlich neben ihm steht der Therapeut.

Tiefenkontakt

Den Kopf des Patienten in den Ellenbogenhang nehmen, so daß sich das Kinn in der Ellenbeuge des Therapeuten befindet. Unter- und Oberarm am Jochbein des Patienten anlegen. Die andere Hand mit der Ulnarkante des Daumens und der Radialkante des Zeigefingers am hinteren Wirbelbogen des Atlas anmodellieren. Zusätzlich kann der Therapeut ein Bein auf der Behandlungsliege aufstellen, um den Oberkörper des Patienten abzustützen.

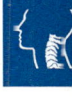

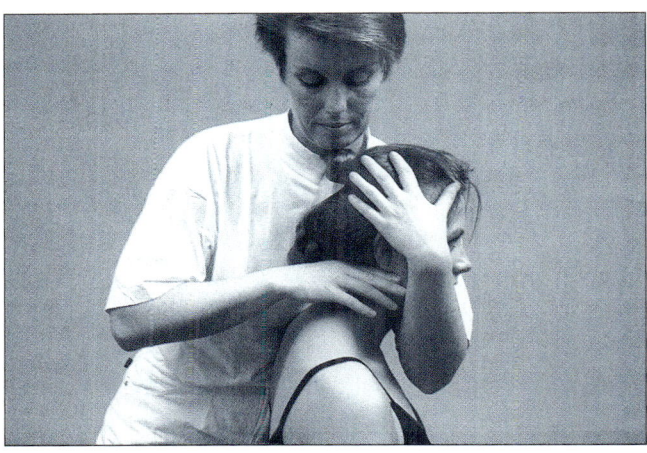

Abb. 8.18: Mobilisation der Kopfgelenke (Ellenbogenhang)

Mobilisation

Zunächst einen Probezug durchführen. Dann unter leichter Traktion Atlas und Hinterhaupt gegenläufig nach lateral bzw. ventral mobilisieren.

 Tips & Fallen

- Darauf achten, daß im Ellenbogenhang kein Druck auf die Kiefergelenke ausgeübt wird (M. biceps brachii entspannen)
- Den Kopf des Patienten in Mittelstellung halten (ggf. Kontrolle mittels Spiegel).

8

Brustwirbelsäule (BWS) 9

9.1   Befunderhebung

Anamnese ☞ 1.4.1

* Schmerzen
  - Funktionell: bewegungsabhängig, insbesondere beim Aufrichten aus der Kyphose
  - Lokalisation: Schulter-Nackenbereich (Blockierungen der oberen BWS), Sternum, Oberbauch, diffuser Hinterhaupt-Kopfschmerz, Brachialgien
* Pseudoviszerale Symptome: z.B. Pseudangina pectoris oder Atembeschwerden.

Orthopädische Untersuchung ☞ 1.4.2

Inspektion
Lotrechter Aufbau der BWS in der Sagittal- und Frontalebene?

Palpation
* Druckschmerz über den Dornfortsätzen und paravertebral der BWS: z.B. bei Instabilität, Bandscheibenvorfall oder Spondylitis?
* Klopfschmerz über den Dornfortsätzen: z.B. bei degenerativ entzündlichen Veränderungen?
* Paravertebrale Muskulatur: Muskelhartspann, Myogelosen?
* Wirbelgelenke (Facettengelenke).

Manualmedizinische Untersuchung

Dreischritt-Diagnostik ☞ 1.5.2
* **Aufsuchen der Irritationspunkte:** Der Patient liegt entspannt auf dem Bauch. Sein Kopf befindet sich in Mittelstellung, das Kopfteil der Behandlungsliege ist leicht abgesenkt. Die Irritationspunkte der einzelnen Segmente einen Querfinger lateral der Dornfortsatzreihe in der Tiefe der autochthonen Rückenmuskulatur tasten. Zu diesem Zweck die oberflächliche Rückenstreckmuskulatur zur Seite abschieben
* **Segmentale Hypomobilität:** Beim sitzenden Patienten die Fingerkuppen auf jeweils drei benachbarte Dornfortsätze der BWS legen und das Bewegungsspiel der Dornfortsätze zueinander bei Rotation, Flexion und Seitneigung (☞ 8.1, Dreischritt-Diagnostik) der BWS prüfen
* **Funktionelles Verhalten der segmentalen Irritation:** Den Irritationspunkt palpieren und das funktionelle Verhalten bei Rotation, Lordosierung und Kyphosierung prüfen.

Rotation
- Die Segmente Th1 bis Th3 durch endgradige Rotation der Halswirbelsäule untersuchen
- Ab Th4 die Rotation über passives Anheben des Patientenarmes nach dorsal durchführen.

Lordosierung
- Die obere BWS durch Anheben des Kopfes bzw. durch die über den Kopf ausgestreckten Arme des Patienten lordosieren
- Um die untere BWS zu lordosieren, das gleichseitige gestreckte Bein des Patienten nach dorsal anheben.

Kyphosierung: Den Patienten auffordern, einen Rundrücken zu machen und die BWS gegen den palpierenden Finger des Therapeuten zu drücken.
Anschließend den Befund als Formel dokumentieren.

 Tips & Fallen

- Beeinträchtigungen des Gelenkspiels im Bereich der BWS sind ein häufiger Befund. Oftmals handelt es sich um stumme Blockierungen, die keine oder nur wenig Beschwerden verursachen
- Bewegungseinschränkungen der BWS sind oft kombiniert mit Blockierungen der Rippengelenke.

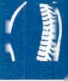

Differentialdiagnostik

Erkrankungen, die sich hinter rezidivierenden Blockierungen im Bereich der BWS verbergen können:
- M. Scheuermann, Bandscheibendegeneration mit segmentaler Gefügelockerung, Bandscheibenvorfall, M. Bechterew, Osteoporose, HWS-Syndrom, LWS-Syndrom
- Skoliose, statische Veränderungen der Wirbelsäule bei Erkrankungen der unteren Extremitäten
- Kardiologische Erkrankungen, Störungen im Bereich des Respirationstraktes (Bronchitis, Asthma bronchiale, Pneumonie, Pleuritis), psychosomatische Erkrankungen.

 Tips & Fallen

Im Rahmen der oben genannten Erkrankungen treten häufig Blockierungen der BWS auf. Umgekehrt können BWS-Blockierungen jedoch auch das klinische Bild dieser Erkrankungen imitieren.

9.2   Manuelle Therapie ☞ 1.5

Anatomie

Brustwirbelsäule
- **Aufbau:** 12 Brustwirbel (BWK = Brustwirbelkörper), ☞ 8.2 Anatomie
- **Orientierungspunkte**
  - Vertebra prominens → Höhe BWK 1 oder C7
  - Angulus superior scapulae → Höhe BWK 2
  - Spina scapulae → Höhe BWK 4
  - Angulus inferior scapulae → Höhe BWK 8
  - Die Dornfortsatzspitze befindet sich jeweils 1–2 Querfinger unterhalb des zugehörigen Brustwirbels
- **Stellung der Gelenkflächen**
  - Die in der Frontalebene ausgerichteten Gelenkflächen sind in der Sagittalebene um ca. 20° nach ventral und in der Transversalebene um ca. 60° nach medial geneigt
  - Die oberen Facetten sind leicht konvex, die unteren Facetten leicht konkav
- **Bewegungsfreiheitsgrade:** 3 Freiheitsgrade
  - Extension/Flexion 20/0/40°
  - Lateralflexion rechts/links 20/0/20°
  - Rotation rechts/links 40/0/40°
- **Besonderheiten**
  - Physiologische Kyphose in der Sagittalebene
  - Gelenkige Verbindung mit den Rippen
- **Mobilisations- und Manipulationsrichtungen:** Traktion, Rotation, Flexion, Dorsalschub.

9

Kreuzhandgriff an der BWS

Dieser Griff darf nur vom Arzt durchgeführt werden.

Indikation

Blockierungen der mittleren BWS.

Lagerung

Der Patient liegt auf dem Bauch in Kyphosierungslagerung der BWS (Kopfteil der Behandlungsliege abgesenkt, Brustteil erhöht). Der Therapeut steht auf der rotationsempfindlichen Seite.

Tiefenkontakt

Die Manipulationshand mit dem Os pisiforme über dem therapeutischen Querfortsatz (= Querfortsatz, über den der Rotationsimpuls in die freie Richtung ausgelöst wird) auf der therapeutennahen Seite anlegen. Die Langfinger nach kranial oder kaudal richten. Auf der gegenüberliegenden Seite die Haltehand mit dem Os pisiforme gekreuzt auf dem Querfortsatz ober- oder unterhalb des zu behandelnden Wirbels anmodellieren. Die Langfinger der Haltehand nach lateral richten.

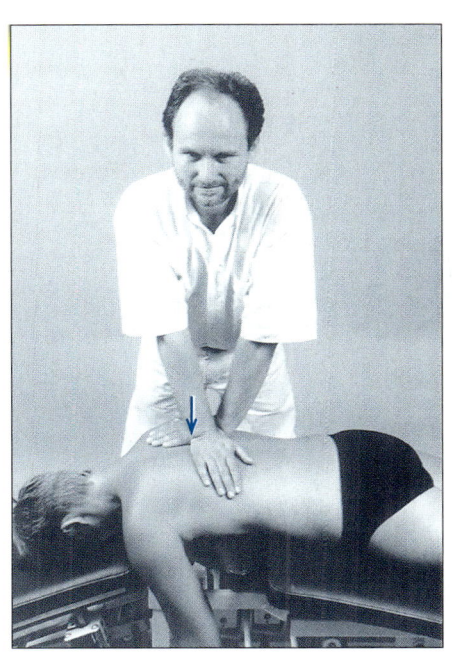

Abb. 9.1: Kreuzhandgriff an der BWS

Manipulation

Vorspannung aufnehmen durch Druck auf den therapeutischen Querfortsatz in die freie Richtung. Nach einem Probezug aus gehaltener Vorspannung einen kurzen Rotationsimpuls geben.

Bei Kontrarotationspaaren (= zwei benachbarte Segmente mit gegensinniger Rotationsempfindlichkeit) den Impuls gleichzeitig über beide blockierte Segmente in die jeweils freie Richtung geben.

Manipulation an der oberen BWS mit dem Daumenschub

Dieser Griff darf nur vom Arzt durchgeführt werden.

Indikation

Blockierung der Segmente Th1-Th3.

Lagerung

Der Patient befindet sich in Kyphosierungslagerung (☞ Kreuzhandgriff an der BWS). Auf der *nicht* rotationsempfindlichen Seite steht der Therapeut mit Blickrichtung zum Kopf des Patienten.

9

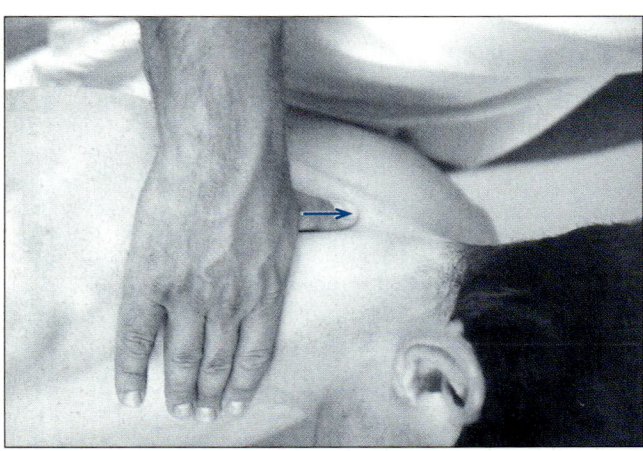

Abb. 9.2: Manipulation an der oberen BWS mit dem Daumenschub

Tiefenkontakt

Von der therapeutennahen Seite den Dornfortsatz des blockierten Segments mit dem Daumen stabilisieren. Den Kopf des Patienten 15° zum Therapeuten neigen und ca. 15° zur therapeutenfernen Seite rotieren, bis die Bewegung das blockierte Segment erreicht.

Manipulation

Die gegenläufige Rotation über den Druckpunkt am Daumen und den Kopf leicht verstärken. Aus gehaltener Vorspannung einen kurzen gegenläufigen Impuls über den Daumen und ggf. auch über den Kopf geben.

Variante: Die Manipulation kann auch über den therapeutischen Querfortsatz (☞ Kreuzhandgriff an der BWS) durch derotierenden Druck mit dem Os pisiforme der Arbeitshand durchgeführt werden.

Hangtraktion

Dieser Griff darf nur vom Arzt durchgeführt werden.

Indikation

Blockierungen der BWS.

Lagerung

Der Patient steht. Hinter ihm befindet sich in Schrittstellung der Therapeut. Das vordere Bein ist neben dem Patienten abgestellt, das hintere Bein dient als Stütze und Rückenschutz für den Therapeuten. Der Patient hat die Hände hinter dem Kopf verschränkt. Die BWS des Patienten ist kyphosiert, das blockierte Segment liegt auf dem Kyphosierungsscheitel.

Tiefenkontakt

Mit beiden Händen die Unterarme des Patienten umgreifen. Die Therapeutenunterarme fest an den seitlichen Patiententhorax legen und den Musculus pectoralis von kaudal am blockierten Segment anmodellieren. Den Patienten durch leichtes Zurückgehen auflagern.

Manipulation

Die Vorspannung wird bei diesem Griff bereits während des Tiefenkontaktes hergestellt. Einen Probezug unter Verstärkung der drei folgenden Komponenten durchführen:
• Schub des Therapeuten von kaudal gegen die kyphotisch eingestellte BWS

- Gewichtsverla-
gerung des Pati-
enten nach dorsal
- Zug der seitlich
am Patienten-
thorax liegenden
Therapeuten-
arme.

Durch kurzes An-
spannen der abdo-
minalen und thora-
kalen Muskulatur
einen Manipulati-
onsimpuls geben.

 Tips & Fallen

Der Griff kann
auch am sitzenden
Patienten durchge-
führt werden. Dies
ermöglicht bei ent-
sprechend weit zu-
rückgelagertem Pa-
tienten eine Be-
handlung der obe-
ren BWS-Segmente.

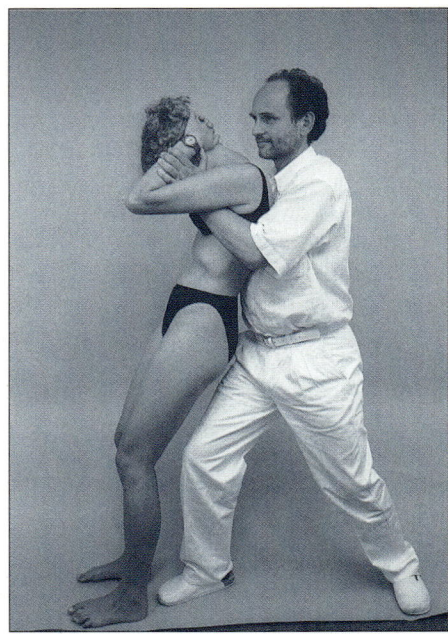

Abb. 9.3: Hangtraktion an der BWS

9

Generalisierte Traktion an der Brustwirbelsäule (Kranialisierung)

Indikation

Blockierungen der mittleren und unteren Brustwirbelsäule.

Lagerung

Der Patient sitzt, seine Hände liegen überkreuzt auf den Schultern. Der Therapeut steht hinter dem Patienten.

Tiefenkontakt

Mit beiden Händen die Ellenbogen des Patienten umfassen.

Dabei die Arme adduzieren und Kontakt zum oberen Rumpfbereich aufnehmen. Anschließend den Patienten bitten, sich leicht zurückfallen zu lassen.

Mobilisation

Unter leichtem Aufrichten des Therapeuten Vorspannung aufnehmen. Aus gehaltener Vorspannung durch wiederholten Längszug über den Rumpf des Patienten die BWS nach kranial mobilisieren.

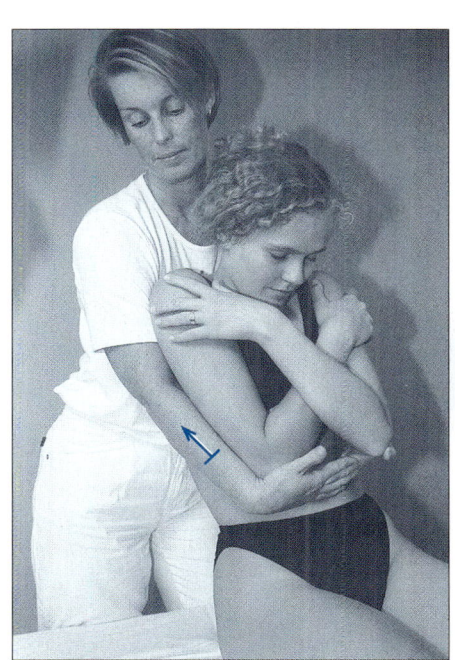

Abb. 9.4: Generalisierte Traktion an der Brustwirbelsäule

Tips & Fallen

- Das Anlegen der Patientenarme am Rumpf verhindert eine Lordosierung der Wirbelsäule während der Mobilisation
- Durch die Adduktion der Therapeutenarme wird der Schultergürtel des Patienten entlastet
- Bei Bedarf kann der Patientenrumpf auf dem Bein des Therapeuten abgestützt werden.

Segmentale Traktion an der Brustwirbelsäule

Indikation

Blockierungen der mittleren und unteren Brustwirbelsäule.

Lagerung

Der Patient sitzt, seine Hände sind im Nacken verschränkt. Die Stirn des Patienten liegt am Brustbein des dicht vor ihm stehenden Therapeuten.

Tiefenkontakt

Unter die verschränkten Arme des Patienten hindurchgreifen. Die Fingerkuppen 3 und 4 beider Hände paravertebral im Bereich des dorsolumbalen Überganges anlegen und einen leichten Druck

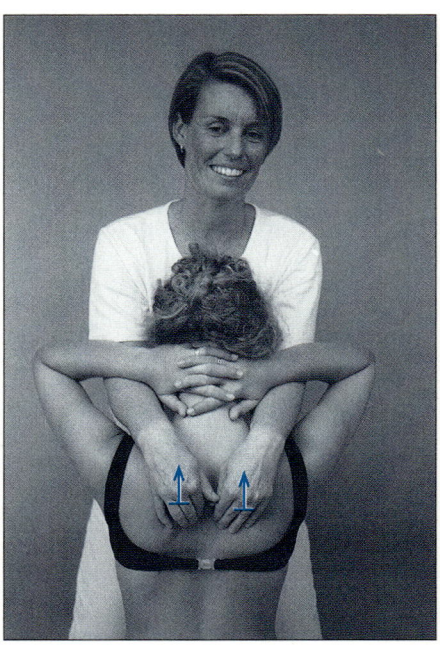

Abb. 9.5:
Segmentale Traktion an der Brustwirbelsäule

nach ventral ausüben. Den Patienten bitten, sich etwas zurückzu-
lehnen.

Mobilisation

Aus gehaltener Vorspannung (Intensivierung des Tiefenkontaktes)
einen Kranialzug durchführen. Hierbei Segment für Segment nach
oben auszuziehen. Während der Traktion zunehmend nach hinten
ausweichen, um eine Lordosierung der Halswirbelsäule zu vermeiden. Bei Bedarf können die Therapeutenfinger unter wiederholter
Traktion auch in einer Segmenthöhe verweilen.

 Tips & Fallen

- Bei der Lagerung darauf achten, daß die Halswirbelsäule entlordo-
siert ist
- Eine Kranialisierung an der Brustwirbelsäule ist bei diesem Griff
nur durch sehr festen Tiefenkontakt möglich
- Bei fortschreitendem Zug verhindern, daß die nach lateral auswei-
chenden Therapeutenellenbogen die Patientenarme nach dorsal
drücken.

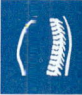

Traktion an der Brustwirbelsäule

Indikation

Blockierungen der mittleren und unteren Brustwirbelsäule.

Lagerung

Der Patient sitzt. Seitlich vor ihm steht der Therapeut, dessen vorderes Bein auf einem Stuhl abgestellt ist. Der Kopf und die verschränkten Arme des Patienten liegen auf dem hochgestellten Bein des Therapeuten.

Tiefenkontakt

Den Dornfortsatz unterhalb des blockierten Wirbels mit dem Daumenballen der rückennahen Hand fixieren. Mit der anderen Hand den Oberkörper des Patienten am Becken stabilisieren.

9

Mobilisation

Durch Anheben des aufgestellten Therapeutenbeines nach kranial und lateral sowie gleichzeitiger leichter Gewichtsverlagerung gegen den fixierten Dornfortsatz eine Traktion durchführen. Hierbei weich und rhythmisch federn.

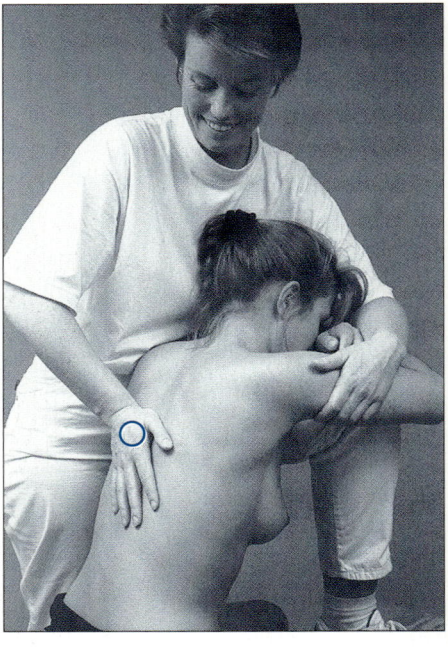

Abb. 9.6: Traktion an der Brustwirbelsäule

Segmentale kranialisierende Mobilisation (Tangentialschub)

Indikation
Blockierungen der Brustwirbelsäule.

Lagerung
Der Patient befindet sich in Kyphosierungslagerung (☞ Kreuzhand-griff an der BWS). Seitlich neben ihm steht der Therapeut in Schrittstellung mit Blickrichtung zum Kopf des Patienten.

Tiefenkontakt
- *Blockierungen unterhalb des Kyphosescheitels:* Die Therapeuten-hände mit den Daumenballen ca. einen Querfinger paravertebral in Höhe des blockierten Segments auf die Brustwirbelsäule legen. Die Ellenbogen absenken, um Druck in ventraler Richtung zu vermeiden
- *Blockierungen oberhalb des Kyphosescheitels:* Die Hände über-kreuzen und mit der Kleinfingerkante ca. einen Querfinger paravertebral auf gleicher Höhe an die Brustwirbelsäule legen. Die Ellenbogen möglichst tief halten (s.o.).

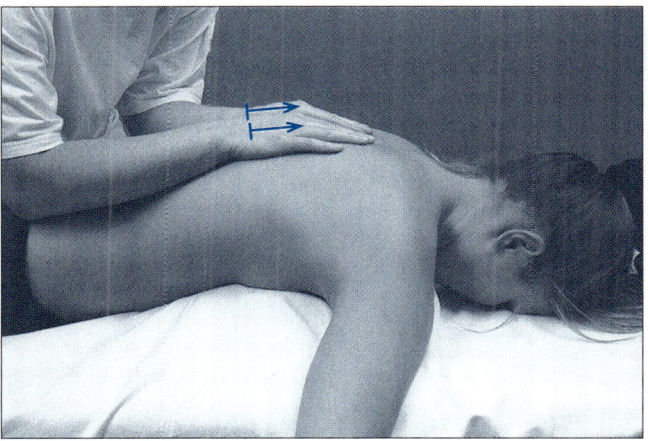

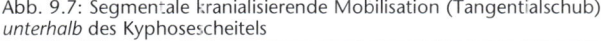

Abb. 9.7: Segmentale kranialisierende Mobilisation (Tangentialschub) *unterhalb* des Kyphosescheitels

Mobilisation

Vorspannung aufnehmen und aus der Schrittstellung heraus wiederholt nach kranial mobilisieren. Dabei eine Lordosierung im zervikothorakalen Übergang vermeiden.

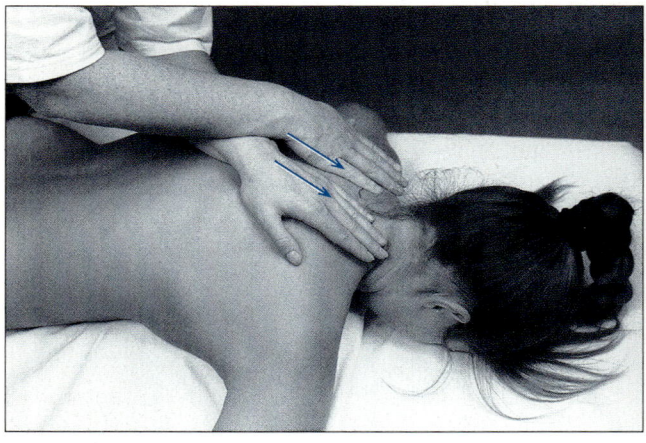

Abb. 9.8: Segmentale kranialisierende Mobilisation (Tangentialschub) *oberhalb* des Kyphosescheitels

9

Flexionsmobilisation an der Brustwirbelsäule

Indikation

Blockierungen der mittleren und unteren BWS, insbesondere Einschränkungen in der Flexion.

Lagerung

Der Patient sitzt aufrecht und hat seine Hände überkreuzt auf den Schultern abgelegt. Seitlich neben ihm steht der Therapeut, dessen Bein hinter dem Patienten auf der Behandlungsliege abgestellt ist.

Tiefenkontakt

Den Dornfortsatz des unterhalb der Blockierung liegenden Wirbels mit dem Daumen der rückennahen Hand in ventrokaudaler Richtung fixieren. Das hinter dem Patienten aufgestellte Therapeutenbein sichert die Fixation zusätzlich ab. Die andere Hand von ventral auf die Arme des Patienten legen und dessen Kopf und Oberkörper so weit flektieren, bis die Kyphosierung den fixierten Dornfortsatz erreicht. Darauf achten, daß sich die Bewegung *nicht* über den Fixationspunkt hinaus nach kaudal fortsetzt.

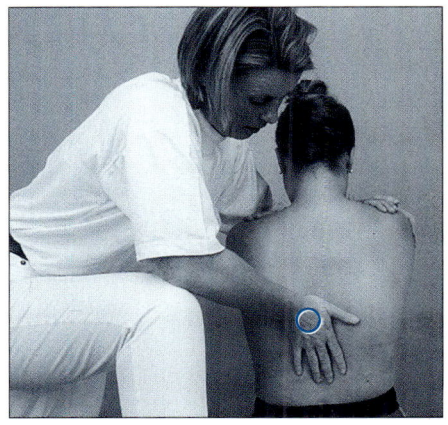

Mobilisation

Aus gehaltener Vorspannung an den Patientenarmen einen dosierten Druck nach kaudal geben. Hierdurch wird die Flexion an der BWS verstärkt.

Abb. 9.9:
Flexionsmobilisation an der Brustwirbelsäule

Rotationsmobilisation an der Brustwirbelsäule

Indikation

Blockierungen der mittleren und unteren BWS mit Einschränkung der Rotation.

Lagerung ☞ Flexionsmobilisation an der Brustwirbelsäule.

Tiefenkontakt

Mit dem Daumenballen der Haltehand den entsprechenden Wirbel (s.u.) auf der Seite der eingeschränkten Rotationsrichtung über den Querfortsatz fixieren. Das aufgestellte Bein stützt die Fixationshand zusätzlich ab. Die Mobilisationshand auf die Arme des Patienten legen.

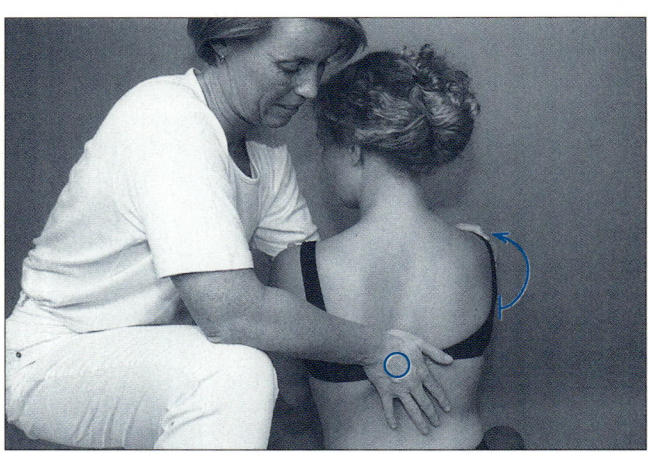

Abb. 9.10: Rotationsmobilisation an der BWS

Mobilisation

Den Patienten soweit in die eingeschränkte Richtung rotieren, bis die Bewegung den Fixationspunkt erreicht. Unter gehaltener Vorspannung weich und rhythmisch federnd in die blockierte Richtung mobilisieren.

Tips & Fallen

- Je nach Stellung des Therapeuten wird die Mobilisation zu diesem hin oder in die therapeutenferne Richtung durchgeführt
- Der Griff kann segmental oder generalisiert für die gesamte Brustwirbelsäule eingesetzt werden. Bei segmentaler Mobilisation den Wirbel unterhalb der Blockierung über den Querfortsatz fixieren
- Die Rotationsmobilisation ist auch aus der Bauchlage des Patienten möglich. Hierbei greift der Therapeut von ventral unter die entsprechende Schulter.

Rotationsflexionsmobilisation an der Brustwirbelsäule

Indikation

Blockierungen der mittleren und unteren BWS, Einschränkungen in der Flexion und Rotation.

Lagerung

☞ Flexionsmobilisation an der Brustwirbelsäule.

Tiefenkontakt

Den Dornfortsatz und den Querfortsatz des Wirbels unterhalb der Blockierung mit dem Daumenballen der rückennahen Hand fixieren. Dabei den Höhenunterschied zwischen Dornfortsatz und Querfortsatz an der Brustwirbelsäule beachten. Das auf-

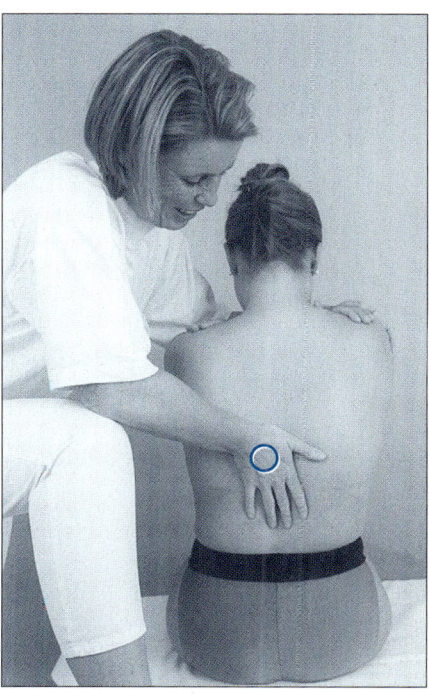

Abb. 9.11:
Rotationsflexionsmobilisation an der BWS

gestellte Bein stützt die Fixationshand zusätzlich ab. Die andere Hand (Mobilisationshand) auf die Arme des Patienten legen.

Mobilisation

Vorspannung aufnehmen durch Rotation und Kyphosierung der BWS des Patienten (Kombinationsbewegung). Aus gehaltener Vorspannung das blockierte Segment unter Verstärkung der Kombinationsbewegung mobilisieren.

 Tips & Fallen

- Auf einen festen Tiefenkontakt achten, um Bewegungen kaudal des Fixationspunktes zu vermeiden
- In Abhängigkeit von der blockierten Richtung wird zum Therapeuten hin oder in die therapeutenferne Richtung mobilisiert
- Darauf achten, daß der Patient während der Mobilisation nicht in die Lateralflexion ausweicht
- Der Griff kann sowohl segmental als auch generalisiert für die gesamte Brustwirbelsäule eingesetzt werden. Bei segmentaler Mobilisierung den Wirbel unterhalb der Blockierung über den Querfortsatz fixieren.

9

Dorsalschub an der Brustwirbelsäule

Indikation
Blockierungen der mittleren und unteren Brustwirbelsäule.

Lagerung
Der Patient sitzt auf der Behandlungsliege, die BWS ist leicht kyphosiert. Die Oberarme des Patienten sind in Anteversion eingestellt.

Tiefenkontakt
Den Dornfortsatz des unterhalb der Blockierung liegenden Wirbels mit der rückennahen Hand fixieren. Das aufgestellte Therapeutenbein unterstützt die Fixation. Die Mobilisationshand von ventral an die Ellenbogen legen und den Oberkörper des Patienten leicht kyphosieren, um eine Lordosierung der BWS während der Mobilisation zu vermeiden.

Mobilisation
Aus gehaltener Vorspannung einen weichen Schub nach dorsal in Verlängerung der Oberarmlängsachse geben, bis die Bewegung den fixierten Wirbel erreicht.

 Tips & Fallen
Der Schub in dem entsprechenden BWS-Abschnitt kann über unterschiedliche Anteversion der Patientenarme (maximal 90°) gesteuert werden. Je weiter die Arme in die Anteversion geführt werden, umso mehr wird die untere BWS mobilisiert.

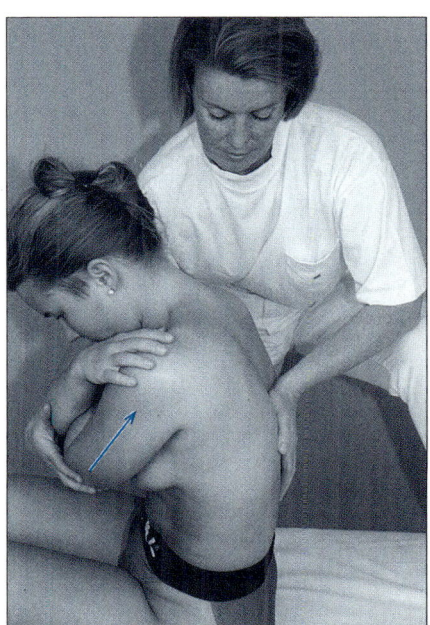

Abb. 9.12: Dorsalschub an der BWS

Mobilisation der oberen Brustwirbelsäule (Mitnehmertechnik)

Indikation

Blockierung in den Segmenten Th1–Th3, Einschränkung der Flexion.

Lagerung

Der Patient sitzt aufrecht, seine Arme hängen locker herunter. Seitlich vor ihm steht der Therapeut. Der Kopf des Patienten ist leicht flektiert und lehnt mit der Stirn an der Schulter des Therapeuten.

Tiefenkontakt

Mit dem Daumenballen der patientenfernen Hand den Wirbel unterhalb der Blockierung über den Dornfortsatz nach kaudal fixieren. Die patientennahe Hand (Mobilisationshand) mit der Ulnarkante am Dornfortsatz des blockierten Wirbels anmodellieren.

9

Mobilisation

Aus gehaltener Vorspannung einen Zug nach kranial und ventral in Richtung Flexion durchführen.

 Tips & Fallen

Auf festen Tiefenkontakt achten, Die Kopfstellung während der Mobilisation nicht verändern.

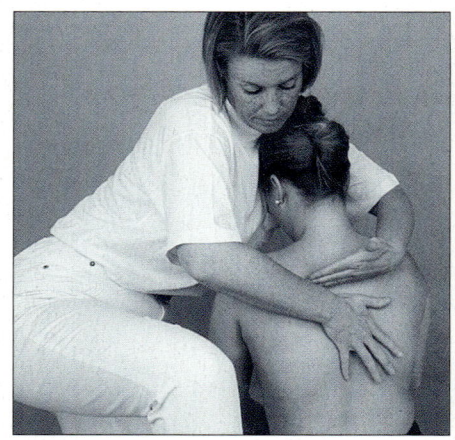

Abb. 9.13: Mobilisation der oberen BWS

(KTG)
Kostotransversalgelenke 10

10.1   Befunderhebung

Anamnese ☞ 1.4.1

- Schmerzen
  - Funktionell: atemabhängig, bewegungsabhängig, beim Liegen auf der betroffenen Seite
  - Lokalisation: Schmerzen im Schulter-Nackenbereich (Blockierungen der oberen Rippengelenke), gürtelförmige thorakale Schmerzen, Brachialgien bei funktionellen Kompressionssyndromen des Plexus brachialis
- Pseudoviszerale Symptome: z.B. Pseudangina pectoris
- Dysästhesien im Bereich der oberen Extremitäten
- Schwellungen und Verfärbungen der oberen Extremitäten.

Orthopädische Untersuchung ☞ 1.4.2

Inspektion
- Thoraxform
- Atemexkursionen: Bewegungsbehinderung im Seitenvergleich bei Inspiration oder Exspiration?

Palpation
- „Hängenbleiben" einzelner Rippen bei In- oder Exspiration?
- Druckschmerz?
- Thoraxkompressionsschmerz, z.B. bei Prellung oder Rippenfraktur?

Manualmedizinische Untersuchung

Dreischritt-Diagnostik ☞ 1.5.2
- **Aufsuchen der Irritationspunkte:** Der Patient liegt auf dem Bauch, die BWS ist leicht kyphosiert.
  - **KTG 1:** Am Vorderrand des Musculus trapezius die 1. Rippe aufsuchen und diese mit der Fingerkuppe nach medial bis zum Kostotransversalgelenk 1 verfolgen. Über dem Gelenk nach Stufenbildungen oder einer derben prallelastischen schmerzhaften Verdickung (= Irritationspunkt) suchen
  - **KTG 2–12:** Den Angulus costae (dorsal gelegener Knick in der Rippenachse) der jeweiligen Rippe tasten und über den thorakalen Anteil des Musculus iliocostalis nach medial gleiten. Den Rand des Musculus erector trunci nach medial abschieben und den Irritationspunkt ca. 2 Querfinger lateral der Dornfortsatzreihe im Bereich der Ansätze des Musculus levator costae palpieren

- **Segmentale Hypomobilität**
  - **KTG 1:** Den proximalen Anteil der 1. Rippe tasten und den Patienten auffordern, verstärkt ein- und auszuatmen. Bei einer Hypomobilität hebt und/oder senkt sich im Seitenvergleich die blockierte Rippe später
  - **KTG 2–4:** Der Patient befindet sich in Rückenlage. Die Fingerkuppen parasternal in die Zwischenrippenräume 2–4 des Patienten legen und die Bewegung der Rippen bei In- und Exspiration im Seitenvergleich prüfen (☞ KTG 1)
  - **KTG 5–7:** Die Fingerkuppen in der Medioaxillarlinie auf die Rippen 5–7 legen und die Bewegung bei In- und Exspiration im Seitenvergleich untersuchen (☞ KTG 1)
  - **KTG 8–10:** Die Fingerkuppen in der hinteren Axillarlinie auf die Rippen 8–10 legen und die Bewegung bei In- und Exspiration im Seitenvergleich prüfen (☞ KTG 1)
  - **KTG 11 und 12:** Die Fingerkuppen wie bei der Irritationspunktdiagnostik (s.o.) anlegen und die Bewegung der Rippen bei In- und Exspiration im Seitenvergleich untersuchen (☞ KTG 1)
- **Funktionelles Verhalten der segmentalen Irritation:** Den jeweiligen Irritationspunkt palpieren (s.o.) und den Patienten auffordern, ein- und auszuatmen. Bei Bewegung in die gestörte Richtung zeigt sich eine Verstärkung des Irritationspunktes.

Anschließend den Befund als Formel dokumentieren.

 Tips & Tricks

Häufig treten Blockierungen der Kostotransversalgelenke und Blockierungen der Brustwirbelsäule gleichzeitig auf.

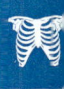

Differentialdiagnostik

Erkrankungen, die sich hinter rezidivierenden Blockierungen im Bereich der Kostotransversalgelenke verbergen können:
- Degenerative Veränderungen der Kostotransversalgelenke, M. Bechterew, HWS-Syndrom, LWS-Syndrom
- Skoliose, statische Veränderungen der Wirbelsäule bei Erkrankungen der unteren Extremitäten
- Kardiologische Erkrankungen, Störungen im Bereich des Respirationstraktes (Bronchitis, Asthma bronchiale, Pneumonie, Pleuritis), psychosomatische Erkrankungen.

10.2　Manuelle Therapie ☞ 1.5

Anatomie

Kostotransversalgelenke

- **Gelenktyp:** Radgelenk
- **Gelenkpartner:** Querfortsatz des Wirbels, konkav bis plan → Facies articularis tuberculi costae, konvex bis plan. Insgesamt 12 Rippenpaare (Costae)
- **Besonderheiten:** Eine Verstärkung der BWS-Kyphose führt durch Vergrößerung des Neigungswinkels zur Frontalebene zu einer verminderten Beweglichkeit der Rippengelenke
- **Mobilisations- und Manipulationsrichtungen:** Traktion, Schub nach lateroventral, kaudal und kranial.

10

Manipulation der 1. Rippe

Dieser Griff darf nur vom Arzt durchgeführt werden.

Indikation

Blockierung der 1. Rippe.

Lagerung

Der Patient sitzt. Hinter ihm steht der Therapeut. Das Bein des Therapeuten ist auf der Gegenseite der Blockierung auf der Behandlungsliege abgestellt, um ein Ausweichen des Patientenoberkörpers während der Manipulation zu verhindern.

Tiefenkontakt

Die Manipulationshand mit der Radialkante des Zeigefingers über dem proximalen Anteil der 1. Rippe in Höhe des Grundgelenkes vor

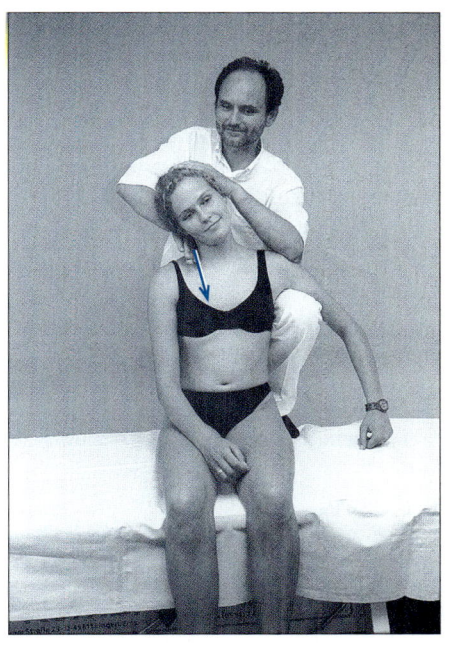

Abb. 10.1: Manipulation am Kostotransversalgelenk 1 rechts

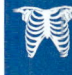

dem Kostotransversalgelenk anmodellieren. Anschließend die Hand in einem Winkel von 45–60° zur horizontalen Schulterkontur einstellen.

Manipulation

Vorspannung aufnehmen durch Druck in dem oben genannten Winkel und einen Probeschub durchführen. Den Patienten nach Anweisung ein- und ausatmen lassen. Während der Exspiration des Patienten einen kurzen Manipulationsimpuls in die vorgenannte Richtung (☞ Tiefenkontakt) geben.

Manipulation an der Rippe über den Angulus costae

Dieser Griff darf nur vom Arzt durchgeführt werden.

Indikation
Blockierung im Kostotransversalgelenk mit Schmerzen bei Inspiration oder Exspiration.

Lagerung
Der Patient liegt mit leicht kyphosierter BWS auf der entsprechend eingestellten Behandlungsliege. Neben ihm steht der Therapeut im Ausfallschritt.

Tiefenkontakt
Den Daumenballen je nach freier Bewegungsrichtung von kaudal oder kranial tangential anmodellieren.

Manipulation
Vorspannung aufnehmen durch tangentialen Schub über den Angulus costae nach kranial bzw. kaudal. Nach einem Probeschub aus gehaltener Vorspannung während der Exspirationsphase des Patienten einen kurzen Manipulationsimpuls in die freie Richtung geben.

10

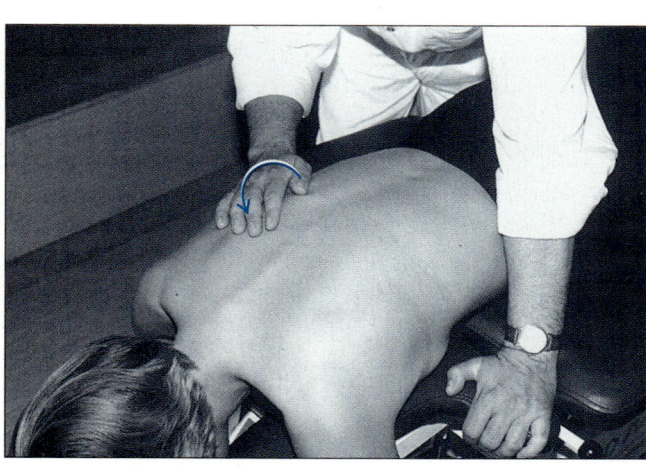

Abb. 10.2: Manipulation an der Rippe über den Angulus costae

Lateroventrale Manipulation einer Rippe

Dieser Griff darf nur vom Arzt durchgeführt werden.

Indikation
Blockierung im Kostotransversalgelenk.

Lagerung
Der Patient liegt mit leicht kyphosierter BWS auf der entsprechend eingestellten Behandlungsliege. Auf der Gegenseite der Blockierung steht der Therapeut.

Tiefenkontakt
Die kopfnahe Hand (Manipulationshand) von der Wirbelsäule ausgehend auf der blockierten Rippe anmodellieren. Mit der Haltehand von der Gegenseite den zugehörigen Wirbel fixieren.

Manipulation
Vorspannung aufnehmen durch einen Schub nach lateroventral und einen Probeschub durchführen. Aus gehaltener Vorspannung in der Exspirationsphase des Patienten einen kurzen Manipulationsimpuls nach lateroventral geben.

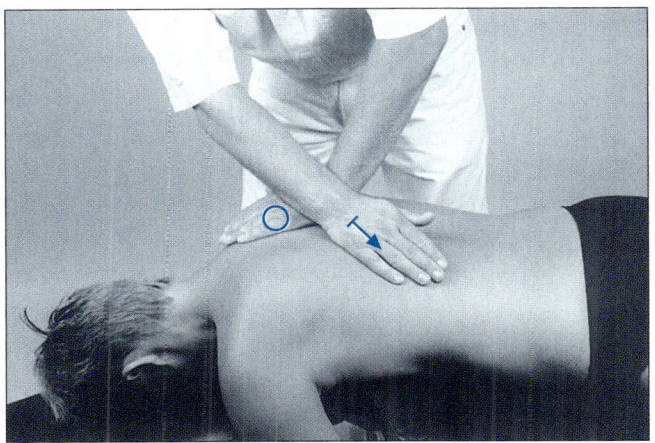
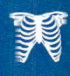

Abb. 10.3: Lateroventrale Manipulation

Manipulation einer Rippe nach kaudal oder kranial

Dieser Griff darf nur vom Arzt durchgeführt werden.

Indikation

Blockierung im Kostotransversalgelenk.

Lagerung ☞ Lateroventrale Manipulation einer Rippe.

Tiefenkontakt

Bei *Blockierungen in der kranialen Richtung* die kopfnahe Hand (Manipulationshand) von medial her mit der Ulnarkante am Oberrand der Rippe anlegen.

Liegt eine *Blockierung in der kaudalen Richtung* vor, die fußnahe Hand (Manipulationshand) von medial her am Unterrand der Rippe anmodellieren.

Mit der freien Hand doppeln, um den Manipulationsimpuls zu unterstützen.

Manipulation

Vorspannung aufnehmen durch einen Schub in die freie Richtung. Nach einem Probeschub aus gehaltener Vorspannung während der Exspirationsphase des Patienten einen kurzen Manipulationsimpuls in die freie Richtung geben.

10

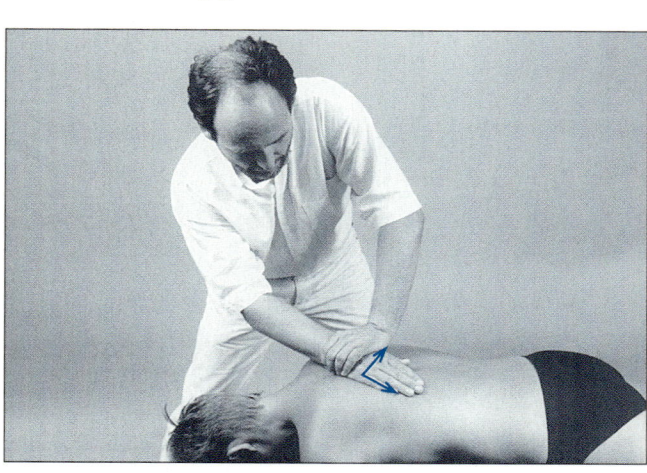

Abb. 10.4: Manipulation am Kostotransversalgelenk nach kaudal

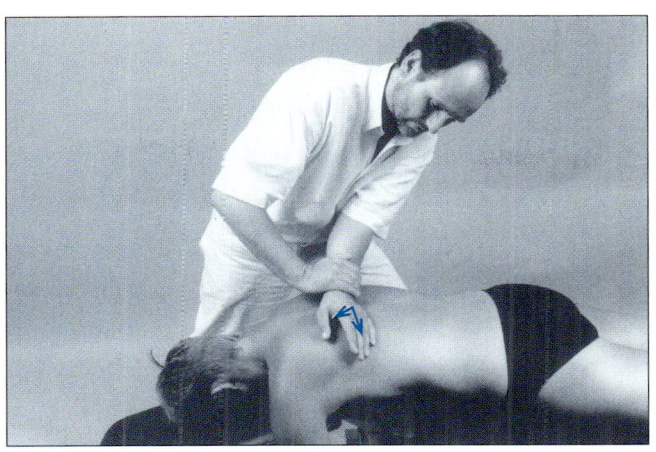

Abb. 10.5: Manipulation am Kostotransversalgelenk nach kranial

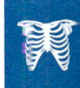

Manipulation einer Rippe mit Traktion aus der Seitlage

Dieser Griff darf nur vom Arzt durchgeführt werden.

Indikation

Blockierung im Kostotransversalgelenk.

Lagerung

Der Patient befindet sich in Seitlage. Die betroffene Rippe liegt oben auf Höhe des Kyphosierungsscheitels der Behandlungsliege. Der Therapeut steht vor dem Patienten.

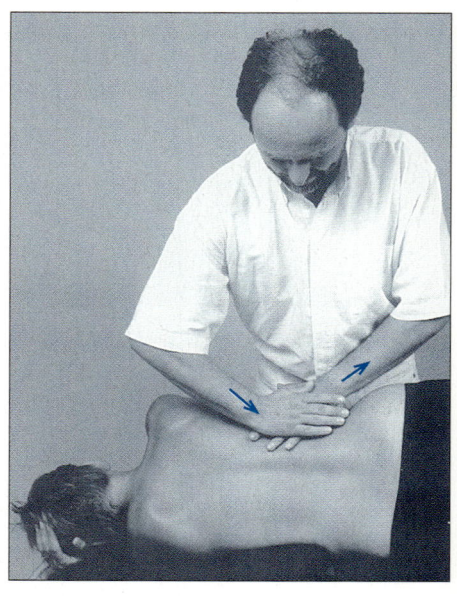

Tiefenkontakt

Den Mittelfinger der fußnahen Hand über dem Angulus costae auf der betroffenen Rippe *nach* Verschieben der mobilen Weichtei-

Abb. 10.6: Manipulation am Kostotransversalgelenk in Exspirationsrichtung

le durch Lateraltraktion und Schub nach kranial bzw. kaudal anmodellieren. Die Handwurzel der anderen Hand zusätzlich von kranial bzw. kaudal an die blockierte Rippe legen und einen Schub oder Zug in die freie Richtung durchführen.

Manipulation

Über einen Schub bzw. Zug in die freie Richtung Vorspannung aufnehmen. Nach einem Probezug aus gehaltener Vorspannung einen Manipulationsimpuls in die freie Richtung geben.

10

Mobilisation der 1. Rippe

Indikation

Hypomobilität im Kostotransversalgelenk 1 bei Inspiration oder Exspiration.

Lagerung

Der Patient sitzt aufrecht. Seitlich hinter ihm steht der Therapeut.

Tiefenkontakt

Die Mobilisationshand mit der Schwimmhaut lateral des Kostotransversalgelenkes an der 1. Rippe anmodellieren und in einem Winkel von ca. 60° einstellen. Mit der anderen Hand den leicht flektierten und zur Mobilisations-seite geneigten Kopf des Patienten fixieren.

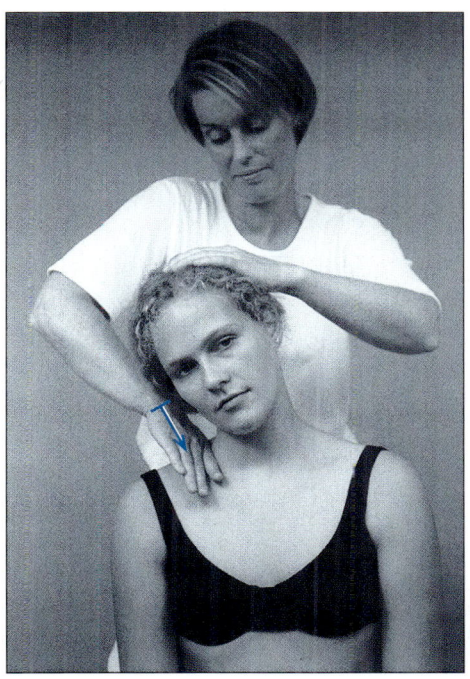

Abb. 10.7: Mobilisation der 1. Rippe

Mobilisation

Aus gehaltener Vorspannung weich und rhythmisch federnd in dem vorgegebenen Winkel (☞ Tiefenkontakt) nach kaudal mobilisieren.

Tips & Tricks

- Der Kopf des Patienten kann auch in den Ellenbogengang genommen werden: Durch die leichte Traktion werden die Halswirbelquerfortsätze sehr gut fixiert
- Darauf achten, daß die Mobilisationshand im korrekten Winkel steht. Die Richtung der Schubmobilisation verläuft zum gegenüberliegenden Becken
- Den Schub nicht zu weit transversal durchführen, da ansonsten die HWS belastet wird.

10

Traktion an der Rippe

Indikation

Blockierung der Kostotransversalgelenke 2–12.

Lagerung

Der Patient liegt auf dem Bauch mit leicht kyphosierter BWS auf der entsprechend eingestellten Behandlungsliege. Die Arme sind seitlich am Thorax angelegt. Der Therapeut steht auf der Gegenseite der Blockierung in Höhe der zu mobilisierenden Rippe.

Tiefenkontakt

Mit der Ulnarkante der fußnahen Hand ipsilateral den Querfortsatz der entsprechenden Rippe fixieren. Die Ulnarkante der kopfnahen Mobilisationshand kontralateral an die blockierte Rippe legen.

Mobilisation

Unter gehaltener Vorspannung dem Rippenverlauf folgend wiederholt nach ventrolateral mobilisieren.

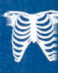

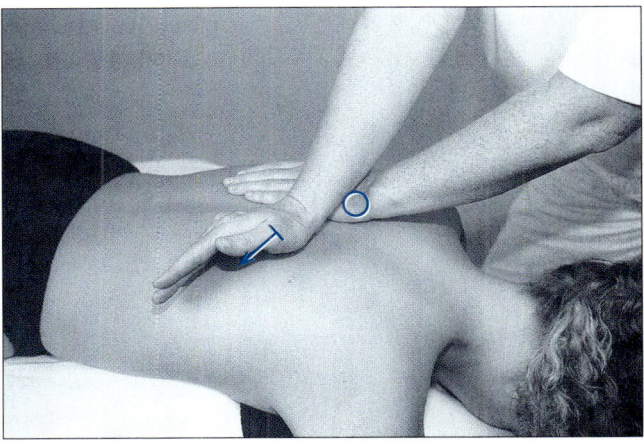

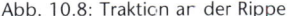

Abb. 10.8: Traktion an der Rippe

Inspiratorische Rippenmobilisation nach PAP

Indikation

Hypomobilität der Rippen 2–12 bei Inspiration.

Lagerung

Der Patient liegt auf dem Bauch mit leicht kyphosierter BWS auf der entsprechend eingestellten Behandlungsliege. Der Therapeut steht auf der Gegenseite der Blockierung in Höhe der zu mobilisierenden Rippe.

Tiefenkontakt

Die fußnahe Hand mit der Ulnarkante von kaudal an die blockierte Rippe anmodellieren. Mit der kopfnahen Hand auf Höhe der Mittelhand doppeln.

Mobilisation

Unter Rotation des *gesamten* Therapeutenkörpers zum Kopfende der Behandlungsliege die blockierte Rippe wiederholt nach kranial in Richtung Inspiration mobilisieren.

10

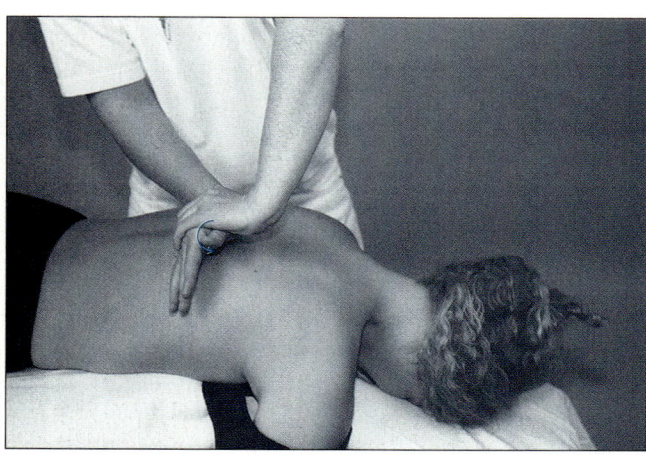

Abb. 10.9: Inspiratorische Rippenmobilisation nach PAP

Exspiratorische Rippenmobilisation nach PAP

Indikation

Hypomobilität der Rippen 2–12 bei Exspiration.

Lagerung

☞ Inspiratorische Rippenmobilisation nach PAP.

Tiefenkontakt

Die kopfnahe Hand mit der Ulnarkante von kranial an die blockierte Rippe anmodellieren. Mit der fußnahen Hand auf Höhe der Mittelhand doppeln.

Mobilisation

Unter Rotation des *gesamten* Therapeutenkörpers zum Fußende der Behandlungsliege die blockierte Rippe wiederholt nach kaudal in Richtung Exspiration mobilisieren.

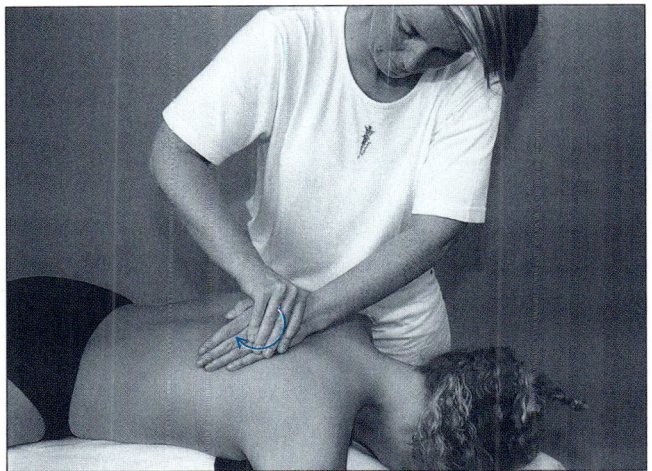

Abb. 10.10: Exspiratorische Rippenmobilisation nach PAP

Inspiratorische Rippenmobilisation aus der Bauchlage

Indikation

Hypomobilität der Kostotransversalgelenke 2–12 bei Inspiration.

Lagerung

Der Patient befindet sich in Bauchlage auf der in Kyphosierung eingestellten Behandlungsliege. Die Arme des Patienten liegen neben dem Rumpf oder hängen seitlich über dem Rand der Behandlungsliege. Der Therapeut steht in Schrittstellung seitlich neben der Behandlungsliege mit Blickrichtung zum Kopf des Patienten.

Tiefenkontakt

Die Daumenballen auf beiden Rippen in Höhe der Blockierung entsprechend dem Rippenverlauf über dem Angulus costae anmodellieren. Dabei die Therapeutenellenbogen tief absenken, um einen Druck in ventraler Richtung zu vermeiden. Der Kopf des Therapeuten befindet sich auf Höhe seiner Hände.

10

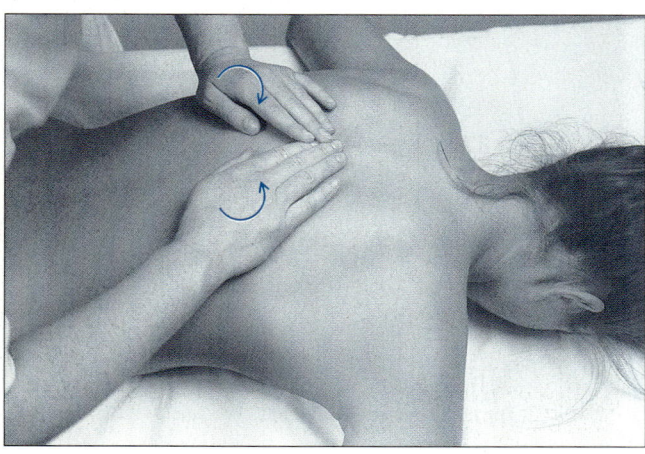

Abb. 10.11: Inspiratorische Rippenmobilisation aus der Bauchlage

Mobilisation

Aus gehaltener Vorspannung beide Hände in die Radialduktion führen. Gleichzeitig unter Gewichtsverlagerung des gesamten Therapeutenkörpers über die Arme einen Schub nach kranial geben. Die Mobilisation während der Exspiration des Patienten durchführen.

Exspiratorische Rippenmobilisation aus der Bauchlage

Indikation

Hypomobilität der Kostotransversalgelenke 2–12 bei Exspiration.

Lagerung

☞ Inspiratorische Rippenmobilisation aus der Bauchlage.
Am Kopf des Patienten steht der Therapeut in Schrittstellung seitlich neben der Behandlungsliege mit Blickrichtung zum Fußende.

Tiefenkontakt

Die Daumenballen beidseits *senkrecht* zum Rippenverlauf auf dem entsprechenden Rippenpaar über dem Angulus costae anmodellieren und die Ellenbogen absenken.

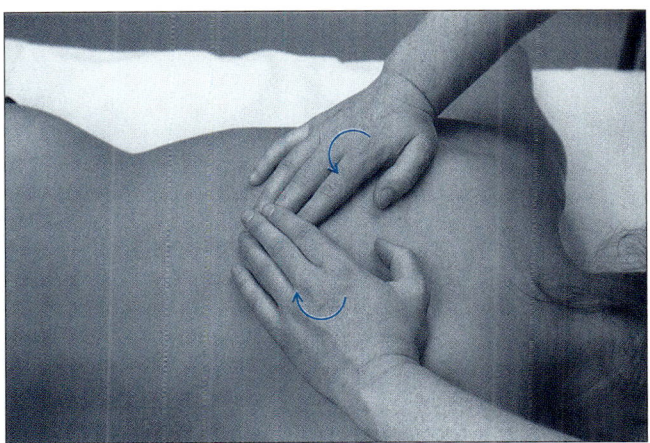
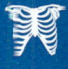

Abb. 10.12: Exspiratorische Rippenmobilisation aus der Bauchlage

Mobilisation

Aus gehaltener Vorspannung beide Hände in die Radialduktion
führen. Gleichzeitig unter Gewichtsverlagerung des gesamten Therapeutenkörpers über die Arme einen Schub nach kaudal geben.
Die Mobilisation während der Exspiration des Patienten durchführen.

Inspiratorische Rippenmobilisation aus der Seitlage

Indikation

Hypomobilität der Rippen 5–10 bei Inspirationsempfindlichkeit.

Lagerung

Der Patient liegt auf der Seite, die blockierte Rippe befindet sich
oben. Die Behandlungsliege ist kyphosierend eingestellt, so daß die
zu mobilisierende Seite gedehnt wird. Der Therapeut steht vor dem
Patienten.

Tiefenkontakt

Mit dem Daumenballen der fußnahen Hand die unterhalb der
Blockierung gelegene Rippe nach kaudal fixieren. Mit der kopfnahen Hand (Mobilisationshand) den oben liegenden Patientenarm
flächig umfassen und in Anteversion einstellen.

10

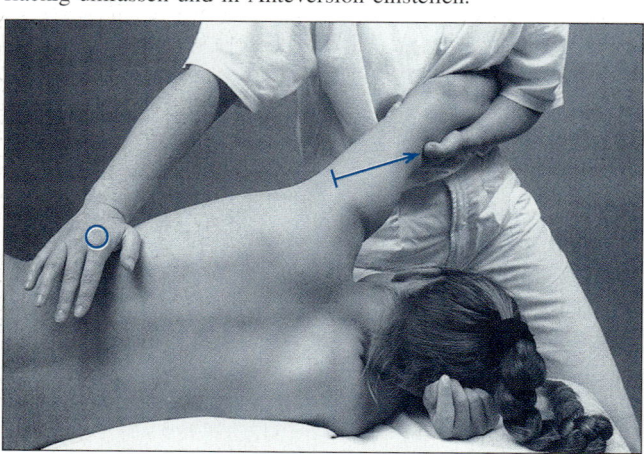

Abb. 10.13: Inspiratorische Rippenmobilisation aus der Seitlage

Mobilisation

Aus gehaltener Vorspannung über den Arm des Patienten einen Kranialzug durchführen.

 Tips & Tricks

- Mobilisation während der Inspiration des Patienten ausführen
- Wenn die Anteversion des Patientenarmes eingeschränkt ist (z.B. aufgrund einer Schultergelenkserkrankung), kann die blockierte Rippe auch bei adduziertem Arm über den Schultergürtel des Patienten mobilisiert werden.

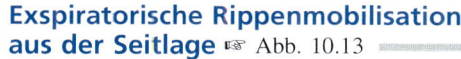

Exspiratorische Rippenmobilisation aus der Seitlage ☞ Abb. 10.13

Indikation

Hypomobilität der Rippen 5–10 bei Exspirationsempfindlichkeit.

Lagerung

☞ Inspiratorische Mobilisation aus der Seitlage.

Tiefenkontakt

Mit der kopfnahen Hand (Fixationshand) den oben liegenden Arm des Patienten in Anteversion einstellen. Die fußnahe Hand (Mobilisationshand) mit dem Daumenballen oder der Schwimmhaut von kranial an die blockierte Rippe anmodellieren.

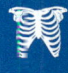

Mobilisation

Aus gehaltener Vorspannung weich und rhythmisch federnd einen Kaudalschub an der blockierten Rippe durchführen.

 Tips & Tricks

- Mobilisation während der Exspiration des Patienten ausführen
- Wenn die Anteversion des Patientenarmes eingeschränkt ist (z.B. aufgrund einer Schultergelenkserkrankung), kann die Fixation auch bei adduziertem Arm über den Schultergürtel des Patienten erfolgen.

Lendenwirbelsäule (LWS) 11

11.1 Befunderhebung

Anamnese ☞ 1.4.1

- Schmerzen bei statischen Belastungen
- Schmerzlokalisation
  - Zwischen den Schulterblättern (bei Blockierungen im Segment L1/L2)
  - Unterbauch
  - Leiste, ggf. mit Ausstrahlung zum Kniegelenk (bei Blockierungen im Segment L3/L4)
  - Tiefsitzende Rückenschmerzen, ggf. mit pseudoradikulärer Ausstrahlung
  - Oberschenkelaußenseite mit Ausstrahlung zum Außenknöchel (bei Blockierungen im Segment L5/S1)
  - Tuber ossis ischii und Musculus iliacus (bei Blockierungen im Segment L5/S1)
  - Pseudoviszerale Schmerzen im Bereich des Abdomens oder der Nieren
- Bewegungseinschränkung: meist ist die Extension stärker betroffen als die Flexion
- Hyperalgesie im zugehörigen Dermatom.

Orthopädische Untersuchung ☞ 1.4.2

Inspektion

- Lotrechter Aufbau der Wirbelsäule in der Sagittal- und Frontalebene?
- Symmetrie der Rückenstreckmuskulatur?
- Bein- oder Fußdeformitäten?

Palpation

- Beckengeradstand?
- Paravertebrale Muskulatur: Muskelhartspann, Myogelosen?
- Druckschmerz über den Dornfortsätzen und paravertebral der LWS: z.B. bei Instabilität, Bandscheibenvorfall oder Spondylitis?
- Klopfschmerz über den Dornfortsätzen, z.B. bei degenerativ entzündlichen Veränderungen?

Bewegungsprüfung: Aktive und passive Beweglichkeit der LWS.

11

Manualmedizinische Untersuchung

Dreischritt-Diagnostik ☞ 1.5.2

- **Aufsuchen der Irritationspunkte:** Die Irritationspunkte der einzelnen Segmente einen Querfinger lateral der Dornfortsatzreihe auf Höhe der Facettengelenke tasten
- **Segmentale Hypomobilität:** Die Fingerkuppen auf jeweils drei benachbarte Dornfortsätze der LWS anmodellieren und das Bewegungsspiel der Dornfortsätze zueinander bei Rotation, Flexion und Seitneigung (☞ 8.1, Dreischritt-Diagnostik) der LWS prüfen
- Eine weitere, in der Praxis häufig angewandte Untersuchung zur schnellen Orientierung bei Blockierungen der LWS ist die **Prüfung des Vorlaufphänomens:** Am aufrecht stehenden Patienten beide Daumen auf gleicher Höhe einen Querfinger neben dem Dornfortsatz anlegen. Den Patienten auffordern, sich langsam vornüberzuneigen. Dabei darf der Patient die Beine leicht beugen. Wenn die Flexion das palpierte Wirbelsegment erreicht, werden bei Normobilität die Daumen gleichzeitig nach kranial gezogen. Liegt hingegen eine Blockierung vor, so gleitet der Daumen auf der betroffenen Seite durch einen erhöhten Muskeltonus über der Blockierung verfrüht nach kranial
- **Funktionelles Verhalten der segmentalen Irritation:** Der Patient befindet sich in Bauchlage, seitlich neben ihm steht der Therapeut. Den jeweiligen Irritationspunkt tasten und eine Rotations-, Flexions-, und Extensionsprüfung durchführen (s.u.)
  - *Rotation:* Unter Palpation des Irritationspunktes das Becken oder die Schulter des Patienten auf einer Seite anheben
  - *Flexion:* Den Patienten auffordern, die Lendenwirbelsäule zu kyphosieren
  - *Extension:* Die LWS-Lordose des Patienten durch Anheben eines Beines verstärken.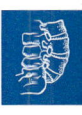

Anschließend das Ergebnis als Formel dokumentieren.

 Tips & Fallen

- Die Prüfung des Vorlaufphänomens unterliegt einer hohen Fehlerquote. So führen z.B. eine Skoliose, eine schmerzbedingte asymmetrische Flexion des Patienten, eine unterschiedliche Weichteilspannung durch falsche Handanlage oder eine verkürzte ischiokrurale Muskulatur ebenfalls zu einem positiven Vorlaufphänomen

- Die Anwendung der manualtherapeutischen Griffe ist nur erlaubt, wenn mindestens eine freie Bewegungsrichtung vorliegt.

Differentialdiagnostik

Erkrankungen, die sich hinter rezidivierenden Blockierungen im Bereich der LWS verbergen können:
- Bandscheibendegeneration im Bereich der LWS mit segmentaler Gefügelockerung,D Bandscheibenvorfall
- Skoliose, die Gesamtstatik beeinflussende Erkrankungen der unteren Extremitäten
- Psychosomatische Störungen, Erkrankungen der Nieren, der ableitenden Harnwege und gynäkologische Erkrankungen.

11.2   Manuelle Therapie ☞ 1.5

Anatomie

Lendenwirbelsäule

- **Aufbau:** 5 Lendenwirbel (LWK = Lendenwirbelkörper), ☞ 8.2 Anatomie
- **Orientierungspunkte:** Der Dornfortsatz von LWK 4 liegt auf Höhe der Beckenkämme
- **Stellung der Gelenkflächen:** senkrechte Ausrichtung der Gelenkflächen in der Frontalebene und Neigung in der Transversalebene um ca. 45° nach lateral
- **Bewegungsfreiheitsgrade:** 3 Freiheitsgrade
  - Extension/Flexion 30/0/70° (LWS + BWS)
  - Lateralflexion rechts/links 25/0/25°
  - Rotation rechts/links 5/0/5°
- **Besonderheiten**
  - Physiologische Lordose in der Sagittalebene
  - Aufgrund der Stellung der Gelenkfortsätze ist in der Lendenwirbelsäule nur eine geringgradige Rotation möglich
- **Mobilisations- und Manipulationsrichtungen:** Traktion, Rotation, Flexion, Kranialschub, Kaudalschub, dorsokaudale Gleitmobilisation.

Rotationsmanipulation an der LWS (Hakelzug)

Dieser Griff darf nur vom Arzt durchgeführt werden.

Indikation

Blockierungen der LWS-Segmente.

Lagerung

Der Patient befindet sich in Seitlage. Die rotationsempfindliche Seite liegt oben, das obere Bein ist im Hüftgelenk 90° flektiert. Der Therapeut steht vor dem Patienten und rotiert die Wirbelsäule über den Thorax bis zum betroffenen Segment zur Verriegelung nach dorsal.

Tiefenkontakt

Den durch Zeige- und Ringfinger geschienten Mittelfinger von der Liege her am Dornfortsatz des betroffenen Wirbels anmodellieren und einen leichten Zug in Richtung der Längsachse des Patientenoberschenkels ausüben (Hakelzug). Über die Unterarmmuskulatur Kontakt zu den Weichteilen am Os ilium aufnehmen und mit dem fußnahen Bein des Therapeuten das obere Bein des Patienten leicht adduzieren.

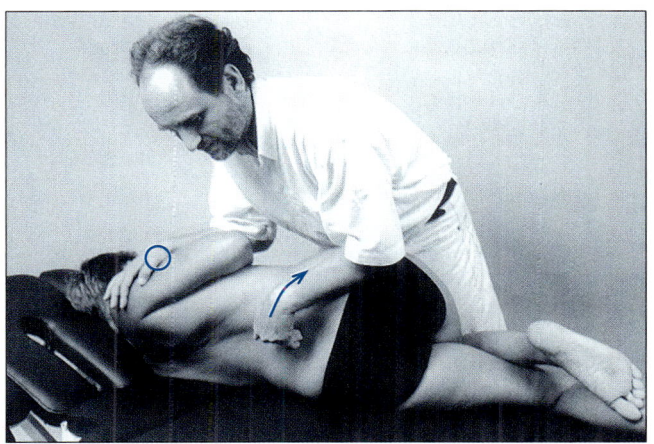

Abb. 11.1: Rotationsmanipulation an der LWS mittels Hakelzug

Manipulation

Vorspannung aufnehmen durch Verstärkung der Rotation über den Hakelzug und der Adduktion des Beines. Nach einem Probezug aus gehaltener Vorspannung einen kurzen Manipulationsimpuls in die freie Richtung geben.

Manipulation der LWS durch Opponensschub (gegenläufige Technik)

Dieser Griff darf nur vom Arzt durchgeführt werden.

Indikation

Blockierungen der LWS, bei denen der Hakelzug (s.o.) aus anatomischen oder medizinischen Gründen nicht durchgeführt werden kann.

Lagerung

Der Patient befindet sich in Seitlage, die rotationsempfindliche Seite liegt unten. Die Wirbelsäule ist über den Thorax bis zum betroffenen Segment rotiert. Das obere Bein des Patienten ist im Hüftgelenk 90° flektiert, der Fußrücken befindet sich in der Kniekehle des unteren Beines.

Tiefenkontakt

Die Hand mit dem Musculus opponens von der nicht bewegungsempfindlichen Seite her am Dornfortsatz des betroffenen Wirbels anmodellieren. Anschließend (gegenläufige Technik) mit dem fußnahen Bein das oben liegende Bein des Patienten leicht adduzieren.

Manipulation

Vorspannung aufnehmen durch Verstärkung des Opponensschubes und gleichzeitiger Adduktion des Beines, bis die gegenläufige Rotation das blockierte Segment erreicht. Nach einem Probezug aus gehaltener Vorspannung einen kurzen gegenläufigen Manipulationsimpuls geben.

11

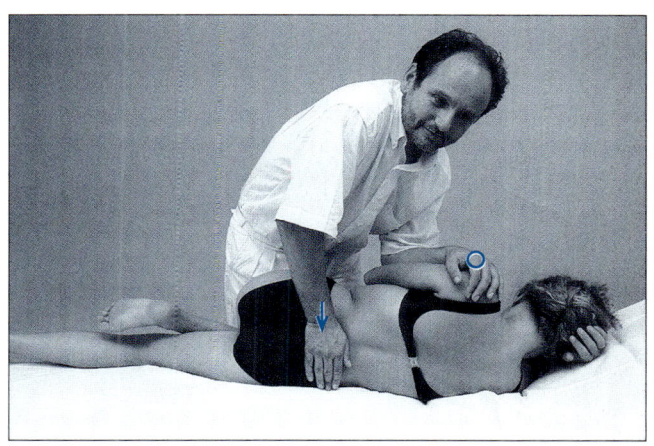

Abb. 11.2: Rotationsmanipulation an der LWS durch Opponensschub

Hangtraktion

Indikation

Blockierungen der Lendenwirbelsäule.

Lagerung

Der Patient liegt auf dem Rücken. Die Beine sind im Hüftgelenk ca. 70° und im Kniegelenk ca. 90° flektiert. Der Therapeut steht am Fußende der Behandlungsliege.

Tiefenkontakt

Mit den Unterarmen beide Unterschenkel des Patienten umfassen.

Mobilisation

Eine Traktion in Verlängerung der Oberschenkellängsachse des Patienten durchführen. Die Traktion kann mit einer Vibration kombiniert werden.

 Tips & Fallen

11

Durch eine stärkere Flexion im Hüftgelenk wird die LWS zusätzlich kyphosiert.

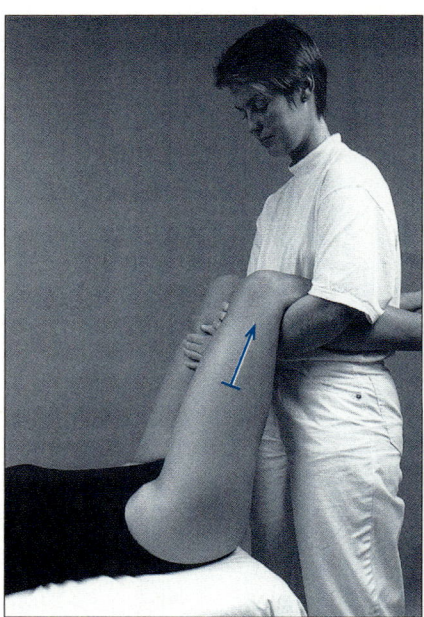

Abb. 11.3: Hangtraktion

Kyphosierende Traktion aus der Seitlage (generalisiert und segmental)

Indikation
Blockierungen der Lendenwirbelsäule, Einschränkung der Flexion.

Lagerung
Der Patient liegt auf der Seite, vor ihm steht der Therapeut. Die Beine des Patienten sind in Hüft- und Kniegelenk gebeugt und liegen zwischen den Therapeutenoberschenkeln.

Generalisierte Traktion

Tiefenkontakt
Mit dem Daumenballen der kopfnahen Hand den Dornfortsatz von BWK 12 fixieren. Um die Fixation zu unterstützen, hakt sich der Patient mit dem oben liegenden Arm am Therapeutenarm ein und zieht diesen leicht nach ventral. Den Unterarm der Mobilisationshand auf dem Os sacrum des Patienten anmodellieren.

Mobilisation
Mit dem Oberschenkel die Flexion der Patientenbeine (Kyphosierung) verstärken und am Os sacrum einen Zug nach kaudal ausüben. Dabei den Therapeutenkörper weich und rhythmisch federnd zum Kopfteil der Behandlungsliege rotieren.

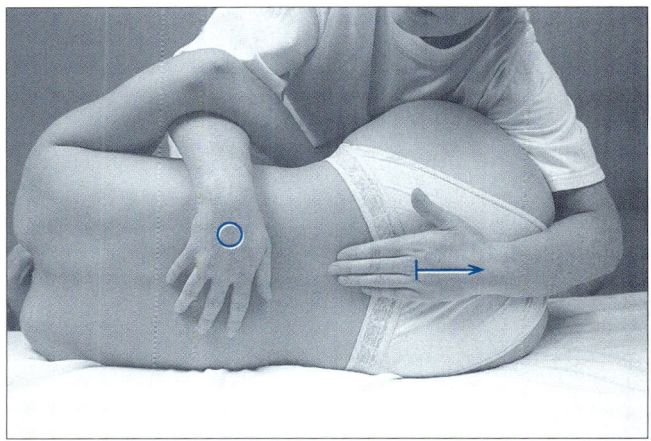

Abb. 11.4: Kyphosierende Traktion aus der Seitlage (generalisiert)

Segmentale kyphosierende Traktion

Tiefenkontakt

Mit dem Daumenballen oder den Fingerkuppen der Finger 3 und 4 der kopfnahen Hand den kranialen Dornfortsatz des blockierten Segments fixieren. Die Mobilisationshand mit den Fingerkuppen des 3. und 4. Fingers am kaudalen Dornfortsatz anmodellieren. Hierbei die Finger in den Mittel- sowie Endgelenken strecken und im Grundgelenk beugen. Den Unterarm auf das Os sacrum des Patienten legen.

Mobilisation

Mit dem Oberschenkel die Flexion der Patientenbeine (Kyphosierung) verstärken und gleichzeitig am kaudalen Dornfortsatz einen Zug ausüben. Dabei den Therapeutenkörper weich und rhythmisch federnd zum Kopfteil der Behandlungsliege rotieren.

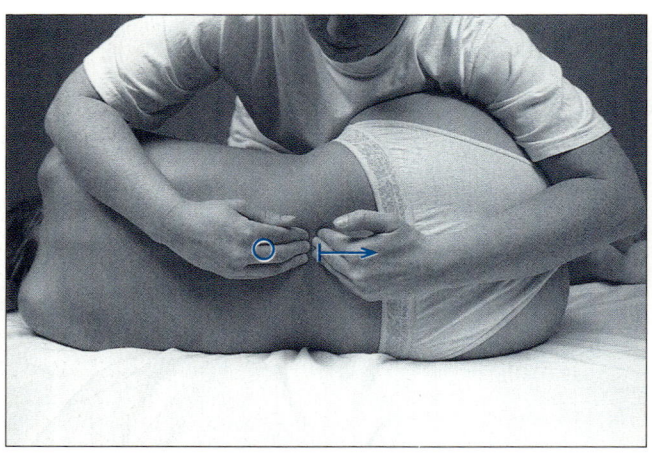

Abb. 11.5: Kyphosierende Traktion aus der Seitlage (segmental)

11

Rotationsmobilisation

Indikation

Blockierungen der LWS mit Einschränkung der Rotation und Lateralflexion.

Lagerung

Der Patient befindet sich in Bauchlage. Auf der freien Rotationsseite des Wirbels steht der Therapeut.

Tiefenkontakt

Die Fixationshand auf der Gegenseite am Querfortsatz des 12. Brustwirbels unter Druck in die ventrolaterale Richtung anlegen. Auf der gleichen Seite mit der Mobilisationshand das Becken kaudal der Spina iliaca anterior superior von ventral umfassen

Mobilisation

Die LWS durch Anheben des Beckens rotieren, bis die Bewegung die Fixationshand erreicht. Aus gehaltener Vorspannung weich und rhythmisch federnd in die blockierte Richtung mobilisieren.

 Tips & Fallen

Die Rotationsmobilisation kann auch segmental durchgeführt werden. Hierzu die Fixationshand oberhalb des blockierten Wirbels anlegen.

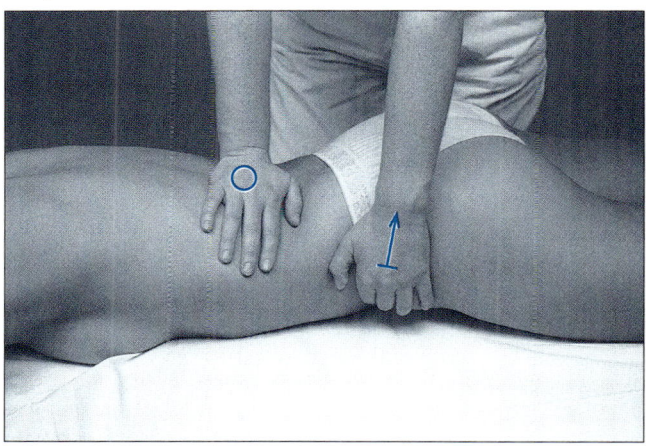

Abb. 11.6: Rotationsmobilisation aus der Bauchlage

Kyphosierende Rotationstraktion

Indikation
Blockierungen der LWS mit Einschränkung der Rotation.

Lagerung
Der Patient liegt auf der Seite, vor ihm steht der Therapeut. Das obere Bein ist im Hüftgelenk in 90° Flexion eingestellt. Der Fuß des oben liegenden Beines liegt in der Kniekehle des unteren Beines. Die Wirbelsäule des Patienten ist über den Thorax zur therapeutenfernen Seite bis zum blockierten Segment rotiert.

Tiefenkontakt
Mit der kopfnahen Hand die Stellung der rotierten Wirbelsäule (☞ Lagerung) fixieren. Die Fingerkuppen 3 und 4 der fußnahen Hand von kranial und lateral am Dornfortsatz des blockierten Wirbels anmodellieren und einen leichten Zug ausüben (Hakelzug). Den Unterarm in einem Winkel von 45° auf das Os ilium legen und das in Hüft- und Kniegelenk flektierte obere Bein mit dem fußnahen Oberschenkel adduzieren.

11

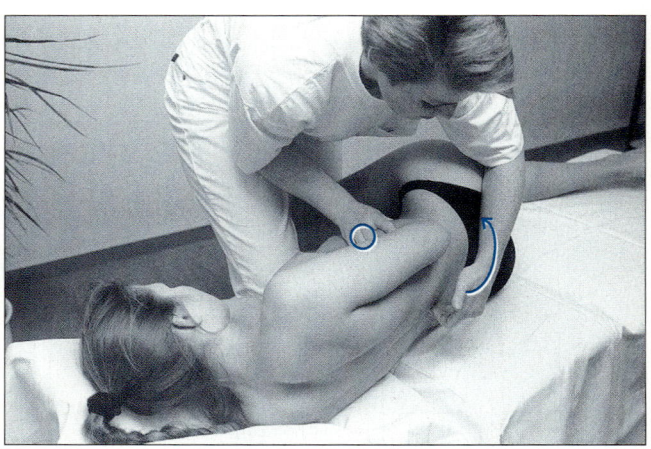

Abb. 11.7: Kyphosierende Rotationstraktion

Mobilisation

Vorspannung aufnehmen durch Rotation des gesamten Therapeutenkörpers zum kopfnahen Ende der Behandlungsliege. Hierdurch
werden die Kyphosierung (= vermehrte Beinflexion), die Rotation
(= vermehrte Beinadduktion) und die Traktion (= Hakelzug über
den Dornfortsatz und das Os ilium) verstärkt. Aus gehaltener
Vorspannung über eine Verstärkung der Rotation weich und
rhythmisch federnd mobilisieren.

 Tips & Fallen

- Bei Aufnahme des Tiefenkontaktes die angegebene Reihenfolge
  beachten
- Die Rotationswellen müssen im blockierten Segment aufeinan-
  dertreffen
- Eine Torquierung der Wirbelsäule kann durch Dehnung der
  Nervenwurzel in das Bein ausstrahlende Schmerzen verursachen.
  In diesem Fall den Patienten auf die andere Seite legen und über
  die freie Richtung arbeiten.

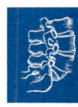

Dorsokaudale Gleitmobilisation

Indikation
Blockierungen der Lendenwirbelsäule.

Lagerung
Der Patient liegt auf der Seite. Die Beine sind in Hüft- und Kniegelenk mindestens 90° flektiert. Der Therapeut steht seitlich neben der Behandlungsliege und fixiert mit den Oberschenkeln die Beine des Patienten.

Tiefenkontakt
Beide Hände doppeln und über dem 12. Brustwirbel anmodellieren. Bei *segmentaler Mobilisation* die Hände oberhalb des blockierten Segments auflegen.

Mobilisation
Vorspannung aufnehmen. Unter Fixation des entsprechenden Wirbels weich und rhythmisch federnd über die Längsachse der Patientenoberschenkel nach dorsokaudal mobilisieren. Eine Lordosierung der LWS während der Mobilisation vermeiden.

11

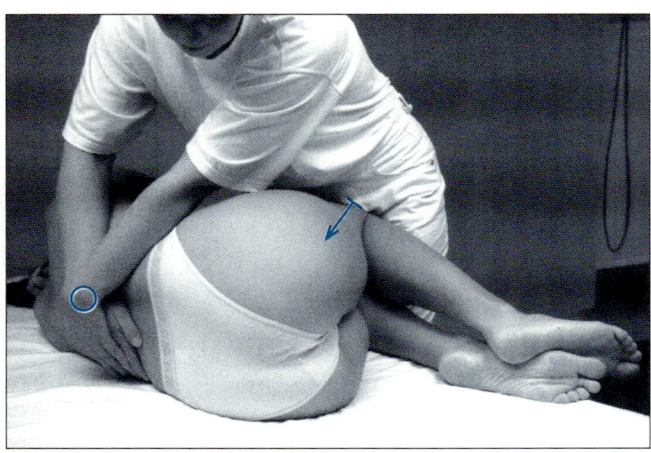

Abb. 11.8: Dorsokaudale Gleitmobilisation

Aufdehnen des lumbosakralen Überganges

Indikation

Blockierungen im Segment L5/S1.

Lagerung

Der Patient befindet sich in Seitlage, vor ihm steht der Therapeut. Das untere Bein des Patienten ist gestreckt.

Tiefenkontakt

Das kopfnahe Bein des Therapeuten von kraniolateral in einem Winkel von 45° fest in der Leistenbeuge des Patienten anmodellieren, so daß das Becken des Patienten am Therapeutenoberschenkel liegt. Beide Hände dorsal auf der Behandlungsliege abstützen und mit dem kopfnahen Unterarm am LWK 5 des Patienten Tiefenkontakt aufnehmen. Das obere Patientenbein in Hüft- und Kniegelenk beugen und das fußnahe Knie des Therapeuten in der Kniekehle des Patienten anmodellieren.

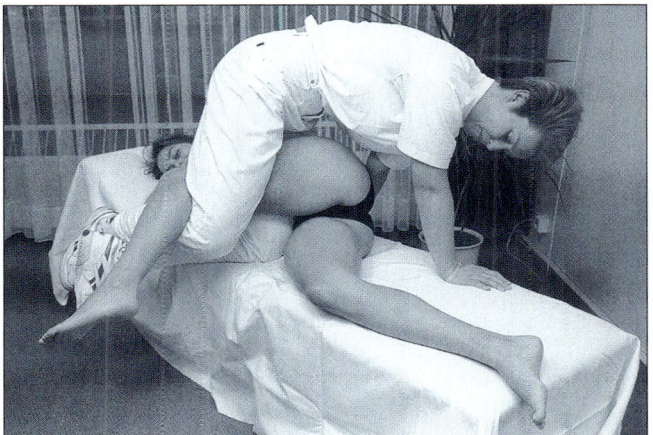

Abb. 11.9: Aufdehnen des lumbosakralen Überganges

Mobilisation

Vorspannung aufnehmen durch wiederholte Drehbewegungen des Therapeutenkörpers zum Kopfende der Behandlungsliege. Aus gehaltener Vorspannung das flektierte Patientenbein mit dem Knie des Therapeuten nach kranial ziehen, so daß es zu einer Kyphosierung zwischen L5 und dem Sakrum kommt. Während der Mobilisation darauf achten, daß die Stabilisierung des Patientenbeckens über das Therapeutenknie in der Leiste aufrechterhalten wird.

Aufdehnen des dorsolumbalen Überganges

Indikation

Blockierungen im Segment Th12/L1.

Lagerung

Der Patient liegt auf der Seite. Die Taille des Patienten ist unterlagert, so daß der Oberkörper in leichter Lateralflexion eingestellt ist. Der Therapeut steht vor dem Patienten.

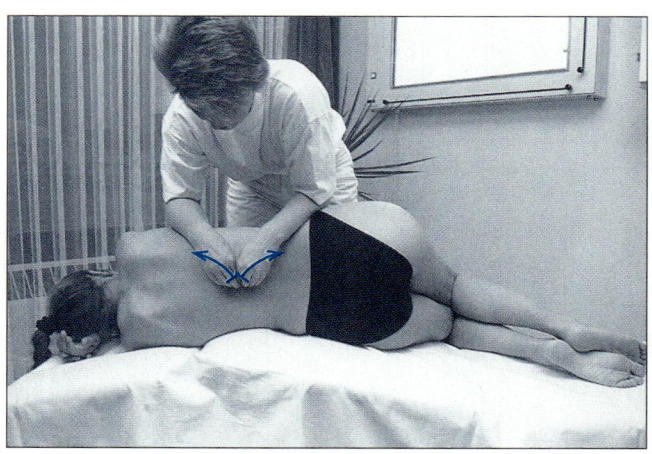

Abb. 11.10: Aufdehnen des dorsolumbalen Überganges

11

Tiefenkontakt

Beide Hände jeweils mit den Fingerkuppen 3 und 4 von der tischnahen Seite an die Dornfortsätze des 12. Brustwirbels und des 1. Lendenwirbels anlegen. Bei Bedarf den 3. Finger mit dem Zeigefinger schienen. Die Hände in maximaler Volarflexion einstellen und die Unterarme flächig auf dem Thorax bzw. auf dem Becken ablegen.

Mobilisation

Aus gehaltener Vorspannung über den kopfnahen Arm einen Kranialschub und über den fußnahen Arm einen Kaudalschub ausüben. Darauf achten, daß die Armkraft über die Fingerkuppen auf die Dornfortsätze übertragen wird.

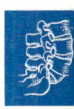

Sakroiliakalgelenke (SIG) 12

12.1 Befunderhebung

Anamnese ☞ 1.4.1

Schmerzen
- Lumbal mit homolateraler pseudoradikulärer Ausstrahlung ins Gesäß und zur Rückseite des Oberschenkels
- Leistenschmerz (reflektorische Verspannung der Adduktorenmuskulatur oder des M. piriformis).

Orthopädische Untersuchung ☞ 1.4.2

Inspektion
- Körperhaltung
- Gangbild
- Beckenstand
- Beckenverwringung?
- Schulterstand
- Lotrechter Aufbau der Wirbelsäule in der Sagittal- und Frontalebene?
- Bein- oder Fußdeformitäten?

Palpation: Druckschmerz über den Sakroiliakalgelenken?

Pseudolasègue ab 60° durch Mitbewegung der Beckenhälfte und Reizung des blockierten SIG oder Dehnungsschmerz der reflektorisch verkürzten ischiokruralen Muskeln.

Manualmedizinische Untersuchung

Dreischritt-Diagnostik ☞ 1.5.2
- **Aufsuchen der Irritationspunkte:** Der Patient liegt auf dem Bauch, seitlich neben der Behandlungsliege steht der Therapeut
  - Den Irritationspunkt für das Segment **S1** drei Querfinger lateral der Spina iliaca posterior superior und vier Querfinger kaudal der Crista iliaca im Bereich des Musculus glutaeus medius tasten
  - Den Irritationspunkt für das Segment **S3** einen Querfinger lateral des Gelenkspaltes im Musculus glutaeus maximus aufsuchen
- **Segmentale Hypomobilität**
  - Prüfung des **Vorlaufphänomens:** Der Patient steht aufrecht, beide Beine werden seitengleich belastet. Hinter dem Patienten steht der Therapeut. Beide Daumenkuppen von kaudal an der Spina iliaca posterior superior jeweils rechts und links anmodellieren. Den Patienten auffordern, sich langsam vornüberzunei-

12

gen. Bei freiem Gelenkspiel werden beide Daumen durch die Bewegung des Os Ilium gleichmäßig nach kranial gezogen. Ist ein SIG blockiert, so gleitet der Daumen auf der betroffenen Seite durch das fehlende Gelenkspiel, den erhöhten Tonus der gleichseitigen Muskulatur und der vermehrten Spannung des Bandapparates früher nach karnial als auf der kontralateralen Seite.

Das Vorlaufphänomen kann bei beidseitiger SIG-Blockierung, bei ausgeprägter Skoliose und bei fehlerhaftem Bewegungsmuster des Patienten einen falsch negativen bzw. falsch positiven Befund ergeben.

- **Spine-Test** (Rücklaufphänomen): Der Patient steht aufrecht vor dem Therapeuten, die Beine werden gleichmäßig belastet. Den Daumen einer Hand von kaudal auf die Spina iliaca posterior superior einer Seite legen (Punktum mobile) und den anderen Daumen als Referenzpunkt auf gleicher Höhe an der Crista mediana des Os sacrum anmodellieren (Punktum fixum). Den Patienten auffordern, auf der palpierten Seite die Hüfte maximal zu beugen. Darauf achten, daß bei der Hüftbeugung Ausweichbewegungen vermieden werden. Bei freiem Gelenkspiel gleitet der Daumen mit der Spina iliaca durch die Dorsalrotation des Os ilium im Verhältnis zum Referenzpunkt nach kaudal. Liegt eine Blockierung vor, so bleiben beide Daumen auf gleicher Höhe.

- **Federungstest:** Der Patient befindet sich in Bauchlage. Seitlich neben der Behandlungsliege steht der Therapeut. Den Mittelfinger einer Hand mit der anderen Therapeutenhand schienen und in Höhe der Spina iliaca posterior superior senkrecht am Os sacrum anmodellieren. Dabei den Mittelfinger nicht zu weit kranial anlegen, um eine Irritation des Ligamentum iliolumbale zu vermeiden. Unter gehaltener Vorspannung mit dem Mittelfinger wiederholt einen Druck nach ventral geben und die Federung des Os sacrum gegenüber dem Os ilium testen. Bei freiem Gelenkspiel ist der Widerstand fest-elastisch. Liegt eine Blockierung vor, so zeigt sich ein harter, unelastischer Widerstand. Ein Federungsweg mit Stufenbildung deutet auf eine Hypermobilität hin.

- **Derbolowsky-Test** (Prüfung der variablen Beinlängendifferenz): Der Patient liegt auf dem Rücken, am Fußende steht der Therapeut. Mit der Schwimmhaut beider Hände die Malleolen des Patienten umfassen, so daß die Daumen jeweils medialseitig auf gleicher Höhe liegen. Den Patienten auffordern, sich unter

Zuhilfenahme seiner Arme aufzusetzen. Dabei dem Patienten das Beingewicht abnehmen, um unterschiedliche Reibungswiderstände beim Aufsetzen zu vermeiden. Liegt eine SIG-Blockierung oder eine Beckenverwringung vor, so verschieben sich beide Beine unterschiedlich weit nach kaudal und die Daumen liegen nicht mehr auf gleicher Höhe. Wenn sich der Patient asymmetrisch aufrichtet, kann dies zu einem falsch positiven Befund führen. Deshalb den Test mehrfach wiederholen.

- **Funktionelles Verhalten der segmentalen Irritation:** Unter Palpation des entsprechenden Irritationspunktes das SIG funktionell untersuchen (s.u.). Bei einer Blockierung bewirkt die Provokation der eingeschränkten Richtung eine Tonuserhöhung des Irritationspunktes.
  - *Kranialisierung:* Über das Os sacrum tangential einen Schub nach kranial geben oder einen Zug über das gleichseitige gestreckte Bein nach kaudal durchführen
  - *Kaudalisierung:* Über das Os sacrum tangential einen Schub nach kaudal geben oder einen Schub über das gleichseitige gestreckte Bein nach kranial ausführen
  - *Ventralisierung:* Über das Os sacrum der betroffenen Seite einen Schub nach ventral geben
  - *Dorsalisierung:* Über das Os sacrum der Gegenseite einen Ventralschub durchführen.

Anschließend das Ergebnis als Formel dokumentieren.

Differentialdiagnostik

Erkrankungen, die sich hinter rezidivierenden Blockierungen im Bereich der Sakroiliakalgelenke verbergen können:

- **Funktionell:** Wirbelsäulenerkrankungen (z.B. Skoliose), reflektorisch im Rahmen einer Atlasblockierung, lumbale bzw. lumbosakrale Gefügelockerung, Hüftgelenkserkrankungen (z.B. Coxarthrose), Beckenverwringung, Beinlängendifferenz, Genu valgum/varum, Genu recurvatum, Fußdeformitäten, muskuläre Dysbalance (z.B. bei sternosymphysealer Belastungshaltung), Hypermobilität (z.B. hormonell bedingt während der Schwangerschaft), postpartal, posttraumatisch
- **Reflektorisch-viszeral:** Erkrankungen des Urogenitalsystems (Nieren, Harnleiter, Uterus, Adnexe), Tumoren (Prostata, Ovar, unterer Gastrointestinaltrakt)

12

- **Entzündlich**
  - Beidseitig: Sakroiliitis, Spondylitis ankylopoetica, Arthritis psoriatica, M. Reiter, M. Crohn, Colitis ulcerosa
  - Einseitig: bakteriell, Gicht, Tuberkulose
- **Vasogen:** arterielle Verschlußkrankheit, Thrombosen
- **Neurogen:** Irritationen des Plexus lumbalis, Irritationen des Segments L5/S1, Paresen
- **Psychosomatisch.**

12.2   Manuelle Therapie ☞ 1.5

Anatomie

Sakroiliakalgelenke

- **Gelenktyp:** Amphiarthrose
- **Gelenkpartner:** Os sacrum → Os ilium
- **Stellung der Gelenkflächen**
  - in der *Sagittalebene:* Die Abweichung der Gelenkflächen im Sinne der Flexion variiert zwischen 30° und 90°
  - in der *Frontalebene:* Rechte und linke Gelenkfläche bilden einen nach kranial offenen Winkel von ca. 60°
  - in der *Transversalebene:* Die Gelenkflächen bilden einen nach ventral offenen Winkel von ca. 70°
- **Bewegungsfreiheitsgrade:** Es sind nur minimale Bewegungen im Sinne von Verwringungen der Gelenkpartner möglich
- **Mobilisations- und Manipulationsrichtungen:** Traktion, Schub nach kranial, kaudal, ventral, ventrolateral und dorsal, Rotation.

Schwungtraktion am SIG

Dieser Griff darf nur vom Arzt durchgeführt werden.

Indikation

SIG-Blockierung bei S1 oder S3, Kaudalisierungsempfindlichkeit im SIG.

Lagerung

Der Patient befindet sich in Bauchlage auf der flach eingestellten Behandlungsliege. Der Therapeut steht seitlich zur Behandlungsliege mit Blickrichtung zum Fuß des Patienten.

Tiefenkontakt

Mit beiden Händen den distalen Unterschenkel der betroffenen Seite flächig umfassen, so daß die Malleolen des Patienten in der Hohlhand des Therapeuten liegen.

Manipulation

Bei gestrecktem Hüftgelenk den Unterschenkel des Patienten im Kniegelenk beugen und unter Aufnahme von Traktion wieder strecken. Diesen Vorgang mehrmals wiederholen, bis der Patient entspannt ist. Aus gehaltener Vorspannung (Traktion bei gestrecktem Bein) einen kurzen Manipulationsimpuls nach distal geben.

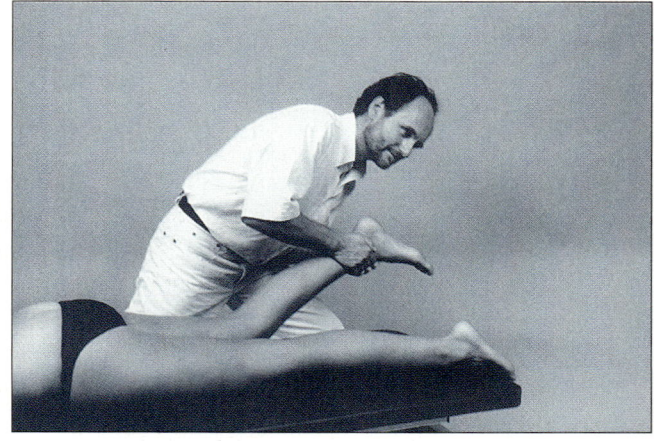

Abb. 12.1: Schwungtraktion über das Os ilium

Tangentialer Schub am SIG nach kranial

Dieser Griff darf nur vom Arzt durchgeführt werden.

Indikation

SIG-Blockierung bei S1 oder S3, Kaudalisierungsempfindlichkeit im SIG.

Lagerung

Der Patient befindet sich in Bauchlage. Die Behandlungsliege ist flach eingestellt bei federndem Beckenteil. Der Therapeut steht im Ausfallschritt seitlich neben der Behandlungsliege mit Blickrichtung zum Kopf des Patienten.

Tiefenkontakt

Eine Hand mit der Ulnarkante von kaudal an die Sakrumkyphose der betroffenen Seite anmodellieren. Mit der anderen Hand doppeln.

Manipulation

Vorspannung aufnehmen durch tangentiale Schubverstärkung über die Anlagehand nach kranial. Nach einem Probeschub aus gehaltener Vorspannung einen kurzen tangentialen Manipulationsimpuls in die kraniale Richtung geben.

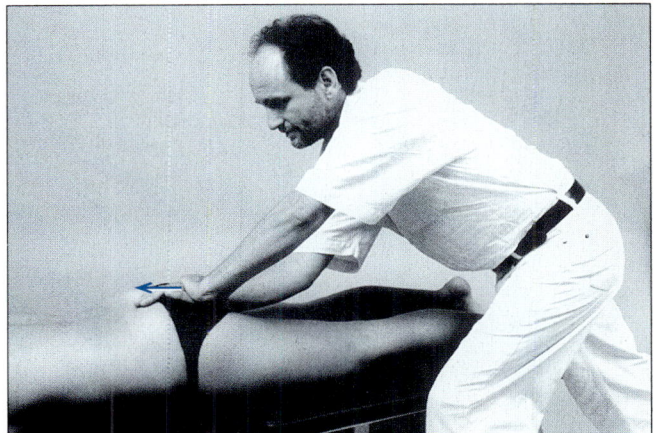

Abb. 12.2: Kranialisierender Schub am Os sacrum

Schub am Os ilium nach kaudal

Dieser Griff darf nur vom Arzt durchgeführt werden.

Indikation

SIG-Blockierung bei S1 oder S3, Kaudalisierungsempfindlichkeit im SIG.

Lagerung

Der Patient befindet sich in Bauchlage. Die Behandlungsliege ist flach eingestellt bei federndem Beckenteil. Seitlich neben der Behandlungsliege steht der Therapeut im Ausfallschritt mit Blickrichtung zum Fußende.

Tiefenkontakt

Auf der blockierten Seite die Arbeitshand mit der Ulnarkante von kranial unter Weichteilschutz am Beckenkamm anmodellieren. Die andere Hand als Stütze neben das Becken der Gegenseite legen.

Manipulation

Vorspannung aufnehmen durch tangentiale Schubverstärkung über die Arbeitshand nach kaudal und einen Probeschub durchführen. Aus gehaltener Vorspannung einen kurzen tangentialen Manipulationsimpuls in die kaudale Richtung geben.

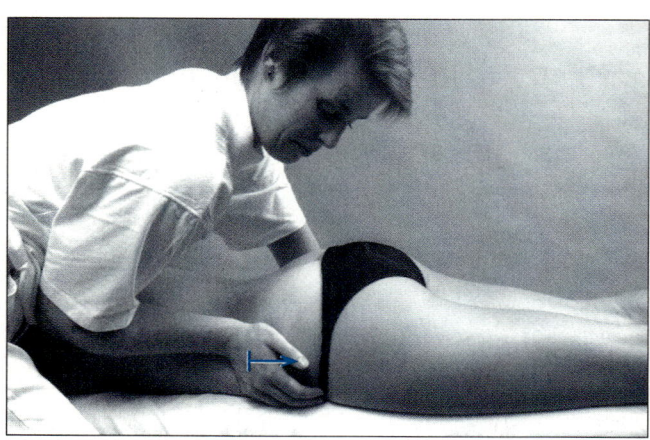

Abb. 12.3: Schub am Os ilium nach kaudal

12

Manipulation Ilium gegen Sakrum

Dieser Griff darf nur vom Arzt durchgeführt werden.

Indikation

SIG-Blockierung bei S1 oder S3, Kaudalisierungsempfindlichkeit im SIG.

Lagerung

Der Patient befindet sich in Bauchlage. Die Behandlungsliege ist flach eingestellt bei federndem Beckenteil. Neben der Behandlungsliege steht der Therapeut im Ausfallschritt.

Tiefenkontakt

Auf der blockierten Seite die kopfnahe Hand mit der Ulnarkante unter Weichteilschutz von kranial am Beckenkamm anmodellieren. Die fußnahe Hand mit der Ulnarkante von kaudal vor der Sakrumkyphose auf der blockierten Seite anlegen.

Manipulation

Vorspannung durch tangentiale Schubverstärkung nach kaudal bzw. kranial aufnehmen. Nach einem Probeschub aus gehaltener Vorspannung einen kurzen gegenläufigen Manipulationsimpuls geben.

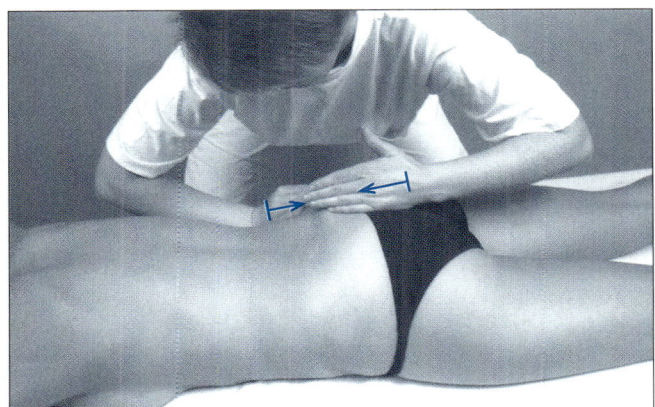

Abb. 12.4: Manipulation Ilium gegen Sakrum

Manipulation Sakrum gegen Sakrum

Dieser Griff darf nur vom Arzt durchgeführt werden.

Indikation

SIG-Blockierung bei S1 oder S3, Kaudalisierungs- oder Kranialisierungsempfindlichkeit im SIG.

Lagerung

Der Patient befindet sich in Bauchlage. Die Behandlungsliege ist flach eingestellt bei federndem Beckenteil. Neben dem Patienten steht der Therapeut im Ausfallschritt. Das vorstehende Knie des Therapeuten lehnt an der Behandlungsliege.

Tiefenkontakt

Beide Hände mit der Ulnarkante entsprechend der Empfindlichkeit von kranial oder von kaudal beidseits der Sakrumkyphose tangential anmodellieren.

Manipulation

Vorspannung aufnehmen durch tangentiale Schubverstärkung nach kaudal bzw. kranial und einen Probeschub durchführen. Aus gehaltener Vorspannung einen kurzen gegenläufigen Manipulationsimpuls geben.

12

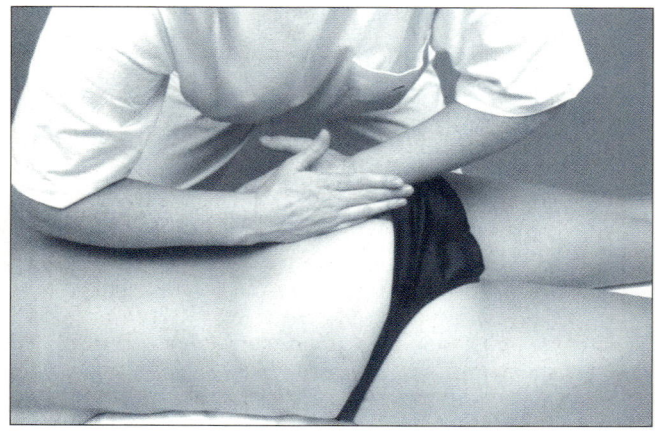

Abb. 12.5: Manipulation Sakrum gegen Sakrum

Kombination: Schub über das Sakrum, Zug über das Ilium

Dieser Griff darf nur vom Arzt durchgeführt werden.

Indikation

SIG-Blockierung bei S1 oder S3, Kaudalisierungsempfindlichkeit im SIG.

Lagerung

Der Patient befindet sich in Bauchlage. Die Behandlungsliege ist flach eingestellt bei federndem Beckenteil. Am Fußende steht der Therapeut auf der blockierten Seite.

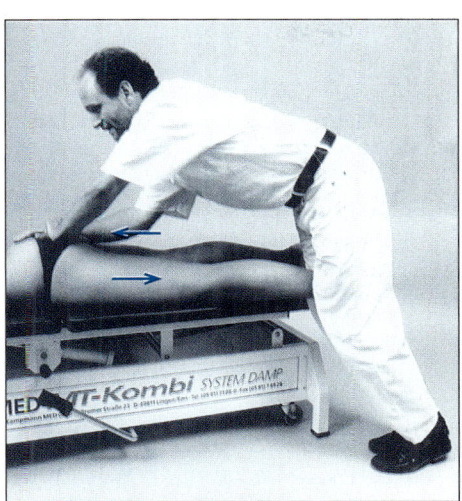

Abb. 12.6: Kombination Schub über das Sakrum, Zug über das Ilium

Tiefenkontakt

Das Patientenbein der blockierten Seite zwischen den Oberschenkeln des Therapeuten fixieren. Die Ulnarkante der Arbeitshand von kaudal tangential an die Sakrumkyphose der blockierten Seite anmodellieren und mit der anderen Hand doppeln.

Manipulation

Die Traktion am Ilium über das Patientenbein durch Rückwärtsgehen des Therapeuten verstärken und das Sakrum über den Arbeitsarm tangential vorschieben. Nach einem Probeschub aus gehaltener Vorspannung unter gleichzeitigem Zug über das Ilium und Schub über das Sakrum einen kurzen Manipulationsimpuls geben.

Adduktionsschergriff (Manipulation)

Dieser Griff darf nur vom Arzt durchgeführt werden.

Indikation

SIG-Blockierung bei S1.

Lagerung

Der Patient liegt auf dem Bauch. Das Bein der blockierten Seite ist auf der Behandlungsliege abgelegt, das Bein der Gegenseite steht neben der Liege. Der Therapeut befindet sich auf der Gegenseite der Blockierung, wo er das Becken des Patienten abstützt. Der Blick des Therapeuten ist zum Fußende gerichtet.

Tiefenkontakt

Auf der blockierten Seite den Daumenballen der kopfnahen Hand unter Schub in die ventrolaterale Richtung an die Spina dorsalis posterior superior des Iliums legen. Mit der fußnahen Hand das Bein der blockierten Seite von lateral oberhalb des Kniegelenkes umfassen und in Adduktion sowie geringer Hyperextension einstellen.

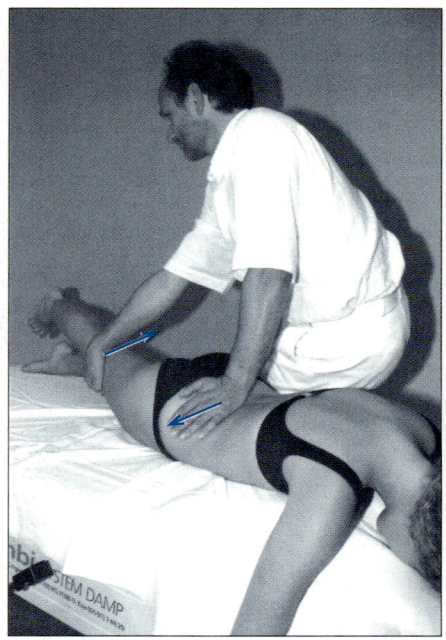

Manipulation

Vorspannung aufnehmen durch Verstärkung des Ventrolateralschubes über die Spina und der Adduktion des Beines. Nach

Abb. 12.7: Adduktionsschergriff am rechten Sakroiliakalgelenk

einem Probeschub aus gehaltener Vorspannung einen kurzen Manipulationsimpuls geben (Schub nach ventrolateral und Verstärkung der Adduktion).

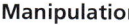

Dorsalisierung von S1 durch Ventralisierung über S3 der Gegenseite

Dieser Griff darf nur vom Arzt durchgeführt werden.

Indikation

SIG-Blockierung bei S1 und Ventralisierungsempfindlichkeit.

Lagerung

Der Patient befindet sich in Bauchlage. Die Behandlungsliege ist flach eingestellt bei federndem Beckenteil. Der Therapeut steht in Grätschstellung auf der Seite der Blockierung.

Tiefenkontakt

Die Ulnarkante der Arbeitshand über S3 der Gegenseite anmodellieren und mit der anderen Hand doppeln. Die Arme strecken.

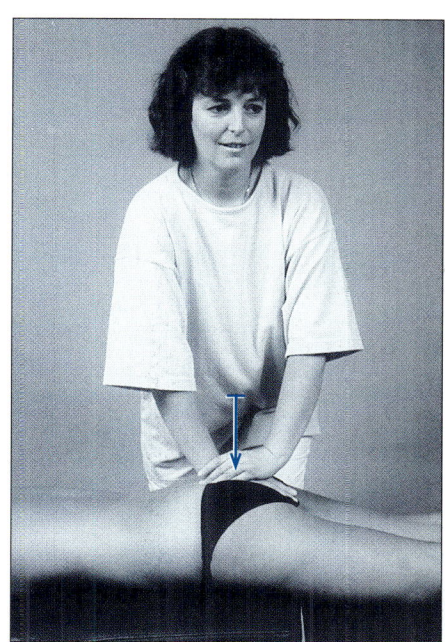

Abb. 12.8: Dorsalisierung von S1 durch Ventralisierung über S3 der Gegenseite

Manipulation

Das Gewicht durch Aufrichten des Vorfußes federnd über die Arme auf S3 verlagern (Vorspannung). Nach einem Probeschub aus gehaltener Vorspannung einen kurzen Manipulationsimpuls auf S3 geben.

Dorsalisierung von S1 durch Thoraxaufschlag über S3 der Gegenseite

Dieser Griff darf nur vom Arzt durchgeführt werden.

Indikation

SIG-Blockierung bei S1 und Ventralisierungsempfindlichkeit.

Lagerung

Der Patient befindet sich in Bauchlage. Die Behandlungsliege ist flach eingestellt bei federndem Beckenteil. Der Therapeut steht auf der blockierten Seite in Kopfhöhe des Patienten mit Blickrichtung zum Fußende. Die patientenferne Hand des Therapeuten stützt sich unterhalb des Patientenoberschenkels auf der blockierten Seite ab.

Tiefenkontakt

Die patientennahe Hand (Arbeitshand) mit der Ulnarkante über S3 der Gegenseite anmodellieren. Unter Abstützung mit der patientenfernen Hand in den Liegestütz gehen und die untere Thoraxapertur auf die Arbeitshand legen.

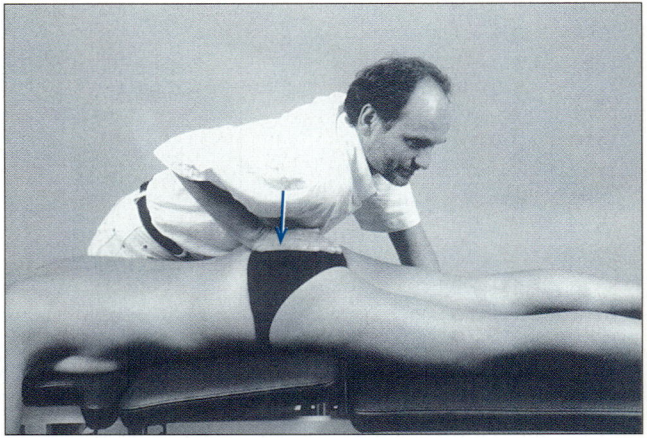

Abb. 12.9: Fallventralisierung mittels Thoraxaufschlag

Manipulation

Über die Arbeitshand den Thorax leicht senkrecht anheben und gleichzeitig den Druck über S3 nach ventral verstärken (Vorspannung). Unter maximalem ventralisierenden Druck einen Probeschub durchführen. Anschließend aus gehaltener Vorspannung über einen kurzen Aufprall des Thorax gegen die Arbeitshand einen Impuls auf S3 geben.

Manipulation über das Os ilium oder S3 der Gegenseite aus der Seitlage

Dieser Griff darf nur vom Arzt durchgeführt werden.

Indikation

Blockierungen im SIG.

Lagerung

Der Patient befindet sich in Seitlage, die blockierte Seite ist nach oben gerichtet. Vor dem Patienten steht der Therapeut. Das kopfnahe Knie des Therapeuten lehnt in Höhe des Patientenunterbauches an der Behandlungsliege.

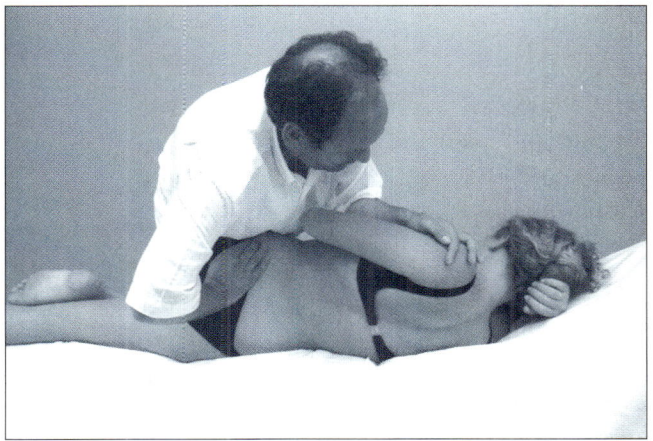

Abb. 12.10: Ventralisierender Schub am Os ilium

Tiefenkontakt

Auf der blockierten Seite die fußnahe Hand mit dem Kleinfinger-ballen von dorsal über der Spina dorsalis posterior superior des Os ilium mit Schubrichtung nach ventral anlegen. Die Wirbelsäule des

Patienten durch Gegenrotation über den Thorax verriegeln und das oben liegende Patientenbein über den fußnahen Oberschenkel des Therapeuten adduzieren.

Manipulation

Vorspannung aufnehmen durch Verstärkung des Ventralschubes an der Spina und der Adduktion des oben liegenden Beines. Nach einem Probezug aus gehaltener Vorspannung einen kurzen Manipulationsimpuls geben. Hierbei Atemhilfstechniken (☞ 1.5.2, Erleichterungstechniken) nutzen.

Variante: Ventralisierung über S3 der Gegenseite bei ansonsten gleicher Durchführung des Therapiegriffs.

12

Kreuzgriff

Dieser Griff darf nur vom Arzt durchgeführt werden.

Indikation

SIG-Blockierung bei S1, Ventralisierungsempfindlichkeit, Rotation oder Verwringung im SIG.

Lagerung

Der Patient befindet sich in Bauchlage. Die Behandlungsliege ist flach eingestellt bei federndem Beckenteil. Auf der Gegenseite der Blockierung steht der Therapeut.

Tiefenkontakt

Den Daumenballen der kopfnahen Hand auf der blockierten Seite an der Spina dorsalis posterior superior unter Druck nach ventrolateral anmodellieren. Mit der Ulnarkante der fußnahen Hand über S3 der Gegenseite einen Schub nach ventral geben.

Manipulation

Vorspannung aufnehmen durch Verstärkung des ventrolateralen Schubes an der Spina der blockierten Seite und des Ventralschubes über S3 der Gegenseite. Nach einem Probeschub aus gehaltener Vorspannung einen kurzen Manipulationsimpuls geben.

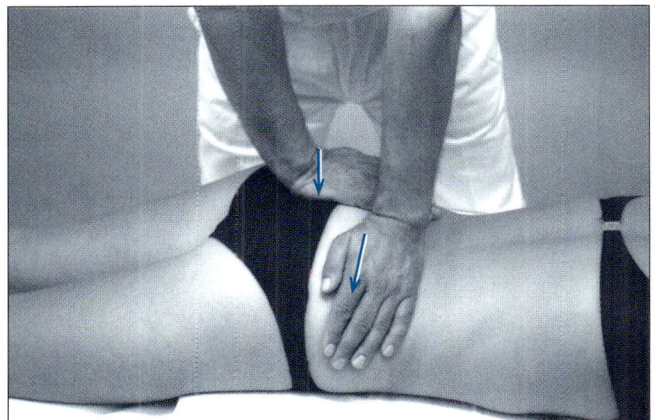

Abb. 12.11: Kreuzgriff am Sakroiliakalgelenk

Vibrationstraktion über das Bein

Indikation

SIG-Blockierung bei S1, Kaudalisierungsempfindlichkeit im SIG.

Lagerung

Der Patient liegt auf dem Bauch. Am Fußende der Behandlungsliege steht der Therapeut.

Tiefenkontakt

Mit beiden Händen den distalen Unterschenkel der blockierten Seite auf Höhe des Sprunggelenkes flächig umfassen und die Pektoralismuskulatur anspannen.

Mobilisation

Eine Traktion in Verlängerung der Beinlängsachse durchführen. Die Traktion halten und mit einer feinschlägigen Vibration kombinieren. Über den Kaudalzug am Bein erfolgt indirekt eine Kranialisierung des Os sacrum.

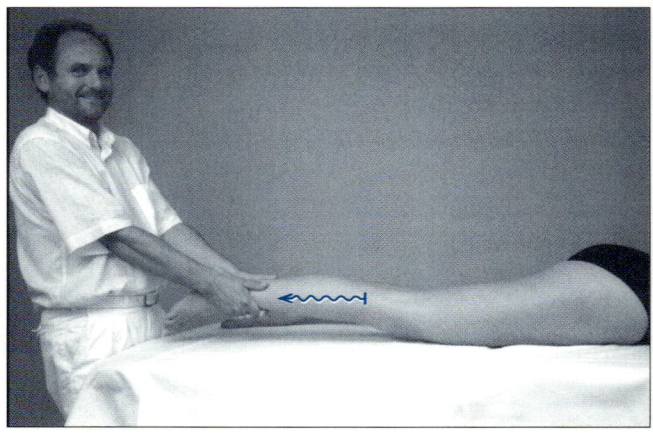

Abb. 12.12: Vibrationstraktion am Os ilium nach kaudal

12

Tips & Fallen

- Bei der Handanlage auf eine flächige Verteilung des Drucks über die Hohlhand und Anspannung der Pektoralismuskulatur achten, um Periostschmerzen zu vermeiden
- Das Hüftgelenk bei der Vibrationstraktion *nicht* überstrecken, da sonst eine weitere Bewegungsrichtung in die Mobilisation einbezogen wird.

Kranialisierender Schub über das Os sacrum

Indikation

Kaudalisierungsempfindlichkeit im SIG.

Lagerung

Der Patient befindet sich in Bauchlage. Neben der Behandlungsliege steht der Therapeut in Schrittstellung auf der blockierten Seite mit Blickrichtung zum Kopf des Patienten.

Tiefenkontakt

Die patientennahe Hand mit der Ulnarkante auf der blockierten Seite über S3 anmodellieren. Zur Verstärkung des Tiefenkontaktes die patientenferne Hand quer auf die Anlagehand legen. Die Ellenbogen in Schubrichtung absenken, um Druck in ventraler Richtung zu vermeiden.

Variante: Bei einer beidseitigen Blockierung die Ulnarkante mittig über S3 anlegen.

Mobilisation

Aus der Schrittstellung heraus über die Ulnarkante der Anlagehand weich und rhythmisch federnd nach kranial mobilisieren.

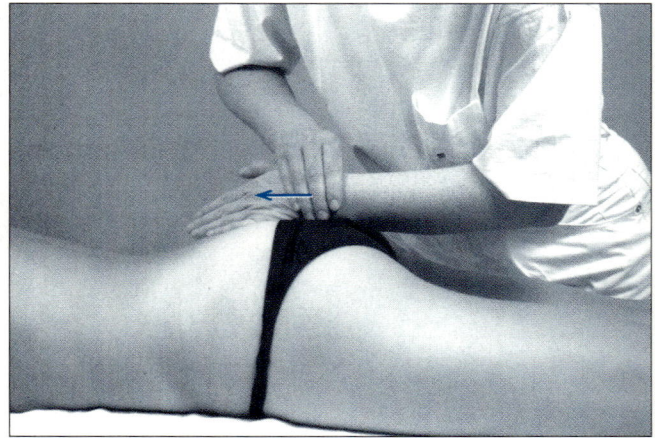

Abb. 12.13: Kranialisierender Schub über das Os sacrum

12

Kaudalisierender Schub am Os sacrum

Indikation

Kranialisierungsempfindlichkeit im SIG.

Lagerung

Der Patient befindet sich in Bauchlage. Neben der Behandlungsliege steht der Therapeut in Schrittstellung auf der blockierten Seite mit Blickrichtung zum Fußende.

Tiefenkontakt

Die kopfnahe Hand auf der blockierten Seite mit der Ulnarkante von kranial am Os sacrum anmodellieren. Mit der fußnahen Hand doppeln und die Ellenbogen in Schubrichtung absenken.

Mobilisation

Aus der Schrittstellung heraus über die Ulnarkante der Anlagehand weich und rhythmisch federnd nach kaudal mobilisieren.

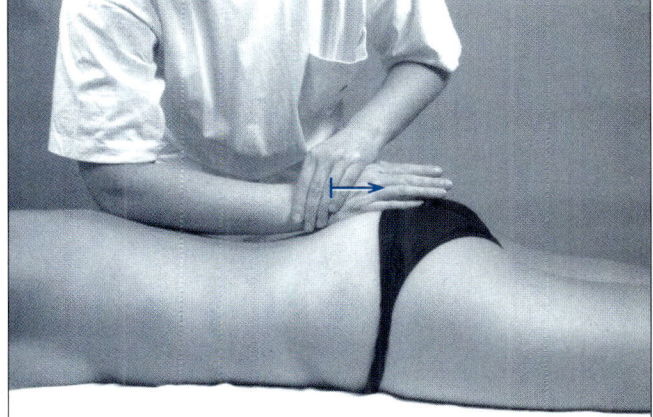

Abb. 12.14: Kaudalisierender Schub am Os sacrum

Kaudalisierender Schub über das Os ilium

Indikation
Kaudalisierungsempfindlichkeit im SIG.

Lagerung ☞ Kaudalisierender Schub am Os sacrum.

Tiefenkontakt
Die patientenferne Hand auf der blockierten Seite von kranial unter Ausstreichen der Weichteile flächig am Beckenkamm anmodellieren. Die Ellenbogen in Schubrichtung absenken. Auf der Gegenseite die patientennahe Hand an der Behandlungsliege abstützen und das Becken des Patienten nach lateral stabilisieren.

Mobilisation
Aus gehaltener Vorspannung über einen weichen rhythmischen Schub am Beckenkamm das Os ilium nach kaudal mobilisieren.

 Tips & Fallen
- Eine Lateralisierung des Beckens während der Mobilisation vermeiden
- Die Mobilisation kann bei Bedarf auch über beide Darmbeinkämme nach kaudal durchgeführt werden.

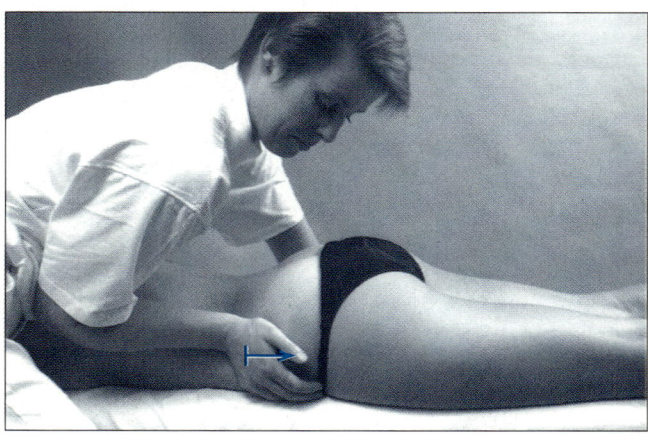

Abb. 12.15: Kaudalisierender Schub über das Os ilium

12

Gegenläufige Mobilisation: Os sacrum gegen Os ilium

Kranialisierung des Os sacrum, Kaudalisierung des Os ilium

Indikation
Kaudalisierungsempfindlichkeit im SIG.

Lagerung
Der Patient liegt auf dem Bauch. Auf der blockierten Seite steht der Therapeut in Höhe des Patientenbeckens.

Tiefenkontakt
Die kopfnahe Hand von kranial unter Ausstreichen der Weichteile flächig am Beckenkamm der blockierten Seite anmodellieren. Auf der gleichen Seite in Höhe S3 die fußnahe Hand mit der Ulnarkante von kaudal am Sakrum anlegen. Die Ellenbogen in Schubrichtung absenken.

Mobilisation
Unter Anspannung der Pektoralismuskulatur über einen rhythmischen gegenläufigen Schub das Os ilium nach kaudal und das Os sacrum nach kranial mobilisieren. Auf eine korrekte Handanlage achten, um Periostschmerzen am Beckenkamm zu vermeiden.

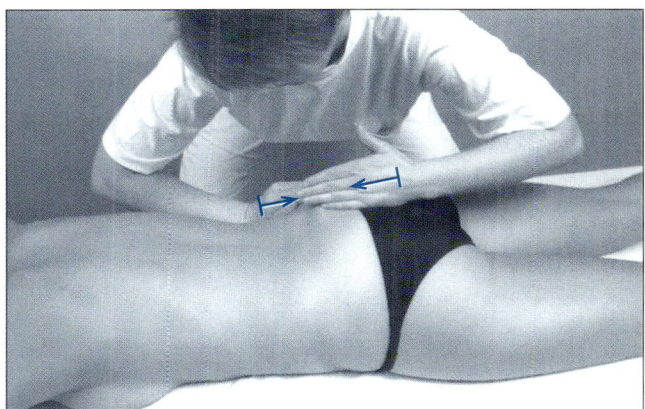

Abb. 12.16: Gegenläufige Mobilisation. Os sacrum nach kranial, Os ilium nach kaudal

Kaudalisierung des Os sacrum, Kranialisierung des Os ilium

Indikation

Kranialisierungsempfindlichkeit im SIG.

Lagerung

☞ Kranialisierung des Os sacrum, Kaudalisierung des Os ilium.

Tiefenkontakt

Die kopfnahe Hand auf der blockierten Seite mit der Ulnarkante von kranial am Os sacrum anmodellieren. Die Hohlhand der fußnahen Hand von kaudal auf das gleichseitige Tuber ossis ischii legen. Beide Ellenbogen in Schubrichtung absenken.

Mobilisation

Unter Anspannen der Pektoralismuskulatur Vorspannung aufnehmen und über einen weichen gegenläufigen Schub das Os sacrum nach kaudal und das Os ilium nach kranial mobilisieren.

12

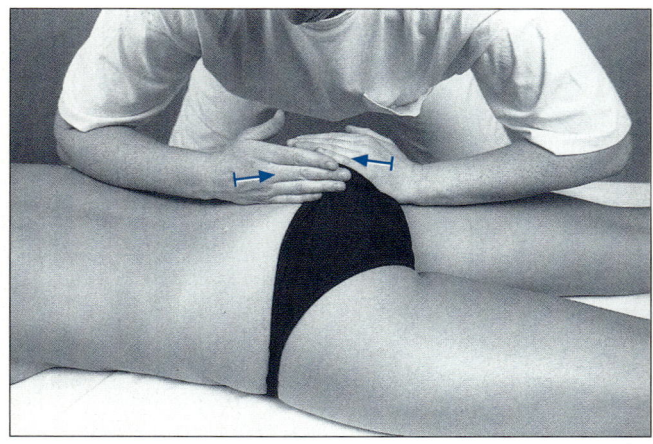

Abb. 12.17: Gegenläufige Mobilisation. Os sacrum nach kaudal, Os ilium nach kranial

Gegenläufige Mobilisation (Panthersprung): Os sacrum nach kranial, Os ilium nach kaudal

Indikation

Kaudalisierungsempfindlichkeit im SIG.

Lagerung

Der Patient liegt auf dem Bauch an der Kante der Behandlungsliege. Am Fußende der Behandlungsliege steht der Therapeut, dessen Knie in leichter Flexion eingestellt sind.

Tiefenkontakt

Mit den Oberschenkeln des Therapeuten den distalen Patientenunterschenkel auf der blockierten Seite oberhalb der Malleolen halten. Dabei das Bein des Patienten nur leicht abduzieren, um Abweichungen von der späteren kaudalen Zugrichtung zu vermeiden. Die patientennahe Hand mit der Ulnarkante auf der blockierten Seite in Höhe S3 auf dem Sakrum anmodellieren. Den Ellenbogen in Schubrichtung absenken. Die patientenferne Hand zur Verstärkung des Tiefenkontaktes quer auf die Anlagehand legen.

Mobilisation

Aus gehaltener Vorspannung die Hände weich und rhythmisch federnd kopfwärts verschieben.

Gleichzeitig die leicht gebeugten Knie strecken und das Patientenbein nach kaudal ziehen. Hierdurch erfolgt eine gegenläufige Mobilisation (Os sacrum nach kranial, Os ilium nach kaudal).

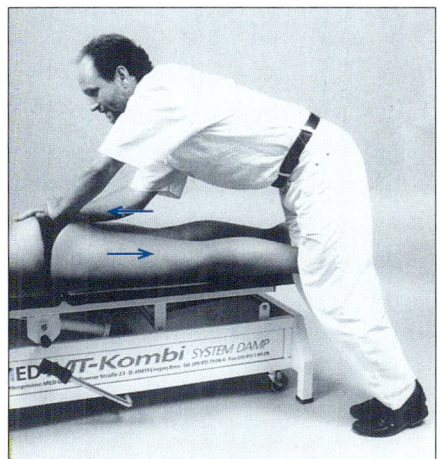

Abb. 12.18: Gegenläufige Mobilisation („Panthersprung"). Das Os ilium wird nach kaudal, das Os sacrum nach kranial mobilisiert

Gegenläufige Mobilisation am Os sacrum

Indikation

Kranialisierungs- oder Kaudalisierungsempfindlichkeit im SIG.

Lagerung

Der Patient befindet sich in Bauchlage. Auf der blockierten Seite steht der Therapeut neben der Behandlungsliege.

Tiefenkontakt

Beide Hände mit der Ulnarkante in Höhe der Sakrumkyphose anmodellieren.

- *Kranialisierungsempfindlichkeit:* Die kopfnahe Hand auf die blockierte Seite, die fußnahe Hand auf die Gegenseite legen. Beide Ellenbogen tief absenken, um Druck in ventraler Richtung zu vermeiden
- *Kaudalisierungsempfindlichkeit:* Die fußnahe Hand auf die blockierte Seite, die kopfnahe Hand auf die Gegenseite legen.

Mobilisation

Aus gehaltener Vorspannung mit beiden Händen eine geringe Rotationsbewegung durchführen. Dabei mit der kopfnahen Hand im Sinne der Rotation nach kaudal und mit der fußnahen Hand im Sinne der Rotation nach kranial arbeiten.

12

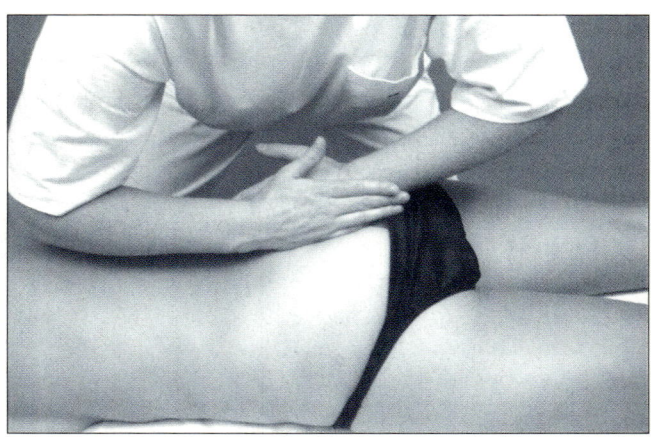

Abb. 12.19: Gegenläufige Mobilisation am Os sacrum

Ventralisierende Mobilisation über S3 mittels Vibration

Indikation

Ventralisierungsempfindlichkeit bei S1.

Lagerung

Der Patient liegt auf dem Bauch. Das Mittelteil der Behandlungsliege ist federnd eingestellt. Der Therapeut steht auf der blockierten
Seite in Höhe des Patientenbeckens.

Tiefenkontakt

Die kopfnahe Hand (Arbeitshand) mit der Ulnarkante auf der
Gegenseite der Blockierung in Höhe S3 über dem Os sacrum
anmodellieren. Mit der fußnahen Hand doppeln.

Mobilisation

Über einen Schub nach ventral Vorspannung aufnehmen. Durch
die ventralisierende Vorspannung in Höhe S3 der Gegenseite wird
eine dorsalisierende Vorspannung in Höhe S1 auf der blockierten
Seite erzeugt. Die Ellenbogen leicht beugen und aus gehaltener
Vorspannung eine weiche feinschlägige Vibration durchführen.

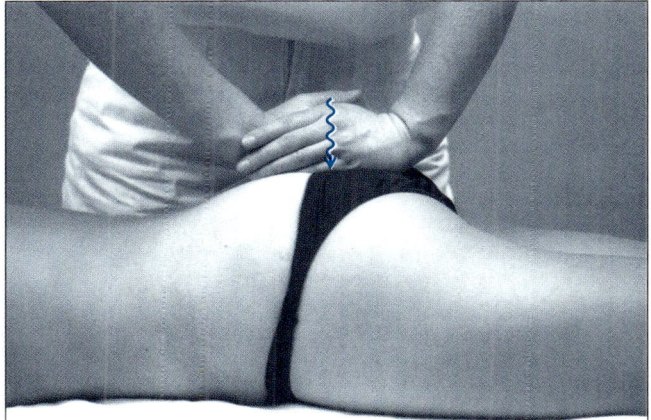

Abb. 12.20: Ventralisierende Mobilisation über S3 mittels Vibration

Ventralisierende Mobilisation über S3 mittels „Schwebesitz"

Indikation

Ventralisierungsempfindlichkeit bei S1.

Lagerung

Der Patient befindet sich in Bauchlage. Auf der blockierten Seite steht der Therapeut mit Blickrichtung zum Fußende des Patienten.

Tiefenkontakt

Mit der patientenfernen Hand das Knie des Patienten von ventral umfassen. Die patientennahe Hand mit der Ulnarkante in Höhe S3 auf der kontralateralen Seite am Os sacrum anmodellieren. Anschließend Vorspannung nach ventral aufnehmen. Durch Anheben des patientennahen Therapeutenbeines eine Schwebesitz-Stellung einnehmen.

Mobilisation

Auf der blockierten Seite Vorspannung aufnehmen durch Hyperextension des Hüftgelenks gegen das fixierte Os sacrum. Aus gehaltener Vorspannung die Hyperextension im Hüftgelenk und die Ventralisierung am Os sacrum leicht verstärken (Mobilisation). Während der Mobilisation auf dem Standknie federn.

12

Tips & Fallen

• Das Gesäß des Therapeuten sollte sich auf Höhe

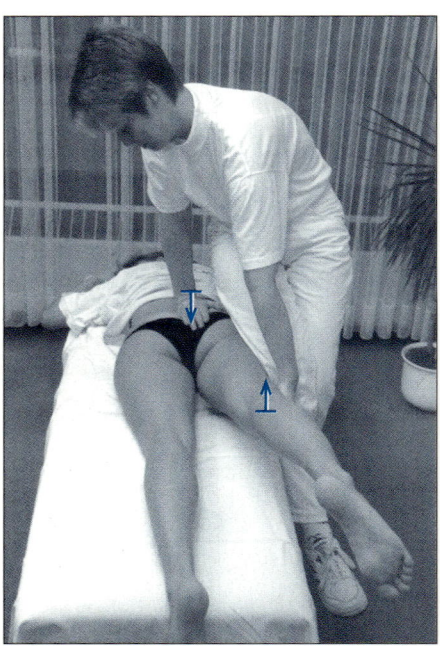

Abb. 12.21: Ventralisierende Mobilisation über S3 mittels „Schwebesitz"

der am Sakrum angelegten Hand befinden, um eine möglichst
gute Standsicherheit des Therapeuten zu gewährleisten
• Bei der Hyperextension des Patientenbeines eine Lordosierung im
lumbosakralen Übergang oder der Lendenwirbelsäule durch entsprechende Aufrichtung und Fixation des Sakrums vermeiden.

Adduktionsschergriff (Mobilisation)

Indikation
Blockierung bei S1, Öffnung des oberen SIG-Poles.

Lagerung
Der Patient befindet sich in Bauchlage. Der Therapeut steht auf
der Gegenseite der Blockierung und fixiert mit seinem Körper das
Becken des Patienten. Die Oberschenkel des Therapeuten stützen
sich an der Behandlungsliege ab.

Alternative: Das Bein der blockierten Seite liegt auf der Behandlungsliege. Das Patientenbein der Gegenseite ist neben der Liege
aufgestellt.

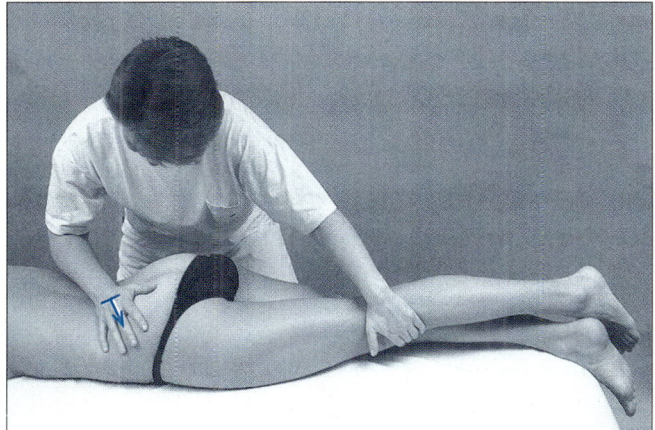

Abb. 12.22: Adduktionsschergriff (Mobilisation)

Tiefenkontakt

Die kopfnahe Hand mit dem Daumenballen an der Spina iliaca posterior superior des Os ilium mit Schubrichtung nach ventrolateral anmodellieren. Mit der fußnahen Hand das Bein der blockierten Seite oberhalb des Kniegelenkes von lateral umfassen und in Adduktion sowie geringer Hyperextension einstellen.

Mobilisation

Aus gehaltener Vorspannung mit der kopfnahen Hand am Os ilium einen Schub nach ventrolateral geben und gleichzeitig die Adduktion des Patientenbeines verstärken.

 Tips & Fallen

- Auf eine gute Fixation des Beckens achten, da die Adduktion des Patientenbeines häufig zu einer Lateralflexion der Wirbelsäule führt
- Bei der Hyperextension des Patientenbeines eine Lordosierung im lumbosakralen Übergang vermeiden.

12

Dorsalmobilisation über das Os ilium

Indikation

Blockierungen im SIG.

Lagerung

Der Patient liegt auf der *nicht* betroffenen Seite. Das obere Bein ist mindestens 90° flektiert und leicht abduziert, die Oberschenkellängsachse ist senkrecht zum Os sacrum eingestellt. Der Therapeut steht auf Beckenhöhe vor dem Patienten. Das obere flektierte Knie des Patienten liegt zwischen den Oberschenkeln des Therapeuten.

Tiefenkontakt

Die Therapeutenhände doppeln und in Höhe S1 auf das Sakrum legen.

Mobilisation

Vorspannung aufnehmen durch einen Dorsalschub über das Patientenknie in Verlängerung der Oberschenkellängsachse. Anschließend das Os ilium über das Patientenknie weich und rhythmisch federnd gegen das fixierte Os sacrum weiter nach dorsal mobilisieren.

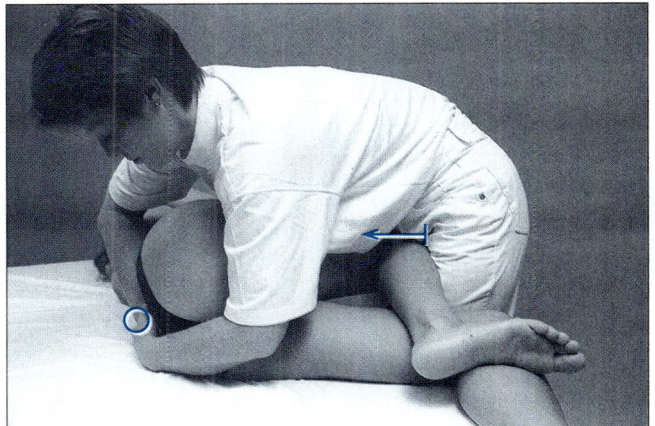

Abb. 12.23: Dorsalmobilisation über das Os ilium

Tips & Fallen

- Darauf achten, daß die Flexion in der Patientenhüfte mindestens 90° beträgt, um eine Lordosierung im lumbosakralen Übergang zu vermeiden
- Den Krafteinsatz während der Mobilisation möglichst gering halten.

Dorsalmobilisation über das Os ilium (Variante)

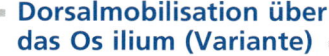

Indikation

Blockierungen im SIG, bei denen eine Dorsalmobilisation des Os ilium über das Patientenbein (☞ Abb. 12.23) nicht möglich ist.

Lagerung

Der Patient liegt auf der *nicht* betroffenen Seite. Das obere Bein des Patienten ist flektiert. Der Therapeut sitzt seitlich auf der Behandlungsliege.

Tiefenkontakt

Die Mobilisationshand von ventral im Bereich der Spina iliaca anterior superior am Beckenkamm der blockierten Seite anlegen. Mit dem Daumenballen der Fixationshand am Os sacrum in Höhe S1 einen Gegenhalt geben.

Mobilisation

Aus gehaltener Vorspannung wiederholt einen weichen Schub am Beckenkamm nach dorsal geben. Dabei auf eine ausreichende Fixation des Os sacrum achten, um ein Zurückrotieren des Beckens zu vermeiden.

12

Rotationsmobilisation am Os ilium: Ilium nach dorsal

Indikation

Dorsalisierungsempfindlichkeit des Sakrums in Höhe S1.

Lagerung

Der Patient liegt auf der *nicht* betroffenen Seite. Das untere Patientenbein ist gestreckt, das obere Bein gebeugt. Der Therapeut steht vor dem Patienten und hält das flektierte Knie zwischen seinen Oberschenkeln.

Tiefenkontakt

Die Hohlhand der kopfnahen Hand von ventral über der Spina iliaca anterior superior am Beckenkamm anmodellieren. Die fußnahe Hand von dorsal im unteren Beckenbereich anlegen, so daß die Finger beider Hände in die jeweilige Mobilisationsrichtung zeigen.

Mobilisation

Aus gehaltener Vorspannung über eine Dorsalbewegung mit der kopfnahen Hand (Aufrichtung des Beckens) und über eine Ventralbewegung mit der fußnahen Hand im Sinne der Rotation mobilisieren. Die Rotationsbewegung kann durch eine Verstärkung der Flexion im Hüftgelenk unterstützt werden.

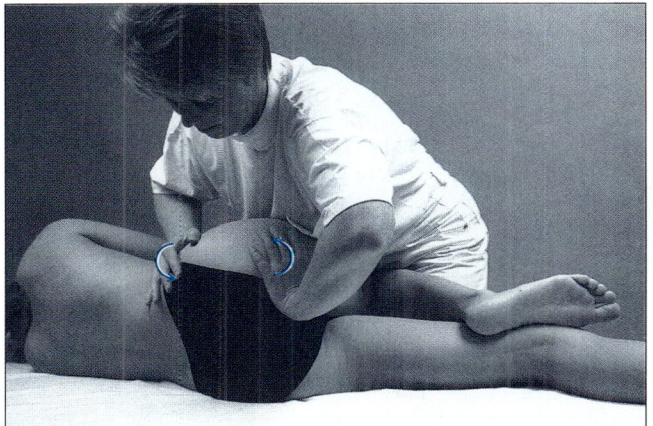

Abb. 12.24: Rotationsmobilisation aus der Seitlage. Os ilium nach dorsal

Rotationsmobilisation am Os ilium: Ilium nach ventral

Indikation

Ventralisierungsempfindlichkeit des Sakrums in Höhe S1.

Lagerung

Der Patient liegt auf der *nicht* betroffenen Seite. Das untere Bein des Patienten ist maximal flektiert, das obere Bein ist gestreckt. Der Therapeut steht in Beckenhöhe vor dem Patienten.

Tiefenkontakt

Die kopfnahe Hand von dorsal am Beckenkamm anmodellieren. Die fußnahe Hand von ventral über dem unteren Beckenbereich bzw. über dem Trochanter major anlegen, so daß die Finger beider Hände in die jeweilige Mobilisationsrichtung zeigen.

Mobilisation

Aus gehaltener Vorspannung über eine Ventralbewegung mit der kopfnahen Hand (Beckenkippung) und über eine Dorsalbewegung mit der fußnahen Hand im Sinne der Rotation mobilisieren.

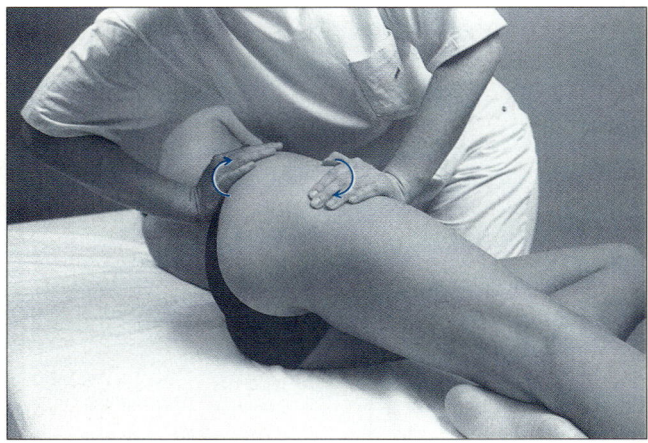

Abb. 12.25: Rotationsmobilisation aus der Seitlage. Os ilium nach ventral

Tips und Fallen

Die Mobilisation erfolgt bei fixiertem Therapeutenoberkörper aus einer Ganzkörperbewegung heraus.

Aufdehnen aus der Seitlage

Indikation
Blockierungen im SIG.

Lagerung
Der Patient liegt auf der *nicht* betroffenen Seite. Der Fuß des flektierten oberen Beines befindet sich in der Kniekehle des leicht angewinkelten unteren Beines. Vor dem Patienten steht in Beckenhöhe der Therapeut. Der fußnahe Oberschenkel des Therapeuten liegt am oberen flektierten Patientenknie.

Tiefenkontakt
Mit der kopfnahen Hand das Os sacrum über eine dorsale Gegenrotation des Patienten oder über Handanlage am Sakrum fixieren. Die fußnahe Hand oder den fußnahen Unterarm am Os ilium anmodellieren. Das obere Bein des Patienten mit dem Oberschenkel des Therapeuten leicht adduzieren.

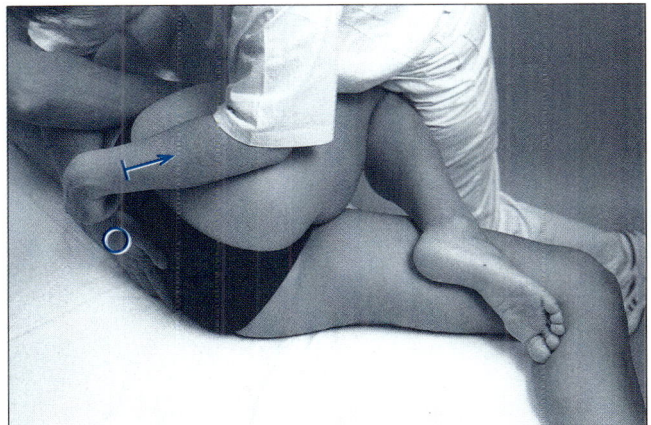

Abb. 12.26: Aufdehnen aus der Seitlage

Mobilisation

Vorspannung aufnehmen durch einen ventrolateralen Zug am Os ilium in Verlängerung der Oberschenkellängsachse. Aus gehaltener Vorspannung den Zug am Ilium und die Adduktion des oberen Patientenbeines gleichzeitig verstärken.

 Tips & Fallen

- Bei Fixation des Sakrums über eine Gegenrotation den Patienten so weit rotieren, bis die Bewegung das Os sacrum erreicht
- Bei sehr mobilen Patienten die Fixation über Handanlage am Os sacrum durchführen
- Um eine stabile Seitlage zu gewährleisten, den gesamten Körper des Patienten vor Aufnahme des Tiefenkontaktes leicht nach dorsal rotieren
- Bei starken Leistenschmerzen (z.B. im Rahmen von Hüftgelenkserkrankungen) auf die Adduktion des Patientenbeines verzichten.

12

Muskeldehnung **13**

13.1   Basisinformationen

Blockierungen der Gelenke stehen immer im Zusammenhang mit muskulären Dysbalancen. Daher sollte ergänzend zur manuellen Therapie auf die Koordination der synergistisch und antagonistisch tätigen Muskelgruppen geachtet werden:

- Insuffiziente Muskulatur durch adäquate krankengymnastische Techniken (z.B. PNF, Isometrie) kräftigen
- Verkürzte oder hypertone Muskulatur dehnen. Die Muskeldehnung dient
  - der Verbesserung der Trophik
  - dem Abbau des Hypertonus
  - der Längung des Muskels
  - der intramyogenen Mobilisation
  - der Verbesserung der inter- und intramuskulären Koordination
  - der Analgesierung.

Ziel der Muskeldehnung ist es, das tonisch-phasische Gleichgewicht wiederherzustellen und zu einem physiologischen Bewegungsmuster zu gelangen. Hierzu stehen verschiedene Techniken zur Auswahl (s.u.).

Längsdehnung

- **Sherrington I** (Agonistentechnik): Diese Technik basiert auf dem Prinzip, daß *nach* einer maximalen Muskelanspannung eine maximale Entspannung des entsprechenden Muskels erfolgt
- **Sherrington II** (Antagonistentechnik): Die maximale Anspannung des Antagonisten bewirkt wechselseitig eine Entspannung des Agonisten
- **Postisometrische Relaxation:** Im Gegensatz zu Sherringon I und II wird der Muskel nicht maximal, sondern *sub*maximal angespannt (s.u.), sowohl bei der Agonisten- als auch bei der Antagonistentechnik.

13

Alle Techniken können sowohl als aktive oder passive Dehntechniken umgesetzt werden.

Im Rahmen der Manuellen Therapie kommt vor allem die **Postisometrische Relaxation** (PIR) zur Anwendung. Hierbei ist folgendes zu beachten:
- den Patienten mit nur 30 % der Maximalkraft anspannen lassen
- die Muskelanspannung 8–10 Sekunden halten

- die anschließende Dehnung über 15–20 Sekunden durchführen
- nicht aus der maximalen Dehnstellung heraus arbeiten
- die beteiligten Gelenke möglichst schonen.

Der Patient kann den Erfolg der Behandlung durch Eigendehnungen unterstützen.

Querdehnung

Bei dieser Technik wird die Dehnung auf dem Muskelbauch der entspannten Muskulatur *quer zum Faserverlauf* durchgeführt. Hierdurch wird eine Gelenkbelastung vermieden. Die Querdehnung kann auch bei stark tonisierter und schmerzempfindlicher Muskulatur angewandt werden. Je nach Zustand der Muskulatur kann aus einer Annäherungsstellung bis hin zur Dehnstellung gearbeitet werden.

Kontraindikationen für eine Dehnungsbehandlung

- Frische Muskel- und Muskelfaserrisse
- Sehnenabrisse
- Tendinitis
- Myositis
- Periostitis
- Andere frische Traumen.

13.2 Dehntechniken

Alle folgenden Muskeldehnungen beziehen sich auf das Prinzip der Postisometrischen Relaxation (☞ 13.1).

M. extensor digitorum

- *Ursprung:* Epicondylus lateralis humeri, Lig. collaterale radiale und Lig. anulare radii
- *Ansatz:* Dorsalaponeurose des 2.–5. Fingers
- *Innervation:* N. radialis
- *Funktion*
  – Fingerextension, Fingerabduktion
  – Dorsalextension und Ulnarduktion im Handgelenk.

Ausgangsstellung

Der Patient liegt auf dem Rücken. Seitlich zur Behandlungsliege steht der Therapeut. Der Arm des Patienten ist in 90° Anteversion und Innenrotation eingestellt. Die fußnahe Hand des Therapeuten umfaßt die Dorsalseite der Endphalangen des 2.–5. Fingers. Die kopfnahe Hand liegt dorsal am Ellenbogen.

Vordehnung

Bei leicht flektiertem Patientenellenbogen das Handgelenk in Pronation und maximaler Volarflexion einstellen.

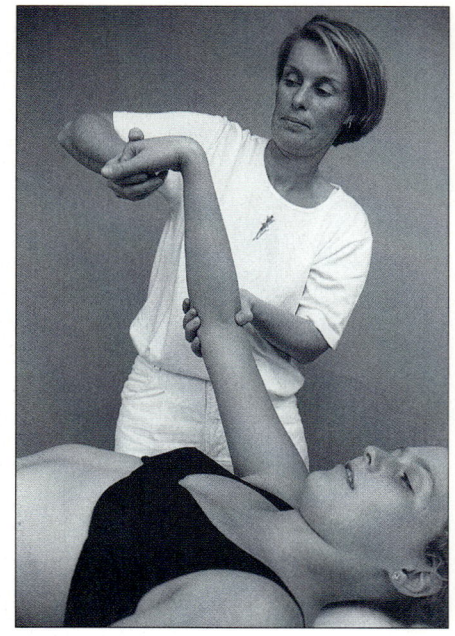

Abb. 13.1: M. extensor digitorum

Die Finger des Patienten flektieren.

Anspannung

Den Patienten in Richtung Fingerextension anspannen lassen.

Dehnung

Die Extension im Ellenbogengelenk verstärken.

13

M. extensor carpi radialis longus und brevis

- *Ursprung:* Epicondylus lateralis humeri, Crista supracondylaris (longus)
- *Ansatz:* Basis ossis metacarpalis III (brevis), Basis ossis metacarpalis II (longus)
- *Innervation:* N. radialis
- *Funktion:*
  - Dorsalextension, Radialduktion (longus) und Radialduktion aus der Ulnarduktion bis zur Mittelstellung (brevis) im Handgelenk
  - Ellenbogenflexion.

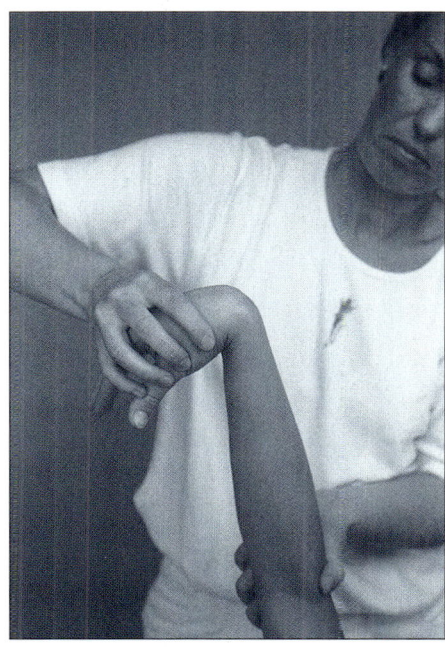

Abb. 13.2: M. extensor carpi radialis

Ausgangsstellung

Der Patient liegt auf dem Rücken. Seitlich zur Behandlungsliege steht der Therapeut. Der Arm des Patienten ist in 90° Anteversion und Innenrotation eingestellt. Die fußnahe Hand des Therapeuten umfaßt die Mittelhand des Patienten. Die kopfnahe Hand liegt dorsal am Ellenbogen.

Vordehnung

Bei leicht flektiertem Ellenbogen das Handgelenk des Patienten in Flexion, Pronation, maximaler Volarflexion und Ulnarduktion einstellen.

Anspannung

Den Patienten auffordern, im Handgelenk in Richtung Dorsalextension und Radialduktion anzuspannen.

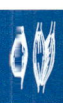

Dehnung

Die Extension im Ellenbogengelenk verstärken.

M. extensor carpi ulnaris

- *Ursprung:* Epicondylus lateralis humeri, Ulna
- *Ansatz:* Basis ossis metacarpalis V
- *Innervation:* N. radialis
- *Funktion:* Ulnarduktion.

Ausgangsstellung ☞ M. extensor carpi radialis longus und brevis.

Vordehnung

Bei leicht flektiertem Ellenbogen das Handgelenk des Patienten in Pronation, maximaler Volarflexion und Radialduktion einstellen.

Anspannung

Das Handgelenk in Richtung Dorsalextension und Ulnarduktion anspannen lassen.

Dehnung

Die Extension im Ellenbogengelenk verstärken.

13

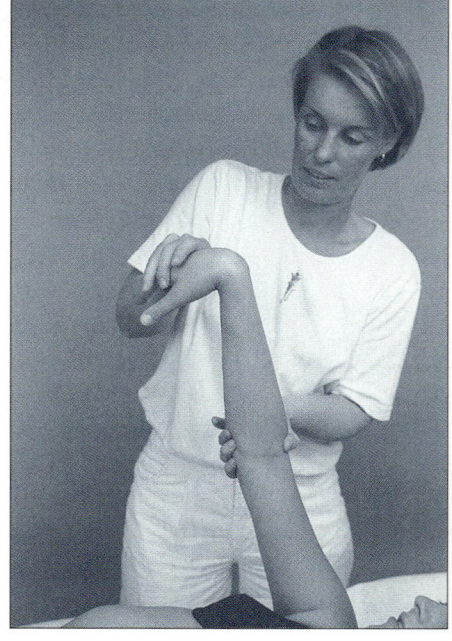

Abb. 13.3: M. extensor carpi ulnaris

M. flexor digitorum superficialis

- *Ursprung:* Epicondylus medialis humeri, Processus coronoideus ulnae
- *Ansatz:* Mittelphalangen des 2.–5. Fingers
- *Innervation:* N. medianus
- *Funktion:*
  - Fingerflexion in den Grund- und Mittelgelenken
  - Volarflexion im Handgelenk
  - Ellenbogenflexion.

Ausgangsstellung

Der Patient liegt auf dem Rücken. Seitlich zur Behandlungsliege steht der Therapeut. Der Arm des Patienten ist in 90° Anteversion, Außenrotation und Supination eingestellt. Die kopfnahe Hand des Therapeuten liegt dorsal am Ellenbogen. Die fußnahe Hand umfaßt von volar die Finger 2–5 des Patienten, die im Grund- und Mittelgelenk gestreckt sind.

Vordehnung

Bei leicht flektier-tem Ellenbogen das Handgelenk in Supination und maximaler Dorsalextension einstellen. Dabei auf Streckung der Fingergelenke des Patienten achten.

Anspannung

Den Patienten in Richtung Fingerflexion anspannen lassen.

Dehnung

Die Extension im Ellenbogengelenk verstärken.

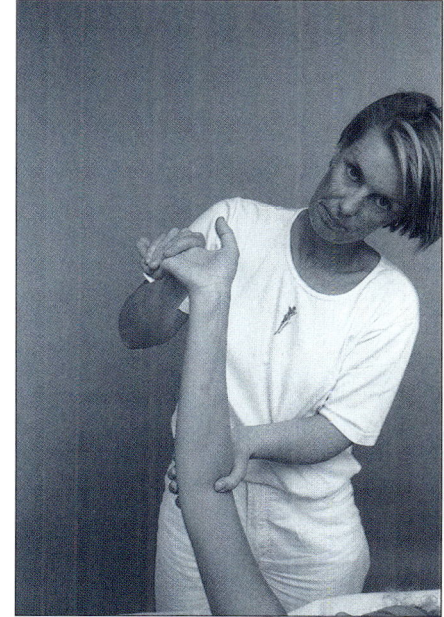

Abb. 13.4: M. flexor digitorum superficialis und profundus

M. flexor digitorum profundus ☞ Abb. 13.4

- *Ursprung:* Membrana interossea, proximale Palmarfläche der Ulna
- *Ansatz:* Basis der Endphalangen des 2.–5. Fingers
- *Innervation:* N. medianus und N. ulnaris
- *Funktion:*
  - Fingerflexion in Grund-, Mittel- und Endgelenken
  - Volarflexion im Handgelenk.

Ausgangsstellung

☞ M. flexor digitorum superficialis. Die Finger 2–5 sind im Grund-, Mittel- und Endgelenk gestreckt.

Vordehnung

☞ M. flexor digitorum superficialis.

Anspannung

☞ M. flexor digitorum superficialis.

Dehnung

Die Dorsalextension im Handgelenk des Patienten verstärken. Hierbei wird gleichzeitig der *M. palmaris longus* gedehnt.

13

M. flexor carpi radialis

- *Ursprung:* Epicondylus medialis humeri
- *Ansatz:* Basis ossis metacarpalis II
- *Innervation:* N. medianus
- *Funktion:*
  - Radialduktion, Volarflexion und Pronation im Handgelenk
  - Ellenbogenflexion und Pronation.

Ausgangsstellung

Der Patient liegt auf dem Rücken. Seitlich zur Behandlungsliege steht der Therapeut. Der Arm des Patienten ist in 90° Anteversion, Außenrotation und Supination eingestellt. Die kopfnahe Hand des Therapeuten liegt dorsal am Ellenbogen. Die fußnahe Hand umfaßt von volar die Mittelhand des Patienten.

Vordehnung

Bei leichter Ellenbogenflexion das Handgelenk in Supination, maximaler Dorsalextension und Ulnarduktion einstellen.

Anspannung

Das Handgelenk in Richtung Volarflexion und Radialduktion anspannen lassen.

Dehnung

Die Extension im Ellenbogengelenk verstärken.

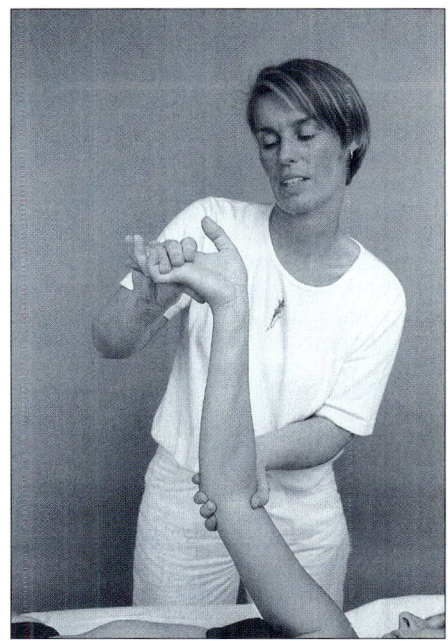

Abb. 13.5: M. flexor carpi radialis

M. flexor carpi ulnaris

- *Ursprung:* Epicondylus medialis humeri, Olekranon, Margo posterior ulnae
- *Ansatz:* Os pisiforme, Os hamatum und Os metacarpale V
- *Innervation:* N. ulnaris
- *Funktion:* Ulnarduktion und Volarflexion im Handgelenk.

Ausgangsstellung ☞ M. flexor carpi radialis.

Vordehnung

Bei leicht flektiertem Ellenbogen das Handgelenk in Supination, maximaler Dorsal-extension und Radialduktion einstellen.

Anspannung

Den Patienten auffordern, im Handgelenk in Richtung Volarflexion und Ulnarduktion anzuspannen.

Dehnung

Die Extension im Ellenbogengelenk verstärken.

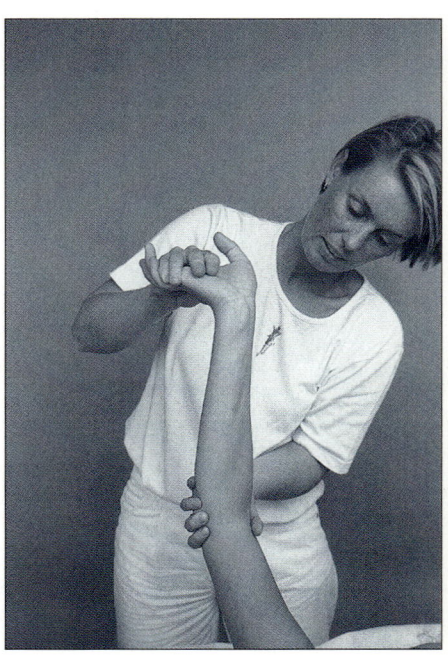

Abb. 13.6: M. flexor carpi ulnaris

13

M. supinator

- *Ursprung:* Crista m. supinatoris der Ulna, Epicondylus lateralis humeri, Lig. anulare radii
- *Ansatz:* Tuberositas radii
- *Innervation:* N. radialis
- *Funktion:* Supination des Unterarms.

Ausgangsstellung

Der Patient befindet sich in Rückenlage, seitlich zu ihm steht der Therapeut. Der Arm des Patienten ist in 90° Anteversion und Innenrotation eingestellt. Die kopfnahe Hand des Therapeuten liegt dorsal am Ellenbogen. Die fußnahe Hand umfaßt den distalen Unterarm.

Vordehnung

Bei leichter Ellenbogenflexion den Unterarm des Patienten in maximaler Pronation einstellen.

Anspannung

Den Unterarm des Patienten in Richtung Supination anspannen lassen.

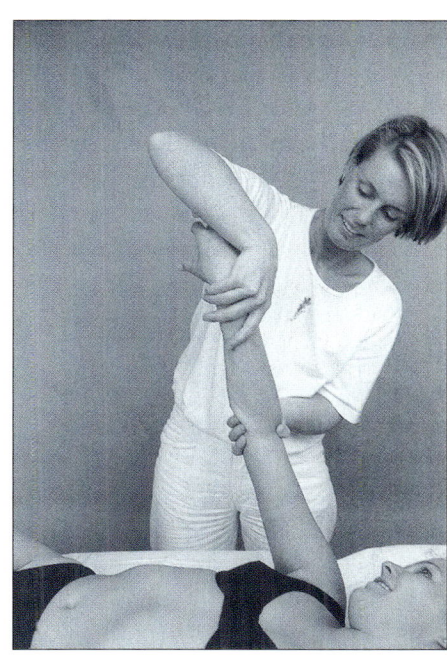

Abb. 13.7: M. supinator

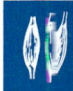

Dehnung

Die Extension im Ellenbogengelenk verstärken.

M. pronator teres ☞ Abb. 13.8

- *Ursprung:* Epicondylus medialis humeri, Processus coronoideus ulnae
- *Ansatz:* Facies lateralis radii
- *Innervation:* N. medianus
- *Funktion:*
  - Pronation des Unterarms
  - Ellenbogenflexion.

Ausgangsstellung

Der Patient liegt auf dem Rücken, seitlich zu ihm steht der Therapeut. Der Arm des Patienten ist in 90° Anteversion und Außenrotation eingestellt. Die kopfnahe Hand des Therapeuten liegt dorsal am Ellenbogen. Die fußnahe Hand umfaßt den distalen Unterarm des Patienten.

Vordehnung

Bei leichter Ellenbogenflexion den Unterarm des Patienten maximal supinieren.

Anspannung

Den Unterarm in Richtung Pronation anspannen lassen.

Dehnung

Die Extension im Ellenbogengelenk verstärken.

13

M. pronator quadratus

- *Ursprung:* distales Viertel der palmaren Ulnarfläche
- *Ansatz:* distales Viertel der Palmarfläche des Radius
- *Innervation:* N. medianus
- *Funktion:* Pronation des Unterarms.

Ausgangsstellung, Vordehnung, Anspannung, Dehnung

☞ M. pronator teres.

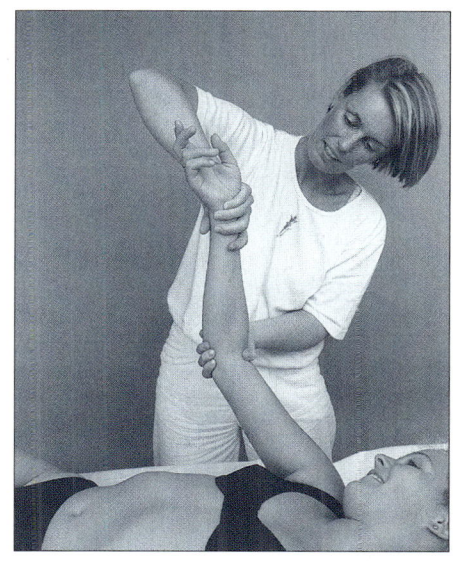

Abb. 13.8: M. pronator teres und M. pronator quadratus

M. biceps brachii (Caput longum)

- *Ursprung:* Tuberculum supraglenoidale scapulae
- *Ansatz:* Tuberositas radii
- *Innervation:* N. musculocutaneus
- *Funktion*
  - Supination des Unterarms
  - Ellenbogenflexion
  - Abduktion, Anteversion und Innenrotation im Schultergelenk.

Ausgangsstellung

Der Patient sitzt, hinter ihm steht der Therapeut. Der Arm ist im Schultergelenk in Retroversion, endgradiger Innenrotation und Adduktion eingestellt. Die patientennahe Hand des Therapeuten liegt am Oberarm des Patienten und fixiert die Schulterposition sowie den Patiententhorax. Die patientenferne Hand umfaßt den distalen Unterarm.

Vordehnung

Bei leichter Ellenbogenflexion den Unterarm des Patienten endgradig pronieren.

Anspannung

Den Patienten auffordern, in Richtung Ellenbogenflexion anzuspannen.

Dehnung

Die Extension im Ellenbogengelenk verstärken. Hierbei wird gleichzeitig der *M. coracobrachialis* gedehnt.

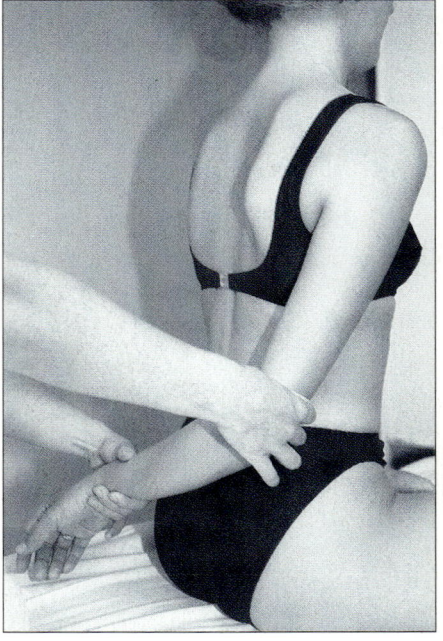

Abb. 13.9: M. biceps brachii (Caput longum)

13

M. triceps brachii (Caput longum)

- *Ursprung:* Tuberculum infraglenoidale scapulae
- *Ansatz:* Olecranon ulnae
- *Innervation:* N. radialis
- *Funktion*
  - Ellenbogenextension
  - Adduktion und Retroversion im Schultergelenk.

Ausgangsstellung

Der Patient sitzt. Der Therapeut steht seitlich zum Patienten und fixiert mit seinem Körper dessen Thorax. Die Schulter des Patienten ist in endgradiger Anteversion und Adduktion eingestellt. Die patientennahe Hand des Therapeuten liegt am Oberarm. Die patientenferne Hand umfaßt den distalen Unterarm.

Die Dehnung des M. triceps brachii kann auch in Rükkenlage des Patienten durchgeführt werden.

Vordehnung

Den Arm des Patienten im Ellenbogengelenk beugen.

Anspannung

Den Patienten in Richtung Ellenbogenextension anspannen lassen.

Dehnung

Die Flexion im Ellenbogengelenk verstärken.

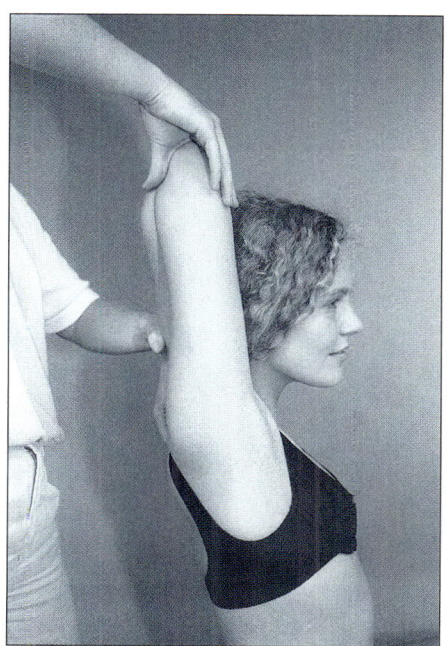

Abb. 13.10: M. triceps brachii (Caput longum)

M. supraspinatus

- *Ursprung:* Fossa supraspinata
- *Ansatz:* obere Facette des Tuberculum majus
- *Innervation:* N. suprascapularis (C4-C6)
- *Funktion:* Abduktion, Gelenkstabilisation und Spannung der Kapsel im Schultergelenk.

Ausgangsstellung
Der Patient liegt auf der Seite, hinter ihm steht der Therapeut. Der Arm des Patienten ist in Retroversion und Adduktion eingestellt. Die kopfnahe Hand des Therapeuten liegt mit der Hohlhand in der Axilla. Die fußnahe Hand umfaßt den distalen Oberarm des Patienten.

Vordehnung
Eine Lateraltraktion im Schultergelenk durchführen.

Anspannung
Den Patienten in Richtung Armabduktion anspannen lassen.

Dehnung
Den Patientenarm unter gehaltener Lateraltraktion adduzieren.

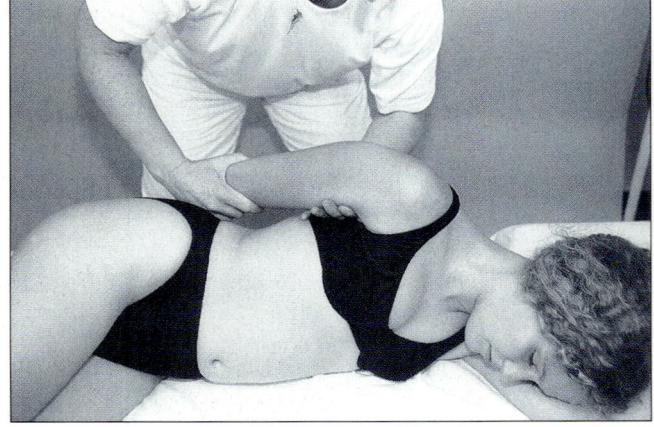

Abb. 13.11: M. supraspinatus

M. infraspinatus

- *Ursprung:* Fossa infraspinata, Spina scapulae
- *Ansatz:* Tuberculum majus humeri (mittlere Facette)
- *Innervation:* N. suprascapularis
- *Funktion:* Außenrotation im Schultergelenk, Kapselverstärkung.

Ausgangsstellung

Der Patient liegt auf dem Rücken, seitlich hinter ihm steht der Therapeut. Der laterale Skapularand des Patienten schließt mit der Kante der Behandlungsliege ab. Die patientennahe Hand des Therapeuten fixiert die Scapula über das Akromion nach dorsokaudal. Die patientenferne Hand umfaßt das 90° flektierte Ellenbogengelenk.

Vordehnung

Den Arm des Patienten in 90° Abduktion und Innenrotation einstellen.

Anspannung

Den Patienten auffordern, seinen Arm in Richtung Außenrotation anzuspannen.

Dehnung

Die Innenrotation im Schultergelenk verstärken.

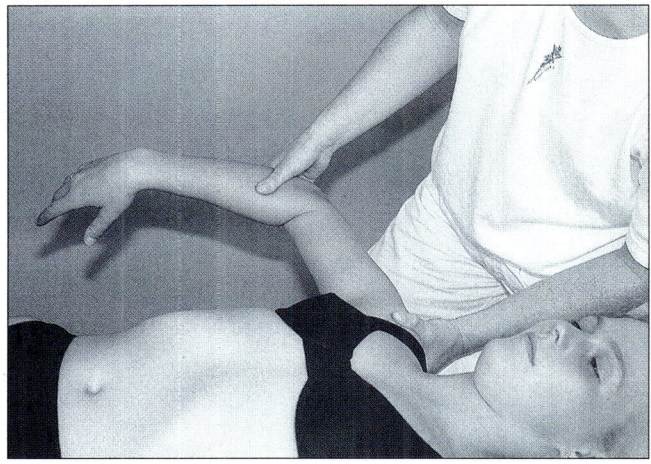

Abb. 13.12: M. infraspinatus

M. subscapularis

- *Ursprung:* Fossa subscapularis
- *Ansatz:* Tuberculum minus humeri, Crista tuberculi minoris (proximaler Teil)
- *Innervation:* N. subscapularis (C5-C6)
- *Funktion:* Innenrotation im Schultergelenk.

Ausgangsstellung

Der Patient liegt auf dem Rücken, seitlich hinter ihm steht der Therapeut. Der laterale Skapularand schließt mit der Kante der Behandlungsliege ab. Der Arm des Patienten ist im Schultergelenk 90° abduziert und im Ellenbogengelenk 90° flektiert. Die patientennahe Hand des Therapeuten fixiert die Scapula über das Akromion nach ventrokaudal. Die patientenferne Hand umfaßt den flektierten Patientenellenbogen.

Vordehnung

Das Schultergelenk des Patienten in Außenrotation einstellen.

Anspannung

Die Schulter in Richtung Innenrotation anspannen lassen.

Dehnung

Die Außenrotation im Schultergelenk verstärken.

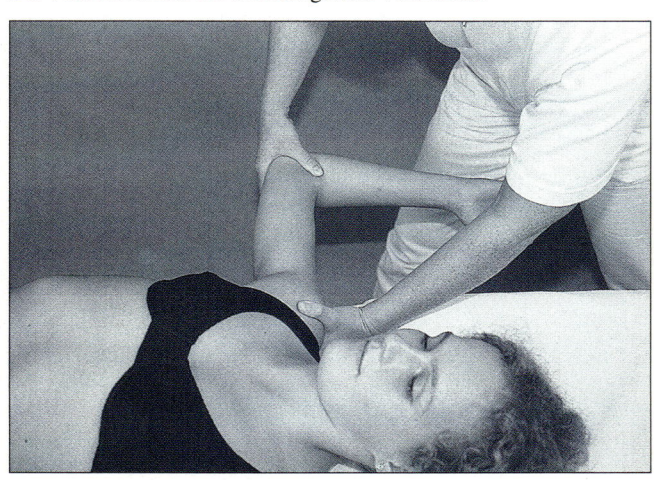

Abb. 13.13: M. subscapularis

M. teres minor

- *Ursprung:* Scapula, Margo lateralis
- *Ansatz:* Tuberculum majus humeri (untere Facette)
- *Innervation:* N. axillaris (C5-C6)
- *Funktion:* Außenrotation im Schultergelenk.

Ausgangsstellung

Der Patient liegt auf dem Rücken. Das Schultergelenk ist in 120° Anteversion und Adduktion eingestellt. Kaudal des Schultergelenks steht der Therapeut seitlich zum Patienten. Die patientenferne Hand fixiert die Scapula über den Margo lateralis. Die patientennahe Hand des Therapeuten umfaßt den distalen Oberarm.

Vordehnung

Das Schultergelenk des Patienten in Innenrotation einstellen.

Anspannung

Den Patienten auffordern, seinen Oberarm in Richtung Außenrotation anzuspannen.

Dehnung

Die Innenrotation im Schultergelenk verstärken.

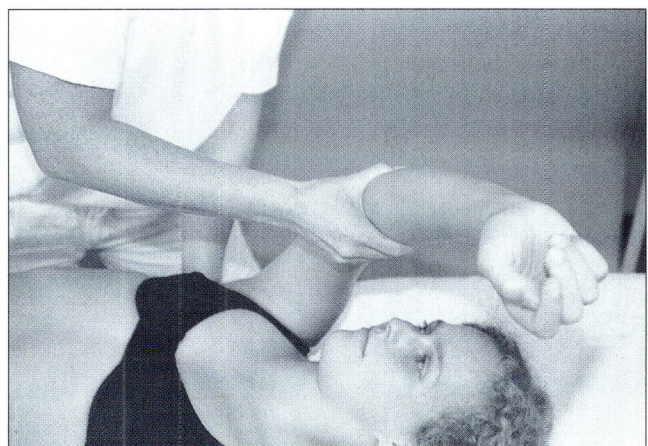

Abb. 13.14: M. teres minor

M. pectoralis major

Pars abdominalis
- *Ursprung:* vorderes Blatt der Rektusscheide (oberer Anteil)
- *Ansatz:* Crista tuberculi majoris
- *Innervation:* Nn. pectorales mediales (C8-Th1) und laterales (C5-C7)
- *Funktion:*
  - Senkung des erhobenen Armes, Adduktion und Innenrotation im Schultergelenk, Senkung der Schulter nach vorn
  - Hilfsmuskel bei der Inspiration.

Ausgangsstellung
Der Patient befindet sich in Rückenlage. Der laterale Skapularand schließt mit der Kante der Behandlungsliege ab. Seitlich neben der Liege steht der Therapeut und fixiert mit der patientennahen Hand von kranial die unteren Rippen. Der Arm des Patienten ist in 160° Abduktion, Retroversion und leichter Außenrotation eingestellt. Die patientenferne Hand des Therapeuten umfaßt den distalen Oberarm des Patienten.

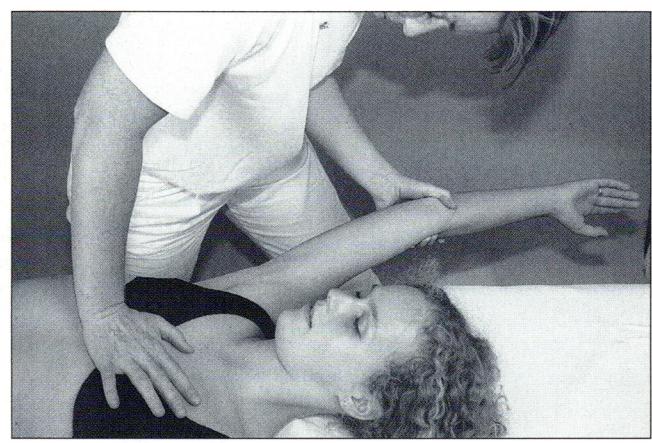

Abb. 13.15: M. pectoralis major. Pars abdominalis

Vordehnung

Den Arm des Patienten endgradig in Außenrotation einstellen.

Anspannung

Den Patienten in Richtung Armadduktion anspannen lassen.

Dehnung

Die Außenrotation, Abduktion und Retroversion im Schultergelenk verstärken.

Pars sterno-costalis

- *Ursprung:* Manubrium sterni, Knorpel der Rippen 2–6
- *Ansatz:* Crista tuberculi majoris
- *Innervation:* Nn. pectorales mediales (C8-Th1) und laterales (C5-C7)
- *Funktion:*
  - Senkung des erhobenen Armes, Adduktion und Innenrotation im Schultergelenk, Anteversion bei abduziertem Arm, Senkung der Schulter nach vorn
  - Hilfsmuskel bei der Inspiration.

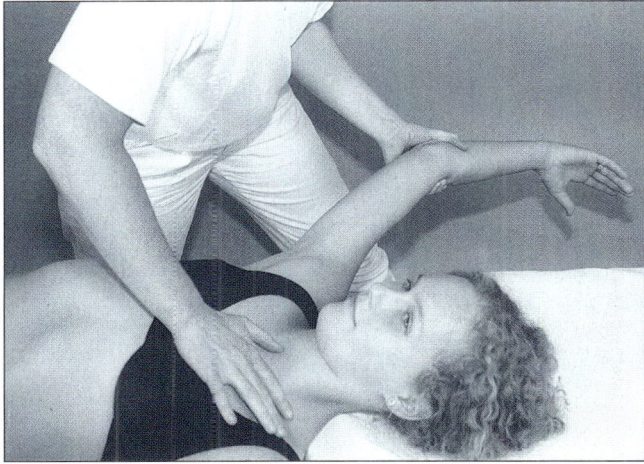

Abb. 13.16: M. pectoralis major. Pars sterno-costalis

Ausgangsstellung

Der Patient befindet sich in Rückenlage. Der laterale Skapularand schließt mit der Kante der Behandlungsliege ab. Seitlich neben der Liege steht der Therapeut und fixiert mit der patientennahen Hand von kranial die Rippen 2–5 am Sternum. Der Arm des Patienten ist in 120° Abduktion, Retroversion und leichter Außenrotation eingestellt. Die patientenferne Hand des Therapeuten umfaßt den distalen Oberarm des Patienten.

Vordehnung, Anspannung, Dehnung

☞ Pars abdominalis.

Pars clavicularis

- *Ursprung:* Vorderfläche der medialen Klavikulahälfte
- *Ansatz:* Crista tuberculi majoris
- *Innervation:* Nn. pectorales mediales (C8-Th1) und laterales (C5-C7)
- *Funktion:* Senkung des erhobenen Armes, Adduktion und Innenrotation im Schultergelenk, Anteversion bei abduziertem Arm.

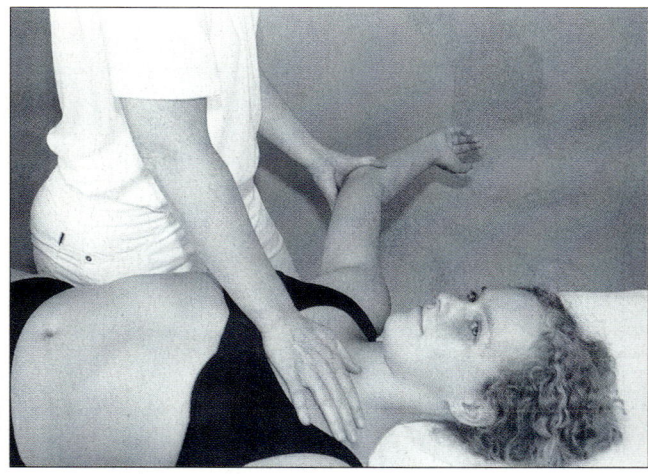

Abb. 13.17: M. pectoralis major. Pars clavicularis

Ausgangsstellung

Der Patient befindet sich in Rückenlage. Der laterale Skapularand schließt mit der Kante der Behandlungsliege ab. Seitlich neben der Liege steht der Therapeut und fixiert mit der patientennahen Hand von kranial das sternale Klavikulaende. Der Arm des Patienten ist in 90° Abduktion, Retroversion und leichter Außenrotation einge- stellt. Die patientenferne Hand des Therapeuten umfaßt den distalen Oberarm des Patienten.

Vordehnung, Anspannung, Dehnung

☞ Pars abdominalis.

M. pectoralis minor

- *Ursprung:* 3.–5. Rippe
- *Ansatz:* Processus coracoideus
- *Innervation:* Nn. pectorales (C6-C8)
- *Funktion:* Senkung und Drehung der Scapula.

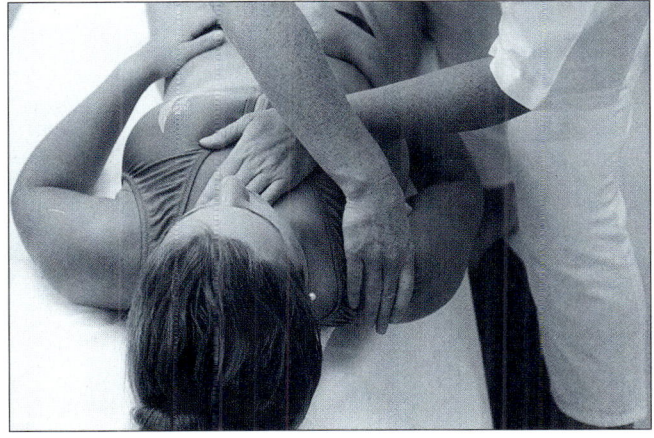

Abb. 13.18: M. pectoralis minor

Ausgangsstellung

Der Patient liegt auf dem Rücken. Seitlich zur Behandlungsliege steht der Therapeut mit Blickrichtung zum Kopf des Patienten. Auf der betroffenen Seite hängt die Scapula frei über den Rand der Behandlungsliege. Die patientenferne Hand des Therapeuten fixiert den Thorax am sternalen Ende der 2.–4. Rippe. Die patientennahe Hand liegt ventral flächig über dem Processus coracoideus.

Vordehnung

Über die patientennahe Hand an der Schulter einen Schub nach dorsokranial geben.

Anspannung

Den Patienten nach ventrokaudal in Richtung des gegenüberliegenden Beckens anspannen lassen.

Dehnung

An der Schulter einen vermehrten Schub nach dorsokranial geben. Die Stellung des Patientenarms kann hierbei variiert werden.

Mm. scaleni

- *Ursprung*
  - M. scalenus anterior: Querfortsätze des 4.–6. Halswirbels
  - M. scalenus medius: Querfortsätze des 2.–7. Halswirbels
- *Ansatz*
  - M. scalenus anterior: Tuberculum m. scaleni anterioris der 1. Rippe
  - M. scalenus medius: 1. Rippe, Membrana intercostalis externa des 1. Zwischenrippenraumes
- *Innervation*
  - M. scalenus anterior: Plexus brachialis (C5-C7)
  - M. scalenus medius: Plexus cervicalis und brachialis (C4-C8)
- *Funktion*
  - Hebung der 1. Rippe bei der Inspiration
  - Lateralflexion der Halswirbelsäule.

13

Ausgangsstellung

Der Patient liegt auf dem Rücken mit dem Kopf im Überhang. Hinter ihm sitzt der Therapeut. Eine Hand des Therapeuten liegt dorsal am Okziput und hält den Kopf des Patienten. Die andere Hand fixiert mit der Schwimmhaut oder dem Daumenballen von kranial die 1. Rippe nach kaudal.

Vordehnung

Den Kopf in leichter Extension, Lateralflexion zur Gegenseite und Traktion einstellen.

Anspannung

Den Kopf des Patienten in Richtung Lateralflexion zur betroffenen Seite anspannen lassen.

Dehnung

Eine vermehrte Lateralflexion zur Gegenseite durchführen oder alternativ die Traktion verstärken.

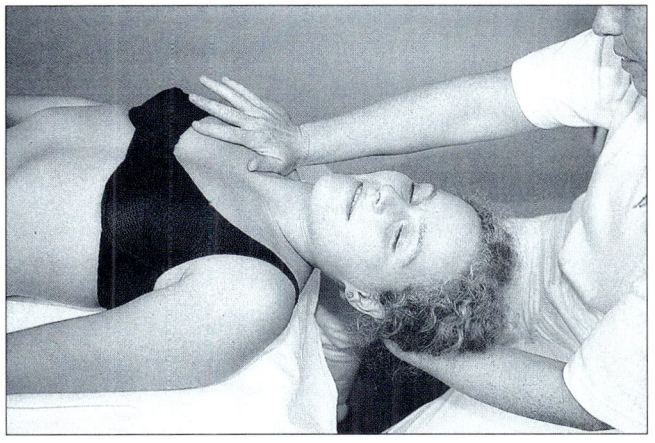

Abb. 13.19: M. scalenus anterior und M. scalenus medius

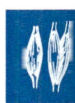

M. levator scapulae

- *Ursprung:* Querfortsätze C1-C4, Tubercula posteriora
- *Ansatz:* Angulus superior scapulae
- *Innervation:* N. dorsalis scapulae (C3-C5)
- *Funktion:* Heben der Scapula bei gleichzeitiger Drehung des Angulus inferior nach medial.

Ausgangsstellung

Der Patient liegt auf dem Rücken, hinter ihm sitzt oder steht der Therapeut. Der Kopf des Patienten befindet sich im Überhang. Auf der betroffenen Seite fixiert eine Hand des Therapeuten den Angulus superior der Scapula nach kaudolateral. Die andere Hand liegt dorsal am Okziput des Patienten.

Vordehnung

Den Kopf in Flexion, maximaler Lateralflexion und leichter Rotation zur Gegenseite einstellen und eine Traktion durchführen.

Anspannung

Den Patienten auffordern, seinen Kopf in Richtung Lateralflexion zur betroffenen Seite anzuspannen. Die Anspannung kann alternativ auch über das Schulterblatt erfolgen.

Dehnung

An der Scapula einen vermehrten Schub nach kaudolateral geben.

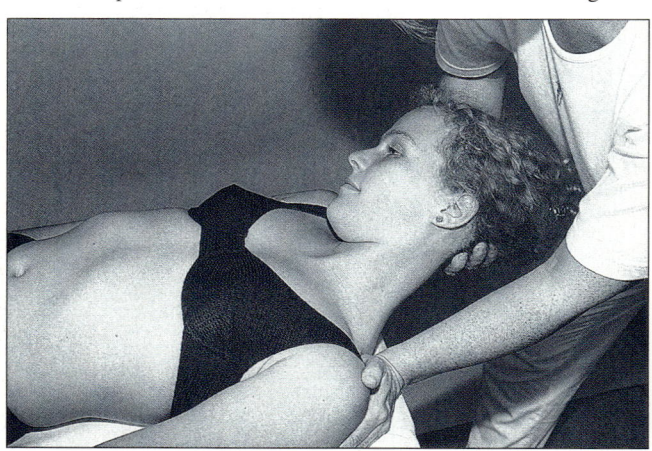

Abb. 13.20: M. levator scapulae

M. trapezius (Pars descendens)

- *Ursprung:* Linea nuchae superior, Protuberantia occipitalis externa
- *Ansatz:* laterales Drittel der Klavikula
- *Innervation:* N. accessorius
- *Funktion:* Hebung und Drehung der Scapula.

Ausgangsstellung

Der Patient liegt auf dem Rücken, hinter ihm sitzt oder steht der Therapeut. Der Kopf des Patienten befindet sich im Überhang. Eine Hand des Therapeuten fixiert die Scapula auf der betroffenen Seite über das Akromion nach kaudolateral. Die andere Hand liegt dorsal am Okziput.

Vordehnung

Den Kopf des Patienten in Flexion, maximaler Lateralflexion zur Gegenseite, leichter Rotation zur betroffenen Seite und Traktion einstellen.

Anspannung

Den Patienten auffordern, seinen Kopf in Richtung Lateralflexion zur betroffenen Seite anzuspannen.

Dehnung

An der Scapula einen vermehrten Schub nach kaudolateral geben.

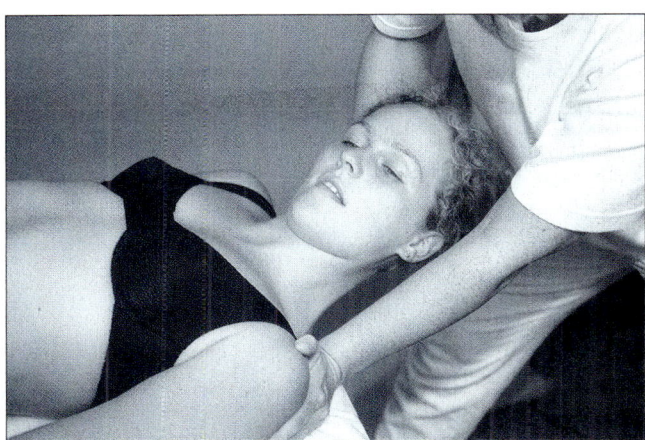

Abb. 13.21: M. trapezius (Pars descendens)

Mm. rhomboidei major et minor

- *Ursprung*
  - – M. rhomboideus minor: Dornfortsätze des 6. und 7. Halswirbels
  - – M. rhomboideus major: Dornfortsätze des 1.–4. Brustwirbels
- *Ansatz:* Margo medialis scapulae
- *Innervation:* N. dorsalis scapulae (C4–C5)
- *Funktion:* Adduktion des Schulterblattes, Anlegen der Scapula an den Brustkorb.

Ausgangsstellung

Der Patient liegt auf dem Bauch, die Arme hängen seitlich herab. Der Kopf des Patienten ist zur betroffenen Seite rotiert. Auf der Gegenseite der Muskelverkürzung steht der Therapeut in Kopfhöhe des Patienten. Der Daumenballen einer Therapeutenhand ist medialseitig auf dem kranialen Anteil des Schulterblattrandes anmodelliert. Die andere Hand gibt auf der lateralen Seite einen Gegenhalt.

Vordehnung

Am Schulterblattrand einen Schub nach laterokaudal geben.

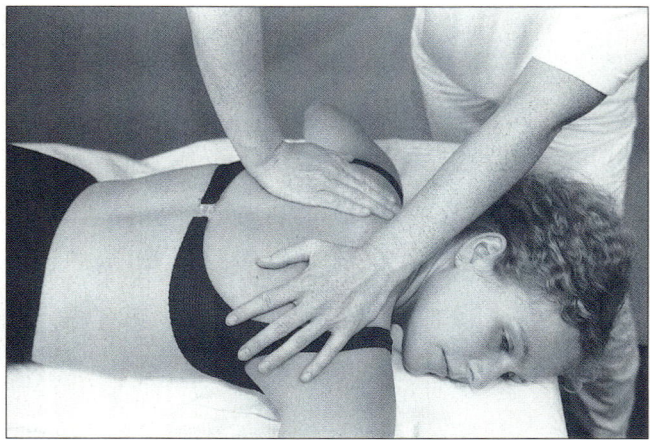

Abb. 13.22: Mm. rhomboidei major et minor

Anspannung

Den Patienten auffordern, das Schulterblatt in kraniomedialer Richtung anzuspannen.

Dehnung

Am Schulterblatt einen vermehrten Schub nach laterokaudal geben.

M. rectus abdominis

- *Ursprung:* Außenfläche des Rippenknorpels der Rippen 5–7, Processus xiphoideus
- *Ansatz:* Crista pubica
- *Innervation:* Nn. intercostales (Th5-Th12)
- *Funktion:* Flexion des Rumpfes.

Ausgangsstellung

Der Patient liegt auf dem Rücken. Die Wirbelsäule ist lordotisch unterlagert, die Arme sind in maximaler Anteversion eingestellt. Der Therapeut steht neben der Behandlungsliege in Höhe des Patientenbauches. Die kopfnahe Hand und der Unterarm des Therapeuten liegen auf dem unteren Thoraxbereich. Die fußnahe Hand ist unterhalb der Spina iliaca anterior superior am Becken des Patienten anmodelliert.

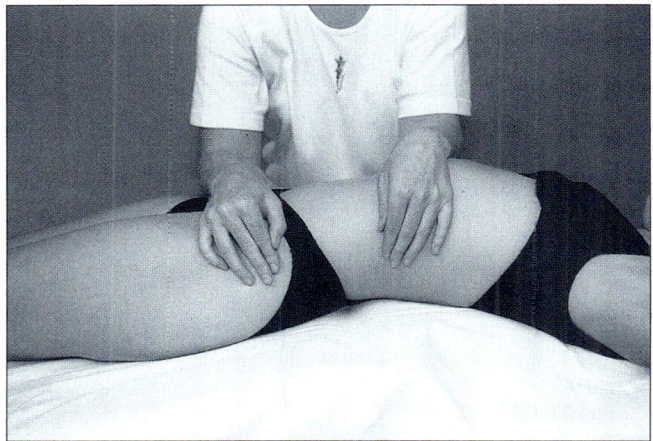

Abb. 13.23: M. rectus abdominis

Vordehnung

Den Thorax des Patienten nach kranial und das Becken nach kaudal einstellen.

Anspannung

Den Patienten auffordern, die Bauchmuskulatur anzuspannen.

Dehnung

Bei maximaler Inspiration gleichzeitig einen Thoraxschub nach kranial und einen Beckenschub nach kaudal durchführen.

Mm. obliqui internus et externus abdominis

- *Ursprung*
  - M. obliquus internus abdominis: Linea intermedia der Crista iliaca, tiefes Blatt der Fascia thoracolumbalis, Spina iliaca anterior superior
  - M. obliquus externus abdominis: Mit 8 Zacken an den Außenflächen der 5.–12. Rippe
- *Ansatz*
  - M. obliquus internus abdominis: Unterrand der 9.–12. Rippe, Linea alba
  - M. obliquus externus abdominis: Labium externum der Crista iliaca, Linea alba, Lig. inguinale
- *Innervation*
  - M. obliquus internus abdominis: Nn. intercostales (Th10-Th12)
  - M. obliquus externus abdominis: Nn. intercostales (Th5-Th12)
- *Funktion:* Lateralflexion, Rotation und Flexion des Rumpfes. Dient auch der Bauchpresse und der Exspiration.

Ausgangsstellung

Der Patient liegt mit abduzierten Beinen gestreckt auf dem Rücken. Die Wirbelsäule ist lordotisch unterlagert, die Arme sind in maximaler Anteversion eingestellt. Der Therapeut steht neben der Behandlungsliege in Höhe des Patientenbauches. Die Therapeutenhände liegen diagonal zueinander am unteren Thoraxrand der einen Seite und am Beckenkamm der Gegenseite.

13

Vordehnung

Am Thorax einen Schub nach kraniolateral, am Becken einen Schub nach kaudolateral geben.

Anspannung

Den Patienten auffordern, die Bauchmuskulatur anzuspannen.

Dehnung

Bei maximaler Inspiration des Patienten über beide Hände einen vermehrten Schub in die diagonale Richtung geben.

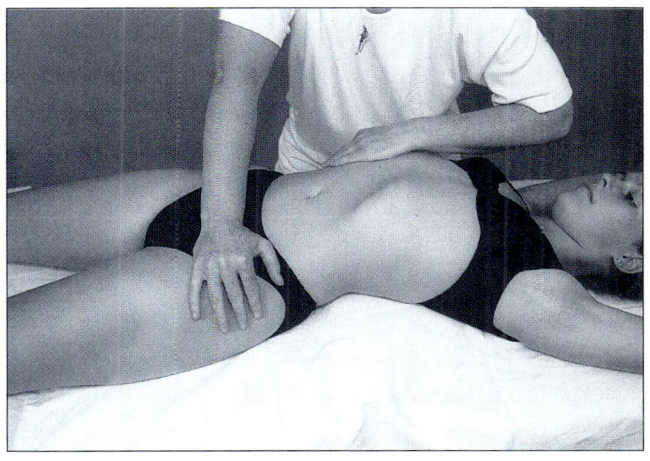

Abb. 13.24: Mm. obliqui internus et externus abdominis

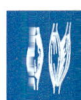

M. quadratus lumborum

- *Ursprung:* Labium internum der Crista iliaca
- *Ansatz:* 12. Rippe, Processus costales L1-L3
- *Innervation:* Th12, L1-L3
- *Funktion:* Lateralflexion des Rumpfes, Senkung der 12. Rippe.

Ausgangsstellung

Der Patient befindet sich in Seitlage. Sein Rumpf ist in Lateralflexion eingestellt, der betroffene Muskel liegt oben. Vor oder hinter dem Patienten steht der Therapeut. Der obere Patientenarm befindet sich in maximaler Anteversion. Das untere Bein ist flektiert, das obere Bein in Extension eingestellt. Die kopfnahe Hand des Therapeuten liegt am unteren Thorax. Die fußnahe Hand ist am Beckenkamm des Patienten anmodelliert. Alternativ können die Hände auch im Kreuzgriff angelegt werden.

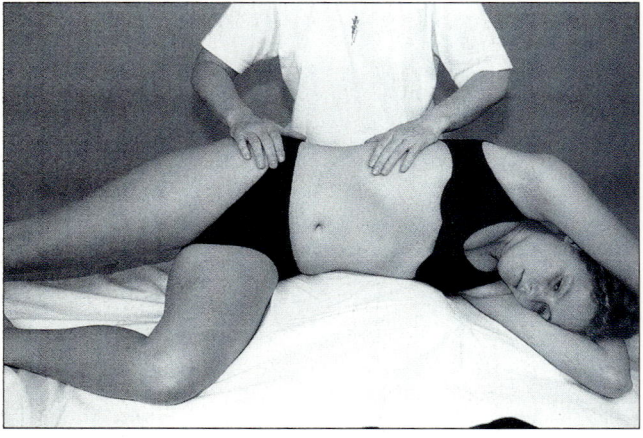

Abb. 13.25: M. quadratus lumborum. Handanlage an Thorax und Beckenkamm

13

Vordehnung

Am Thorax einen Schub nach kranial, am Beckenkamm einen Schub nach kaudal geben.

Anspannung

Die oben liegende Seite des Patienten in Richtung Lateralflexion anspannen lassen.

Dehnung

Gleichzeitig den Kranialschub am Thorax und den Kaudalschub am Becken verstärken. Um alle Faserzüge des M. quadratus lumborum zu dehnen, zusätzlich einen entgegengesetzten Kranial- bzw. Kaudalschub in diagonaler Richtung durchführen.

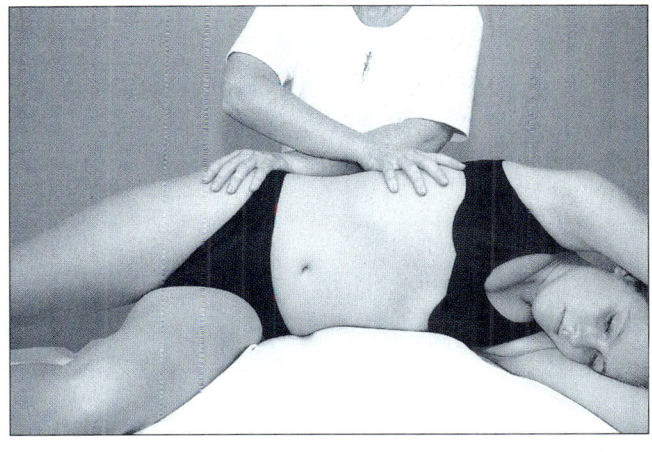

Abb. 13.26: M. quadratus lumborum. Kreuzgriff

M. longissimus dorsi (M. longissimus thoracis)

- *Ursprung:* Os sacrum, Dornfortsätze der Lendenwirbel, Querfortsätze der unteren Brustwirbel
- *Ansatz:* Processus accessorii und costales der Lendenwirbel, Processus transversi der Brustwirbel, Lateralbereich der Rippen, tiefes Blatt der Fascia thoracolumbalis
- *Innervation:* Rami dorsalis (C2-L5)
- *Funktion:* Extension des Rumpfes.

Im Bereich der Rückenmuskulatur kann über sämtliche *kyphosierende Techniken* an der Lendenwirbelsäule eine *Längsdehnung* durchgeführt werden. In viel stärkerem Maße hat sich für den M. longissimus dorsi jedoch die *Querdehnung* (☞ 13.1) bewährt.

Querdehnung

Der Patient liegt auf dem Bauch, seine Arme hängen seitlich herab. Die Hände des Therapeuten liegen auf einer Seite nebeneinander auf dem M. longissimus dorsi:
- Im Wechselrhythmus eine laterale Dehnung durchführen
- Den Rückenstrecker zweizeitig anrucken und nachfolgend dehnen.

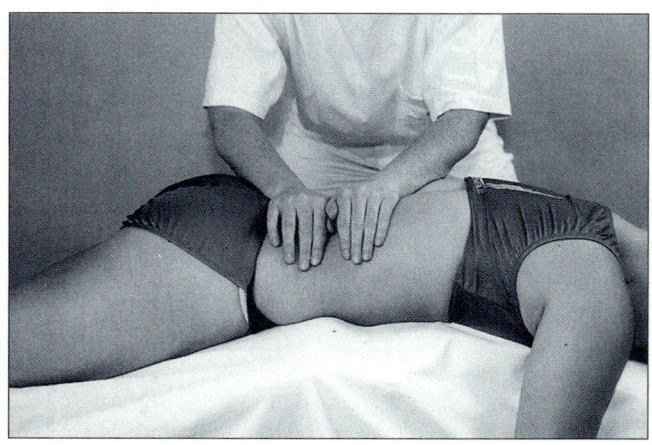

13

Abb. 13.27: M. longissimus dorsi (Querdehnung)

Außenrotatoren des Hüftgelenks

Mm. gemelli

- *Ursprung:* Spina ischiadica, Tuber ischiadicum
- *Ansatz:* Fossa trochanterica
- *Innervation:* N. glutaeus inferior, Plexus sacralis (L5-S2)
- *Funktion:* Außenrotation, Abduktion der flektierten Hüfte.

Ausgangsstellung

Der Patient sitzt. Sein Unterschenkel hängt über dem Rand der Behandlungsliege. Das nicht betroffene Bein ist im Hüft- und Kniegelenk maximal flektiert und auf der Behandlungsliege abgestellt. Hierdurch wird das Becken des Patienten fixiert. Auf der betroffenen Seite steht der Therapeut seitlich zum Patienten und umfaßt mit den Händen den distalen Ober- und Unterschenkel.

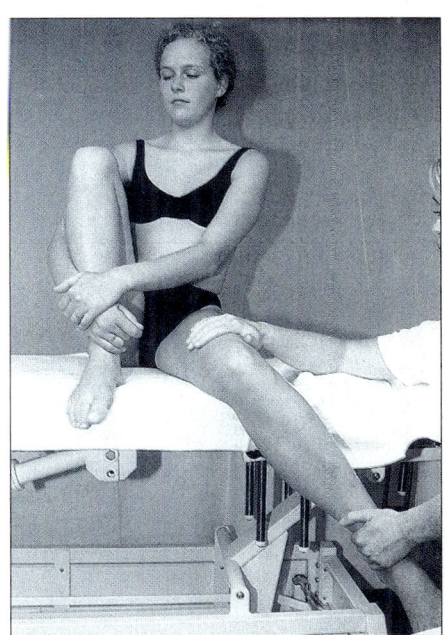

Vordehnung

Das Hüftgelenk des Patienten nach innen rotieren.

Anspannung

Den Patienten in Richtung Hüftaußenrotation anspannen lassen.

Dehnung

Die Innenrotation im Hüftgelenk verstärken.

Abb. 13.28: Außenrotatoren des Hüftgelenks

M. quadratus femoris

- *Ursprung:* Tuber ischiadicum
- *Ansatz:* Crista intertrochanterica
- *Innervation:* N. glutaeus inferior, Plexus sacralis (L5-S2)
- *Funktion:* Außenrotation und Adduktion im Hüftgelenk.

Ausgangsstellung, Vordehnung, Anspannung, Dehnung
☞ Mm. gemelli.

M. obturatorius internus

- *Ursprung:* Innenfläche des Os coxae, Membrana obturatoria
- *Ansatz:* Fossa trochanterica
- *Innervation:* N. glutaeus inferior, Plexus sacralis
- *Funktion:* Außenrotation, Abduktion der flektierten Hüfte.

Ausgangsstellung, Vordehnung, Anspannung, Dehnung
☞ Mm. gemelli.

M. obturatorius externus

- *Ursprung:* Außenfläche der medialen Knochenumrandung des Foramen obturatum, Membrana obturatoria
- *Ansatz:* Fossa trochanterica, Gelenkkapsel
- *Innervation:* N. obturatorius (L1-L4)
- *Funktion:* Außenrotation und geringgradig auch Adduktion im Hüftgelenk.

Ausgangsstellung, Vordehnung, Anspannung, Dehnung
☞ Mm. gemelli.

M. piriformis

- *Ursprung:* Facies pelvina des Os sacrum, Rand der Incisura ischiadica major
- *Ansatz:* Innenseite der Spitze des Trochanter major
- *Innervation:* Plexus sacralis (L5-S2)
- *Funktion:* Außenrotation, Abduktion und geringgradig auch Retroversion im Hüftgelenk.

13

Ausgangsstellung

Der Patient befindet sich in Rückenlage, seitlich zu ihm steht der Therapeut auf Beckenhöhe. Das betroffene Bein ist überkreuzt neben dem Kniegelenk der Gegenseite aufgestellt. Die kopfnahe Hand des Therapeuten fixiert das Becken von ventral gegen die Unterlage der Behandlungsliege. Die fußnahe Hand umfaßt von lateral das flektierte Knie des Patienten.

Vordehnung

Das Hüftgelenk des Patienten in Adduktion und Innenrotation einstellen.

Anspannung

Den Patienten auffordern, in Richtung Hüftabduktion und -außenrotation anzuspannen.

Dehnung

Die Adduktion und Innenrotation im Hüftgelenk verstärken.

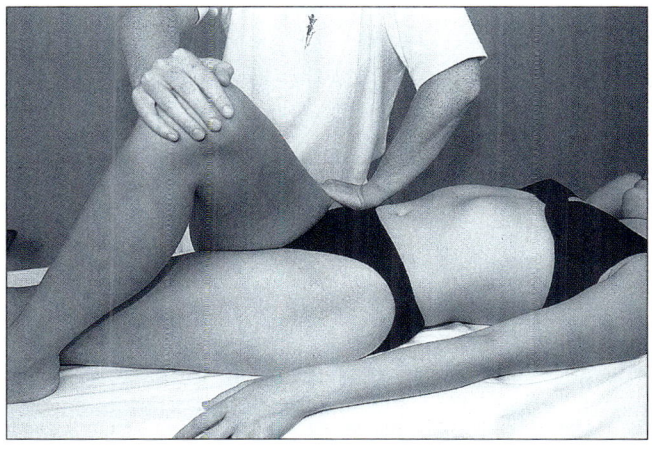

Abb. 13.29: M. piriformis

M. iliopsoas

- *Ursprung*
  - M. psoas major: 12. Brustwirbelkörper und 1.–4. Lendenwirbelkörper (oberflächlicher Anteil), Processus costarii des 1.–5. Lendenwirbels (tiefer Anteil)
  - M. iliacus: Fossa iliaca, Spina iliaca anterior inferior
- *Ansatz*
  - M. psoas major: Trochanter minor
  - M. iliacus: Trochanter minor
- *Innervation:* Plexus lumbalis, N. femoralis
- *Funktion:* Flexion und Außenrotation im Hüftgelenk.

Ausgangsstellung

Der Patient befindet sich in Rückenlage, sein Gesäß liegt am Rand der Behandlungsliege. Der Therapeut steht auf der Gegenseite des betroffenen Beines. Um das Becken zu fixieren, ist das Bein der Gegenseite in Hüft- und Kniegelenk maximal flektiert und wird vom Patienten gehalten. Das betroffene Bein ist in Hüft- und Kniegelenk gestreckt. Die kopfnahe Hand des Therapeuten liegt ventral auf dem Oberschenkel des Patienten. Die fußnahe Hand umfaßt von dorsal den Unterschenkel des betroffenen Beines.

13

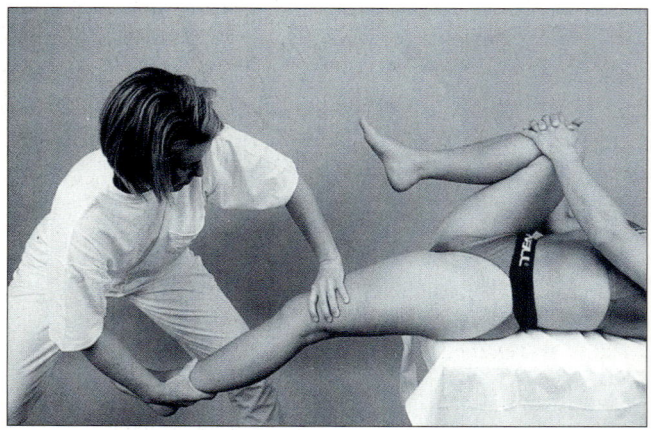

Abb. 13.30: M. iliopsoas

Vordehnung

Das Hüftgelenk des Patienten in Extension und Innenrotation, das Kniegelenk in Extension einstellen.

Anspannung

Den Patienten auf der betroffenen Seite in Richtung Hüftbeugung anspannen lassen.

Dehnung

Die Extension im Hüftgelenk verstärken.

M. quadriceps femoris

M. rectus femoris

- *Ursprung:* Spina iliaca anterior inferior, Oberrand des Acetabulum
- *Ansatz:* Patella, über das Lig. patellae an der Tuberositas tibiae
- *Innervation:* N. femoralis
- *Funktion*
  - Extension im Kniegelenk
  - Flexion im Hüftgelenk.

Ausgangsstellung

Der Patient liegt auf dem Rücken. Am Fußende der Behandlungsliege sitzt der Therapeut. Um das Becken zu fixieren, ist das Bein der Gegenseite in Hüft- und Kniegelenk maximal flektiert und wird vom Patienten gehalten. Das betroffene Bein hängt in Hüftextension und Knieflexion über dem unteren Rand der Behandlungsliege. Die kopfnahe Hand des Therapeuten liegt

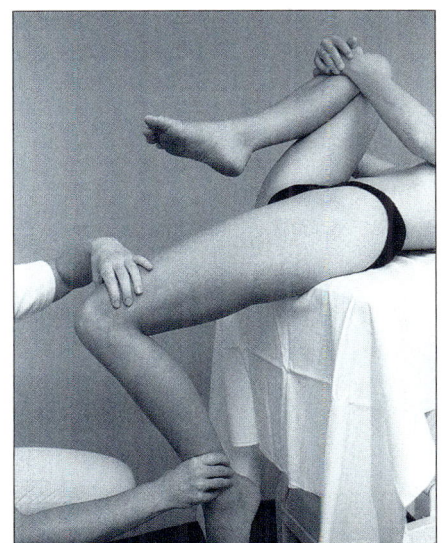

Abb. 13.31: M. rectus femoris

ventral auf dem Oberschenkel des Patienten. Die fußnahe Hand umfaßt ebenfalls von ventral den distalen Unterschenkel des betroffenen Beines.

Vordehnung

Das Hüftgelenk des Patienten in endgradiger Extension einstellen und das Kniegelenk soweit als möglich flektieren.

Anspannung

Den Patienten auffordern, in Richtung Kniestreckung anzuspannen.

Dehnung

Die Knieflexion verstärken.

M. vastus medialis, lateralis und intermedius

- *Ursprung*
  - M. vastus medialis: Labium mediale der Linia aspera femoris
  - M. vastus lateralis: Trochanter major des Femur, Labium laterale der Linea aspera femoris
  - M. vastus intermedius: Vorderseite des Femur
- *Ansatz:* Patella, über das Ligamentum patellae an der Tuberositas tibiae
- *Innervation:* N. femoralis
- *Funktion:* Extension im Kniegelenk.

Ausgangsstellung

Der Patient liegt auf dem Rücken. Auf der betroffenen Seite steht der Therapeut neben der Behandlungsliege. Das Bein des Patienten ist in Hüft- und Kniegelenk flektiert. Die kopfnahe Hand des Therapeuten liegt ventral am Oberschenkel. Die fußnahe Hand ist von ventral am distalen Unterschenkel anmodelliert.

13

Vordehnung

Das Kniegelenk des Patienten in Flexion einstellen.

Anspannung

Den Patienten in Richtung Kniestreckung anspannen lassen.

Dehnung

Die Knieflexion verstärken.

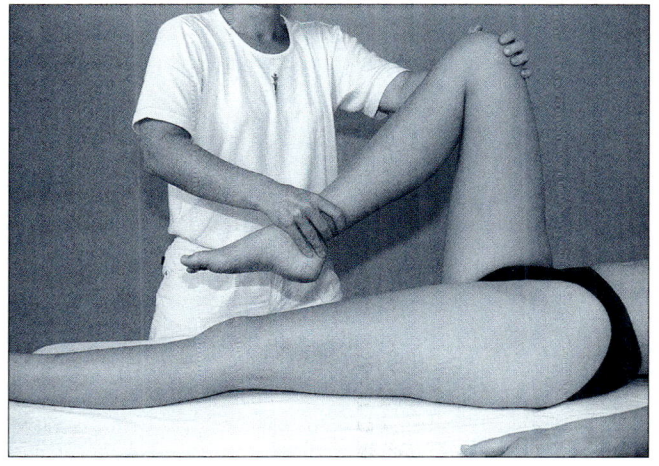

Abb. 13.32: M. quadriceps femoris

Ischiokrurale Muskulatur

- *Ursprung*
  - M. biceps femoris: Tuber ischiadicum (Caput longum), Labium laterale der Linea aspera femoris (Caput breve), Septum intermusculare laterale
  - M. semitendinosus: Tuber ischiadicum
  - M. semimembranosus: Tuber ischiadicum
- *Ansatz*
  - M. biceps femoris: Caput fibulae
  - M. semitendinosus: Pes anserinus superficialis
  - M. semimembranosus: Pes anserinus profundus, Hinterwand der Kniegelenkkapsel, Faszie des M. popliteus
- *Innervation:* N. tibialis.
- *Funktion*
  - Extension im Hüftgelenk
  - Flexion im Kniegelenk, Außenrotation im Kniegelenk (M. biceps femoris), Innenrotation im Kniegelenk (M. semitendinosus und M. semimembranosus).

Ausgangsstellung

Der Patient liegt auf dem Rücken. Seitlich zur Behandlungsliege steht oder sitzt der Therapeut mit Blickrichtung zum Kopf des Patienten. Das betroffene Bein ist in ca. 90° Hüftflexion sowie leichter Knieflexion eingestellt und liegt über der Schulter des Therapeuten. Beide Hände umfassen von ventral den distalen

13

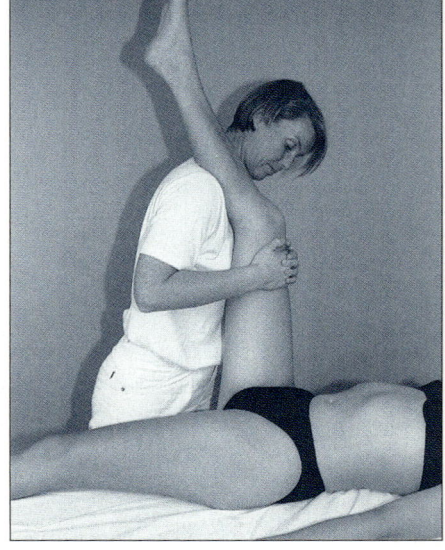

Abb. 13.33: Ischiokrurale Muskulatur

Oberschenkel des Patienten. Das Bein der Gegenseite liegt in Knie- und Hüftgelenk gestreckt auf der Behandlungsliege und kann bei Bedarf mit einem Gurt fixiert werden.

Vordehnung
Das Kniegelenk des Patienten leicht strecken.

Anspannung
Den Patienten auffordern, in Richtung Kniebeugung anzuspannen.

Dehnung
Die Streckung im Kniegelenk verstärken. *Alternativ* kann die Dehnung auch bei fixierter Kniestellung über eine Verstärkung der Hüftflexion erfolgen.

Hüftadduktoren (ohne M. gracilis)

- *Ursprung*
  - M. adductor longus: Ramus superior ossis pubis
  - M. adductor brevis: Ramus inferior ossis pubis
  - M. adductor minimus: Ramus inferior ossis pubis
- *Ansatz*
  - M. adductor longus: mittleres Drittel der medialen Lippe an der Linea aspera
  - M. adductor brevis: oberes Drittel der medialen Lippe an der Linea aspera
  - M. adductor minimus: Labium mediale der Linea aspera
- *Innervation:* N. obturatorius
- *Funktion:* Adduktion, leichte Flexion und Außenrotation (M. adductor minimus) im Hüftgelenk.

Ausgangsstellung
Der Patient befindet sich in Rückenlage, seitlich zu ihm steht der Therapeut. Die fußnahe Hand des Therapeuten umfaßt von medial den distalen Oberschenkel des betroffenen Beines. Die kopfnahe Hand fixiert das Becken auf der Unterlage der Behandlungsliege. Das Bein der Gegenseite ist in maximaler Abduktion eingestellt, um die Fixation des Beckens zu unterstützen.

Vordehnung

Das Hüftgelenk des Patienten in Abduktion, Extension sowie Innenrotation einstellen und das Kniegelenk beugen.

Anspannung

Den Patienten in Richtung Hüftadduktion anspannen lassen.

Dehnung

Die Abduktion im Hüftgelenk verstärken.

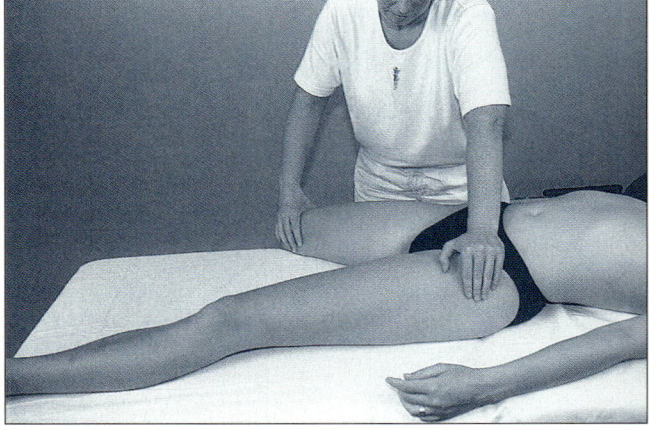

Abb. 13.34: Hüftadduktoren (ohne M. gracilis)

13

M. gracilis

- *Ursprung:* Ramus inferior ossis pubis
- *Ansatz:* Pes anserinus superficialis
- *Innervation:* N. obturatorius
- *Funktion*
  - Adduktion und Flexion im Hüftgelenk bei gestrecktem Knie
  - Flexion im Kniegelenk.

Ausgangsstellung

☞ Hüftadduktoren. Der Therapeut umfaßt von dorsal den distalen Oberschenkel des betroffenen Beines.

Vordehnung

Das Hüftgelenk des Patienten in Abduktion, Extension sowie Innenrotation einstellen und das Knie strecken.

Anspannung

Den Patienten auffordern, in Richtung Hüftadduktion anzuspannen.

Dehnung

Eine vermehrte Abduktion im Hüftgelenk durchführen.

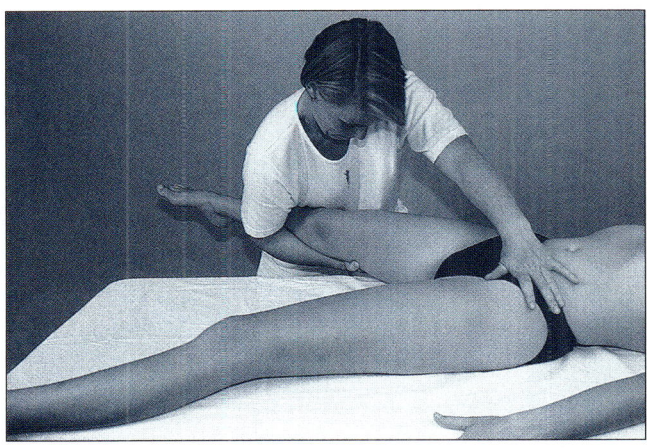

Abb. 13.35: M. gracilis

M. adductor magnus

- *Ursprung:* Vorderfläche des Ramus inferior ossis pubis, Ramus ossis ischii
- *Ansatz:* Labium mediale der Linea aspera femoris
- *Innervation:* N. obturatorius
- *Funktion:* Adduktion und Extension im Hüftgelenk.

Ausgangsstellung

Der Patient liegt auf dem Rücken, seitlich zu ihm steht auf Beckenhöhe der Therapeut. Das betroffene Bein ist in Hüft- und Kniegelenk flektiert. Die fußnahe Hand des Therapeuten liegt medial an dem aufgestellten Patientenknie. Die kopfnahe Hand fixiert das gegenseitige Becken. Das Patientenbein der Gegenseite liegt gestreckt in maximaler Hüftabduktion auf der Behandlungsliege, um die Fixation des Beckens zu unterstützen.

Vordehnung

Die flektierte Hüfte in Abduktion und Außenrotation einstellen.

Anspannung

Den Patienten in Richtung Hüftadduktion anspannen lassen.

Dehnung

Die Abduktion und Außenrotation im Hüftgelenk verstärken.

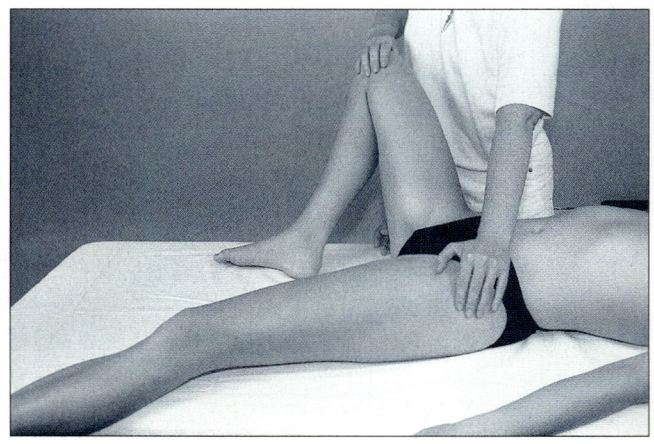

Abb. 13.36: M. adductor magnus

M. tensor fasciae latae

- *Ursprung:* Spina iliaca anterior superior
- *Ansatz:* über den Tractus iliotibialis am Condylus lateralis der Tibia, Fascia lata
- *Innervation:* N. glutaeus superior
- *Funktion:* Abduktion, Flexion und Innenrotation im Hüftgelenk.

Ausgangsstellung

Der Patient befindet sich in Seitlage, das betroffene Bein liegt unten. Hinter dem Patienten steht der Therapeut. Das obere Bein liegt in 90° Hüft- und Knieflexion auf der Behandlungsliege. Das untere Bein ist gestreckt. Die kopfnahe Hand des Therapeuten fixiert von dorsal das Becken. Die fußnahe Hand umgreift von kaudal das untere Bein des Patienten.

Vordehnung

Das Hüftgelenk des Patienten in Extension, Adduktion sowie Außenrotation einstellen und das Knie leicht flektieren

Anspannung

Den Patienten auffordern, in Richtung Hüftflexion und -abduktion anzuspannen.

Dehnung: Die Extension und Adduktion im Hüftgelenk verstärken.

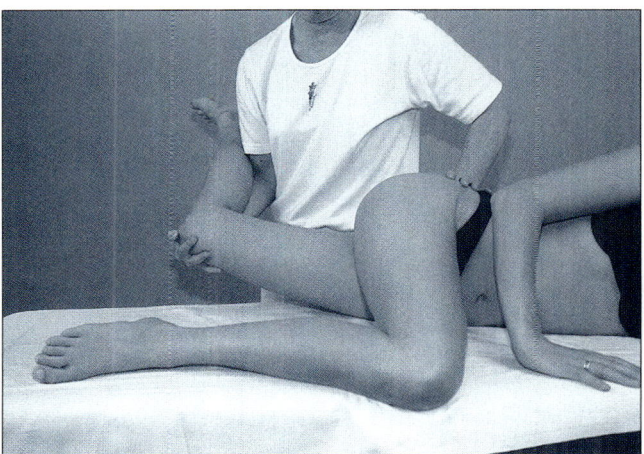

Abb. 13.37: M. tensor fasciae latae

M. gastrocnemius

- *Ursprung:* proximal des medialen und lateralen Condylus femoris
- *Ansatz:* Tuber calcanei
- *Innervation:* N. tibialis
- *Funktion*
  - Flexion im Kniegelenk
  - Plantarflexion im oberen Sprunggelenk, Supination im unteren Sprunggelenk.

Ausgangsstellung

Der Patient liegt auf dem Rücken, der Therapeut steht auf der betroffenen Seite. Das Kniegelenk des Patienten ist gestreckt. Die kopfnahe Hand des Therapeuten fixiert von ventral die distale Tibia. Die fußnahe Hand liegt mit der Hohlhand über dem Tuber calcanei (Spitzfußgriff).

13

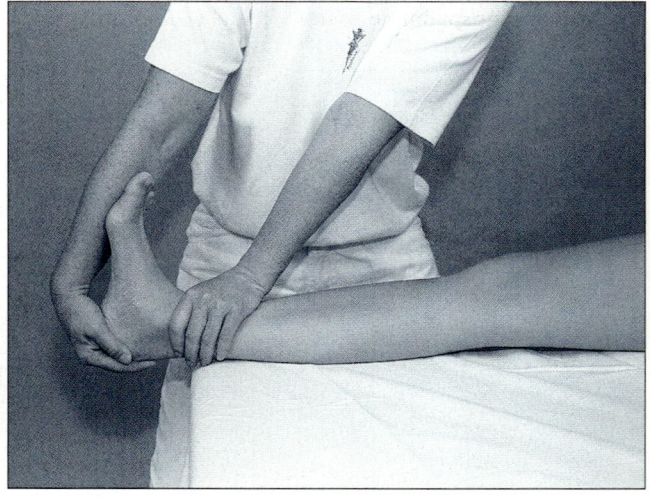

Abb. 13.38: M. gastrocnemius

Vordehnung
Den Fuß des Patienten in Dorsalextension einstellen.

Anspannung
Den Fuß in Richtung Plantarflexion anspannen lassen.

Dehnung
Die Dorsalextension im Sprunggelenk verstärken.

M. soleus

- *Ursprung:* Caput fibulae, dorsale Fibulafläche, Tibia, Arcus tendineus m. solei
- *Ansatz:* Tuber calcanei
- *Innervation:* N. tibialis
- *Funktion:* Plantarflexion im oberen Sprunggelenk, Supination im unteren Sprunggelenk.

Ausgangsstellung
☞ M. gastrocnemius. Das Kniegelenk des betroffenen Beines ist 70° gebeugt.

Vordehnung, Anspannung, Dehnung ☞ M. gastrocnemius.

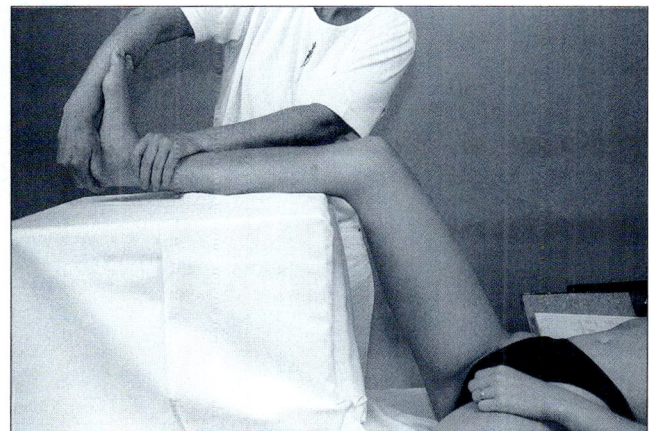

Abb. 13.39: M. soleus

M. tibialis anterior

- *Ursprung:* Condylus lateralis tibiae, Facies lateralis tibiae, Fascia cruris, Membrana interossea cruris
- *Ansatz:* Basis des Os metatarsale I, Os cuneiforme mediale
- *Innervation:* N. fibularis profundus
- *Funktion:* Dorsalextension im oberen Sprunggelenk, Supination im unteren Sprunggelenk.

Ausgangsstellung

Der Patient liegt auf dem Rücken, das betroffene Bein ist gestreckt. Der Therapeut steht seitlich zum Bein. Die kopfnahe Hand fixiert die distale Tibia des Patienten auf der Unterlage der Behandlungsliege. Die fußnahe Hand umfaßt von dorsal den Mittelfuß.

Vordehnung

Den Fuß des Patienten in Plantarflexion und Pronation einstellen.

Anspannung

Den Patienten auffordern, seinen Fuß in Richtung Dorsalextension und Supination anzuspannen.

Dehnung

Die Plantarflexion und Pronation im Sprunggelenk verstärken.

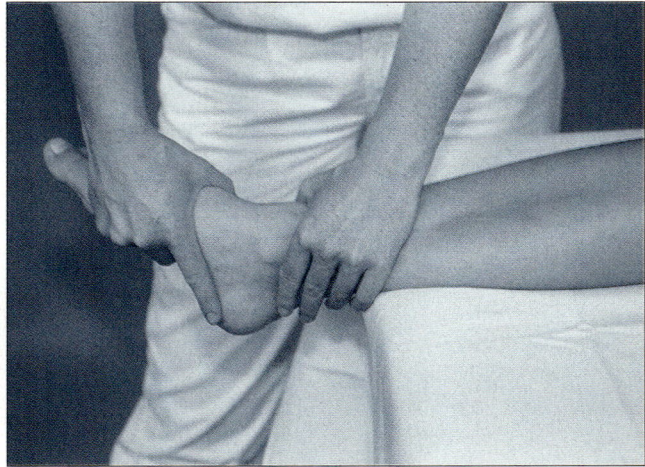

Abb. 13.40: M. tibialis anterior

13

M. tibialis posterior

- *Ursprung:* Membrana interossea cruris, dorsale Fläche der Tibia und mediale Fläche der Fibula
- *Ansatz:* Tuberositas ossis navicularis, Os cuneiforme I und II, Mittelfußknochen
- *Innervation:* N. tibialis
- *Funktion:* Plantarflexion im oberen Sprunggelenk, Supination im unteren Sprunggelenk.

Ausgangsstellung

Der Patient liegt auf dem Rücken, das betroffene Bein ist gestreckt. Der Therapeut steht seitlich zum Bein. Die kopfnahe Hand fixiert die Tibia, die fußnahe Hand umfaßt von kranial das Tuber calcanei. Der Unterarm des Therapeuten liegt an der Plantarseite des Fußes.

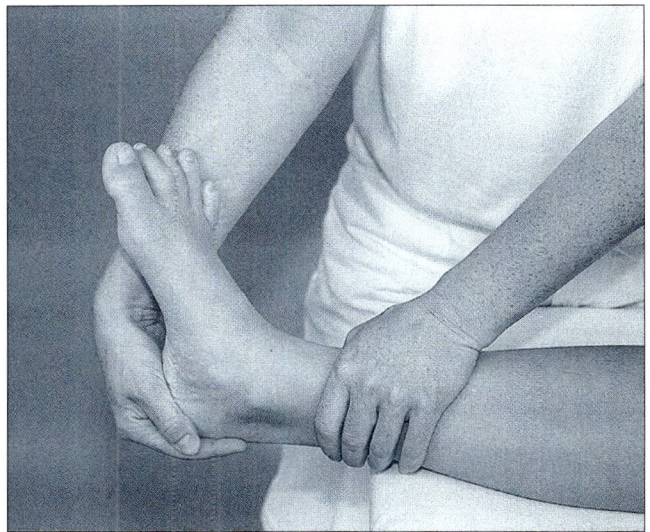

Abb. 13.41: M. tibialis posterior

Vordehnung

Den Fuß des Patienten in Dorsalextension und Pronation einstellen.

Anspannung

Den Fuß in Richtung Plantarflexion und Supination anspannen lassen.

Dehnung

Die Dorsalextension und Pronation im Sprunggelenk verstärken.

M. peronaeus longus und brevis

- *Ursprung*
  - M. peronaeus longus: Caput fibulae, oberes Drittel der Fibula, Septa intermuscularia anterius und posterius cruris, Fascia cruris
  - M. peronaeus brevis: untere Hälfte der Fibula, Septa intermuscularia anterius und posterius cruris
- *Ansatz*
  - M. peronaeus longus: Os cuneiforme mediale, Os metatarsale I
  - M. peronaeus brevis: Tuberositas ossis metatarsalis V
- *Innervation:* N. fibularis superficialis
- *Funktion:* Pronation im unteren Sprunggelenk, Mitwirkung bei der Plantarflexion im oberen Sprunggelenk.

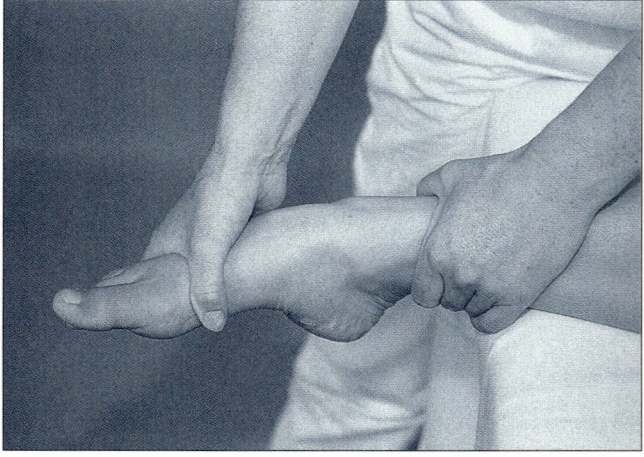

13

Abb. 13.42: M. peronaeus longus und brevis

Ausgangsstellung

Der Patient befindet sich in Rückenlage, seitlich zu ihm steht der Therapeut. Das betroffene Bein ist gestreckt. Die kopfnahe Hand des Therapeuten fixiert die Tibia. Die fußnahe Hand liegt dorsal auf dem Mittelfuß des Patienten.

Vordehnung

Den Fuß des Patienten in Plantarflexion und Supination einstellen.

Anspannung

Den Patienten auffordern, seinen Fuß in Richtung Dorsalextension und Pronation anzuspannen.

Dehnung

Die Plantarflexion und Supination im Sprunggelenk verstärken.

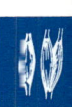

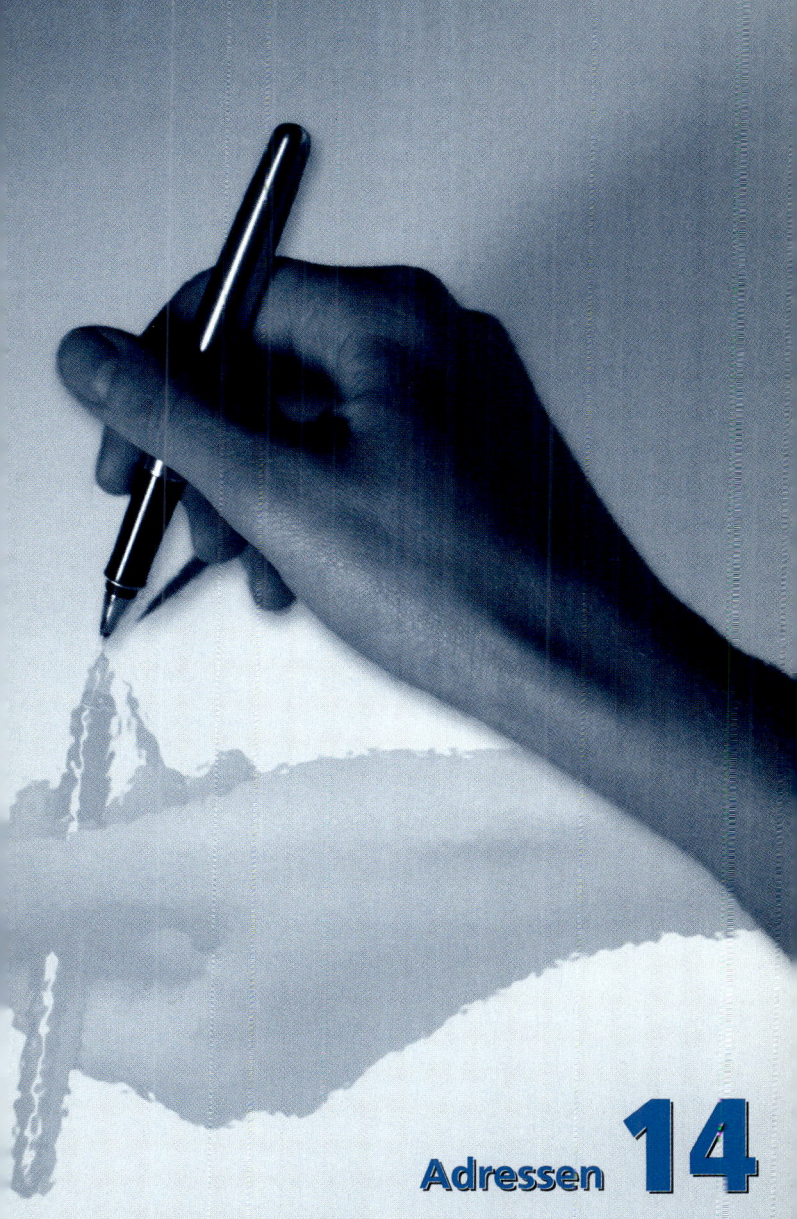

Adressen 14

Deutsche Gesellschaft für Manuelle Medizin e.V.

✉ Dr. Karl-Sell-Ärzteseminar
Neutrauchburg (MWE) e.V.
Riedstraße 5
88316 Isny-Neutrauchburg
Telefon 07562/9718-0
Fax 07562/9718-22

✉ Ärzteseminar Berlin
(ÄMM) e.V.
Markgrafenstraße 14
12623 Berlin
Telefon 030/5638581
Fax 030/5638582

✉ Ärzteseminar Hamm-Boppard (FAC) e.V.
Heerstraße 162
56154 Boppard/Rhein
Telefon 06742/8001-0
Fax 06742/82017

Landesverbände der Deutschen Gesellschaft für Manuelle Medizin

✉ Baden Württemberg
Dr. med. H. D. Neumann
Bühlertalstraße 45
77815 Bühl/Baden
Telefon 07223/23181

✉ Bayern
Dr. med. G. Marx
Hochriesstraße 6
83233 Bernau
Telefon 08051/4659

✉ Berlin
Dr. med. D. Jurk
Franz-Mehring-Platz 3
10243 Berlin
Telefon 030/4299887

✉ Brandenburg
Prof. Dr. sc. med. G. Badtke
Am Neuen Palais 10
14469 Potsdam
Telefon 0331/9710768

✉ Franken
Dr. med. J. Schott
Frauentorgraben 67
90443 Nürnberg
Telefon 0911/222283

✉ Mecklenburg-Vorpommern
Prof. Dr. med.
Joachim Buchmann
Lange Straße 9
18055 Rostock
Telefon 0381/37231

✉ Hamburg
Priv. Doz. Dr. med. sc.
E.G. Metz
Lerchenfeld 14
22081 Hamburg
Telefon 040/2205800

14

✉ Hessen
W.-E. Mehling
Kurfürstenstraße 10
34117 Kassel
Telefon 0561/774057

✉ Niedersachsen/Bremen
Dr. med. E. von Wagenhoff
Vaßmerstraße 2
21614 Buxtehude
Telefon 04161/3055

✉ Nordrhein-Westfalen
Dr. med. A. Refisch
Wällenweg 46
32805 Horn-Bad Meinberg
Telefon 05234/903-0

✉ Rheinland-Pfalz
Dr. med. P. Kretschmer
Rhein-Pfalz-Klinik
Friedrichstraße 2
55543 Bad Kreuznach
Telefon 0671/934552

✉ Saarland
Dr. med. Wolfgang Stöcker
Im Fahren 41
66557 Illingen
Telefon 06825/2880

✉ Sachsen
SR Dr. med. K. Morgner
Poststraße 4
09227 Dittersdorf
Telefon 037209/380

✉ Sachsen-Anhalt
Dr. med. Christine Kuhn
Hardenbergstraße 41
06846 Dessau

✉ Schleswig-Holstein
Dr. med. M. Holleck
Mühlenberg 29
23570 Lübeck-Travemünde
Telefon 04502/6666

✉ Thüringen
MR Dr. med. R. Keller
Brunnenstraße 24
99974 Mühlhausen
Telefon 03601/589213

Tagungsorte und Lehrstätten

**Ärzteseminar Neutrauchburg
(MWE) e.V.**

✉ Reha-Klinik
18347 Ahrenshoop

✉ Dörenberg-Klinik
49186 Bad Iburg

✉ Rheintal-Klinik
79189 Bad Krozingen

✉ Klinik Hohenlohe
97980 Bad Mergentheim

✉ Reha-Klinik Damp
24351 Damp

✉ Waldklinik Dobel
75335 Dobel

✉ Klinik am Park
32805 Horn-Bad Meinberg

✉ Fortbildungszentrum (FBZ)
Riedstraße 5
88316 Isny-Neutrauchburg

✉ Argental-Klinik
88316 Isny-Neutrauchburg

✉ Reha-Klinik
39218 Schönebeck-
　　Bad Salzelmen

✉ Zusätzlich Weiter- und Fort-
bildungsstätten in Berlin und
Bremen.

Ärzteseminar Berlin (ÄMM) e.V.

✉ Elbtalklinik
19366 Bad Wilsnack

✉ Median-Klinik
15366 Berlin-Hoppegarten

✉ Fortbildungszentrum (FBZ)
Am Bahnhof,
Berlin-Lichtenberg
10317 Berlin-Lichtenberg

✉ Ev. Stephanusstiftung
13086 Berlin-Weißensee

✉ Neurologische Klinik
06847 Dessau-Alten

✉ Weiterbildungszentrum
Ärztekammer
01069 Dresden

✉ Physikalisches Weiterbildungszentrum,
ev. KH. Düsseldorf
40013 Düsseldorf

✉ Friedrich-Schiller-Universität
07740 Jena

✉ SKAN-Hotel
18225 Kühlungsborn

✉ Oberlinhaus, Babelsberg
14482 Potsdam

**Ärzteseminar Hamm-Boppard
(FAC) e.V.**

✉ Rheuma-Zentrum
93077 Bad Abbach

✉ Rheumaklinik
94072 Bad Füssing

✉ Klinik Bavaria
97688 Bad Kissingen

✉ Ambulantes Therapie- und
Trainingszentrum Funk
75323 Bad Wildbad

✉ Orth. Universitätsklinik im
St. Josef-Hospital
44791 Bochum

✉ Fortbildungszentrum
56154 Boppard

✉ Fortbildung in Hamburg
20097 Hamburg

✉ Krankenhaus St. Goar
56329 St. Goar

14

Ärztekammern

✉ Bundesärztekammer
Herbert-Lewin-Str. 1
50931 Köln
Telefon 0221/40040

✉ Landesärztekammer
Baden-Württemberg
Jahnstraße 38 A
70597 Stuttgart
Telefon 0711/76989-0

✉ Bayerische
Landesärztekammer
Mühlbaurstraße 16
81677 München
Telefon 089/41471

✉ Ärztekammer Berlin
Klaus-Groth-Str. 3
14050 Berlin
Telefon 030/303010

✉ Ärztekammer
Land Brandenburg
Thiemstraße 41
03050 Cottbus
Telefon 0355/422012

✉ Ärztekammer Bremen
Schwachhauser Heerstraße 24
28209 Bremen
Telefon 0421/3404200

✉ Ärztekammer Hamburg
Humboldtstraße 56
22083 Hamburg
Telefon 040/228020

✉ Landesärztekammer Hessen
Broßstraße 6
60487 Frankfurt
Telefon 069/79480

✉ Ärztekammer Mecklenburg-
Vorpommern
Humboldtstraße 6
18055 Rostock
Telefon 0381/22265

✉ Ärztekammer Niedersachsen
Berliner Allee 20
30175 Hannover
Telefon 0511/3490-0

✉ Ärztekammer Nordrhein
Tersteegenstraße 21
40474 Düsseldorf
Telefon 0211/43020

✉ Landesärztekammer
Rheinland-Pfalz
Deutschhausplatz 3
55116 Mainz
Telefon 06131/225831

✉ Ärztekammer des Saarlandes
Faktoreistraße 4
66111 Saarbrücken
Telefon 0681/40030

✉ Ärztekammer Sachsen-Anhalt
Zollstraße 12
39114 Magdeburg
Telefon 0391/33851

✉ Sächsische Ärztekammer
Pohlandstraße 19
01309 Dresden
Telefon 0351/337061

✉ Ärztekammer
Schleswig-Holstein
Bismarckallee 8-12
23795 Bad Segeberg
Telefon 04551/8030

✉ Landesärztekammer
Thüringen
Stoystraße 2
07743 Jena
Telefon 03641/25541

✉ Ärztekammer
Westfalen-Lippe
Kaiser-Wilhelm-Ring 4-6
48145 Münster
Telefon 0251/37500

Kassenärztliche Vereinigungen

✉ Kassenärztliche
Bundesvereinigung
Herbert-Lewin-Str. 3
50931 Köln
Telefon 0221/40050

✉ KV Bayern
Mühlbaurstr. 16
81677 München
Telefon 089/41471

✉ KV Berlin
Bismarckstraße 95-96
10625 Berlin
Telefon 030/31003-0

✉ KV Brandenburg
Gregor-Mendel-Str. 10-11
14469 Potsdam
Telefon 0331/4571

✉ KV Bremen
Schwachhauser Heerstr. 26-28
28209 Bremen
Telefon 0421/34040

✉ KV Hamburg
Humboldtstraße 56
22083 Hamburg
Telefon 040/228020

✉ KV Hessen
Georg-Voigt-Str. 15
60325 Frankfurt
Telefon 069/795020

✉ KV Koblenz
Emil-Schüller-Str. 14-16
56073 Koblenz
Telefon 0261/390020

✉ KV Mecklenburg-Vorpom-
mern
Mendelejewstraße 25
19063 Schwerin
Telefon 0385/377016

✉ KV Niedersachsen
Berliner Allee 22
30175 Hannover
Telefon 0511/3494-0

✉ KV Nordbaden
Kesslerstraße 1
76185 Karlsruhe
Telefon 0721/59610

✉ KV Nordrhein
Emanuel-Leutze-Str. 8
40547 Düsseldorf 11
Telefon 0211/5970-0

✉ KV Nordwürttemberg
Albstadtweg 11
70567 Stuttgart
Telefon 0711/78750

✉ KV Pfalz
Maximilianstraße 22
67433 Neustadt/Weinstraße
Telefon 06321/8930

14

✉ KV Rheinhessen
Hindenburgstraße 32
55118 Mainz
Telefon 06131/63020

✉ KV Saarland
Faktoreistraße 4
66111 Saarbrücken
Telefon 0681/40031

✉ KV Sachsen
Fetscherstraße 72
01307 Dresden
Telefon 0351/4415771

✉ KV Sachsen-Anhalt
Gellertstraße 5
39108 Magdeburg
Telefon 0391/32323

✉ KV Schleswig-Holstein
Bismarckallee 1-3
23795 Bad Segeberg
Telefon 04551/890

✉ KV Südbaden
Sundgauallee 27
79114 Freiburg i. Br.
Telefon 0761/884-0

✉ KV Südwürttemberg
Wächterstraße 76
72074 Tübingen
Telefon 07071/208-0

✉ KV Thüringen
Bauhausstraße 11
99423 Weimar

✉ KV Trier
Balduinstraße 10-14
54290 Trier
Telefon 0651/46030

✉ KV Westfalen-Lippe
Robert-Schimrigk-Str. 4-6
44141 Dortmund
Telefon 0231/9432-0

Sonstige Verbände und Organisationen

✉ Deutscher Verband für Physiotherapie – Zentralverband
der Physiotherapeuten/Kran-
kengymnasten (ZVK) e.V.
Deutzer Freiheit 72-74
50679 Köln
Telefon 0221/981027-0
Telefax 0221/981027-25

✉ Arbeitsgemeinschaft Manuel-
le Therapie im ZVK
Wurster Landstraße 156
27638 Wremen
Telefon 04705/95005-0
Telefax 04705/95005-1

✉ Deutsche Gesellschaft
f. Orthopädische Manuelle
Therapie
Ludwigstraße 20
83646 Bad Tölz

✉ Deutsche Zentrale f. Orthopä-
dische Manuelle Ther. am
Fortbildungszentrum DFZ
Mainz
Weberstraße 8
55130 Mainz

✉ Europäische Akademie
f. Orthopädische Manuelle
Therapie
Klinik Bavaria
Dresdener Straße 12
01731 Kreischa
Telefon 035206/64337

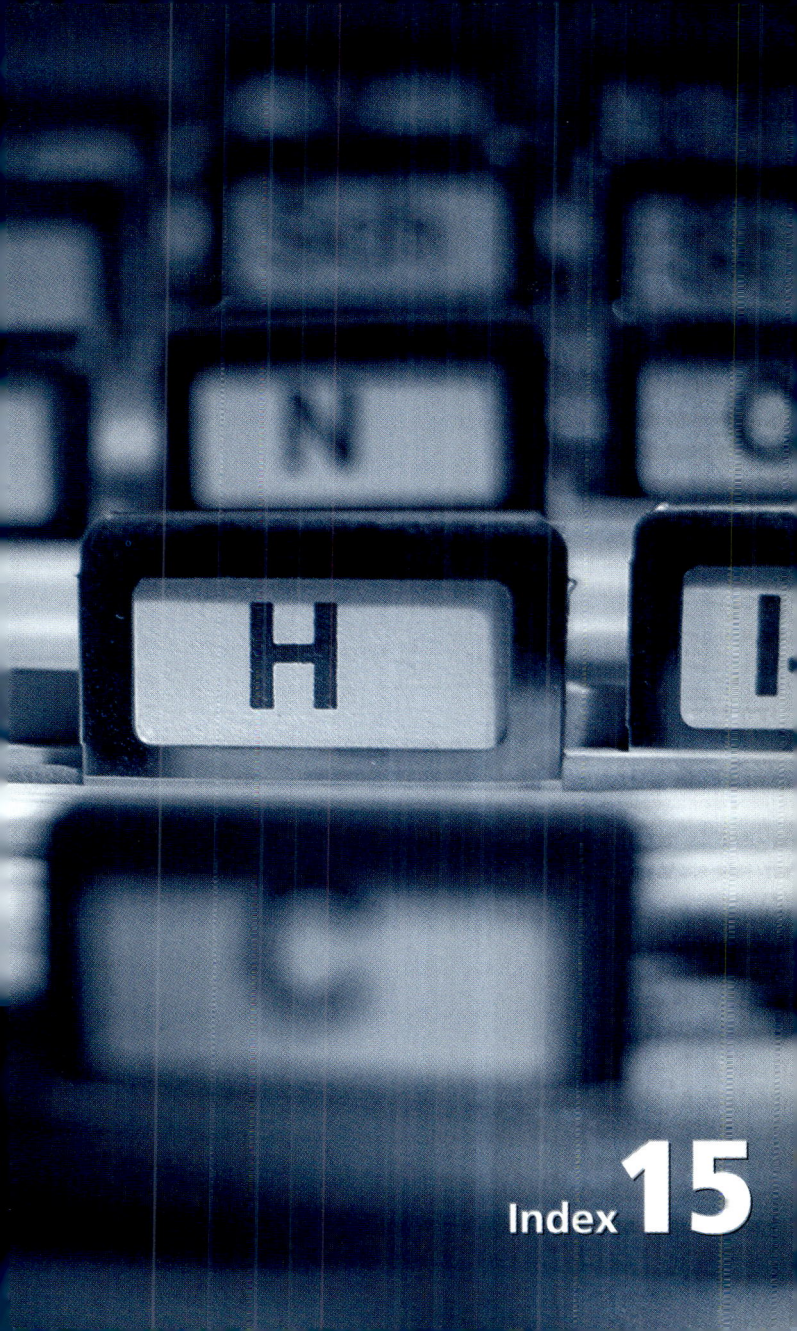

Index **15**

Abkürzungen

dist.	distal	Pronationsmob.	Pronationsmobilisation
dors.	dorsal	prox.	proximal
Flexionsmob.	Flexionsmobilisation	rad.	radial
Gelenksp.	Gelenkspalt	Rotationsmob.	Rotationsmobilisation
ges.	gesamt	Schubmob.	Schubmobilisation
Gleitmob.	Gleitmobilisation	segm.	segmental
inf.	inferior	sup.	superior
lateroventr.	lateroventral	Supinationsmob.	Supinationsmobilisation
M.	Morbus	Traktionsmob.	Traktionsmobilisation
Mm.	Musculi	uln.	ulnar
Mob.	Mobilisation	ventr.	ventral
Nn.	Nervi	zw.	zwischen

Bildnachweis

L 190   Gerda Raichle, Ulm
Kapitelanfangsfotos   Kap. 2–12, 14 Anja Messerschmidt, Lübeck
Alle weiteren Fotografien Jürgen Lawall, Damp

Immer auf Trab!

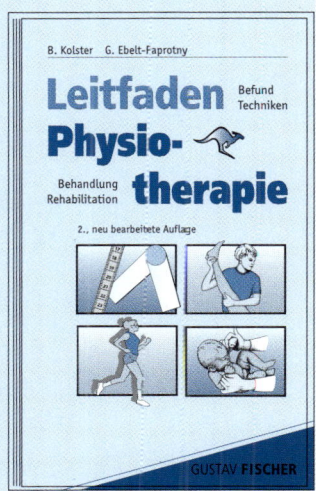

Das kompakte Nachschlagewerk für PhysiotherapeutInnen und Masseur-Innen sowie für ÄrztInnen mit Interesse an Physikalischer Medizin und Rehabilitation.

Umfassende und praxisnahe Darstellung des gesamten Gebietes der Physiotherapie einschließlich Massagetechniken, Hydro-, Balneo-, Thermo- und Elektrotherapie.

2., neu bearb. Aufl. 1996. 708 S., DM 64,– / ÖS 467,– / SFr 61,50
ISBN 3-437-45161-8

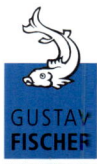

GUSTAV FISCHER

Bewegungsausmaße (Normalwerte)

Werte beziehen sich auf Erwachsene mit durchschnittlicher Beweglichkeit

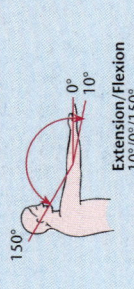

Normalwerte Wirbelsäule

Beugung
35–45° 0° 35–45°

Seitwärtsneigung
45° 0° 45°

Rotation
60–80° 0° 60–80°

Normalwerte Ellenbogengelenk

150° 0° 10°

Extension/Flexion
10°/0°/150°

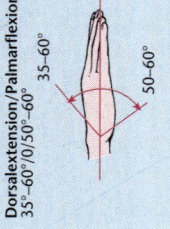

Unterarmdrehung
auswärts/einwärts
80–90°/0°/80–90°
0° 80–90° 80–90°

Normalwerte Handgelenk

Dorsalextension/Palmarflexion
35–60°/0°/50–60°
0° 35–60° 50–60°

Ulnarabduktion/
Radialabduktion
30–40°/0°/25–30°
25–30° 30–40° 0°

Normalwerte Kniegelenk

5–10° 0°

Extension/Flexion
5–10°/0°/120–150°
120–150°

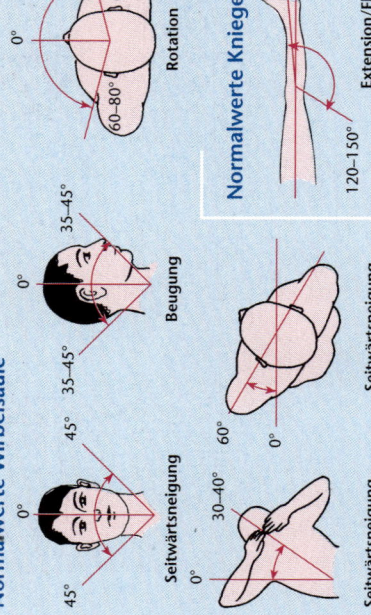

Seitwärtsneigung
bei fixiertem Becken
bis zu 60°
30–40° 60° 0°

Seitwärtsneigung
bei fixiertem Becken
bis zu 60°

Normalwerte Hüftgelenk

0° 30–40°
130–140°
40–50°
30–45°
40–50°

Wirbelsäulenbeweglichkeit
Untersuchung nach (Schober, Ott, FBA)